Praxisbuch Herz-CT

Hatem Alkadhi
Sebastian Leschka
Paul Stolzmann
Thomas Flohr (Hrsg.)

Praxisbuch Herz-CT

Grundlagen – Durchführung – Befundung

2., erweiterte und aktualisierte Auflage

Mit 223 Abbildungen

Springer

Herausgeber
Prof. Dr. Hatem Alkadhi
Institut für Diagnostische und
Interventionelle Radiologie
Universitätsspital Zürich, Schweiz

Priv.-Doz. Dr. med. Sebastian Leschka
Institut für Radiologie
Kantonsspital St. Gallen, Schweiz

Priv.-Doz. Dr. med. Paul Stolzmann
Institut für Diagnostische
und Interventionelle Radiologie
Universitätsspital Zürich, Schweiz

Prof. Dr. med. Thomas Flohr
Siemens Medizin Systeme
MED CTE PA
Forchheim, Deutschland

ISBN-13 978-3-642-35382-6 ISBN 978-3-642-35383-3 (eBook)
DOI 10.1007/978-3-642-35383-3
2. Auflage 2013 Springer-Verlag Berlin Heidelberg

Die Deutsche Nationalbibliothek verzeichnet diese Publikation in der Deutschen Nationalbibliografie; detaillierte bibliografische Daten sind im Internet über http://dnb.d-nb.de abrufbar.

Springer Medizin

Planung: Daniel Quinones, Heidelberg
Projektmanagement: Christiane Beisel, Heidelberg
Lektorat: Michaela Mallwitz, Mühlhausen-Tairnbach
Projektkoordination: Cécile Schütze-Gaukel, Heidelberg
Umschlaggestaltung: deblik Berlin
Fotonachweis Umschlag: © Prof. Dr. Hatem Alkadhi, Institut für Diagnostische und Interventionelle Radiologie, Universitätsspital Zürich
Satz und Digitalisierung der Abbildungen: Fotosatz-Service Köhler GmbH – Reinhold Schöberl, Würzburg

Gedruckt auf säurefreiem und chlorfrei gebleichtem Papier

Springer Medizin ist Teil der Fachverlagsgruppe Springer Science+Business Media
www.springer.com

Vorwort

Das Praxisbuch Herz-CT geht in die 2. Auflage.

Wir freuen uns sehr über die positive Resonanz, welche die 1. Auflage hervorrief. Der rege Zuspruch gab uns Anlass, das Zeitfenster bis zum Erscheinen der 2. Auflage zu einer vollständigen und aktualisierten Überarbeitung zu nutzen und – wo es geboten schien – Ergänzungen vorzunehmen.

Zwei neue Kapitel vermitteln die »Beurteilung kongenitaler Herzvitien« sowie die Untersuchungen zur »Myokardperfusion und Ischämiediagnostik«. Darüber hinaus finden Sie Ergänzungen, die insbesondere aktuelle Entwicklungen der CT-Technologie abbilden und deren Einflüsse auf die Untersuchungskonzepte erklären.

Das Konzept der 2. Auflage bleibt seinem Titel und seiner Zielsetzung treu. Das Praxisbuch Herz-CT vermittelt praxisrelevantes Wissen und Zusammenhänge, die bei der Herzbildgebung mittels der CT entscheidend, essenziell oder fakultativ nützlich sind. Ärztinnen und Ärzte sowie MTRA und Interessierte können sich Grund- und Spezialwissen inklusive vieler wertvoller Tipps und Tricks systematisch und schnell aneignen: angefangen bei der Durchführung der Herz-CT über das Befunden bis hin zur Interpretation der Ergebnisse. Zahlreiche Illustrationen und Zeichnungen visualisieren das Dargelegte, viele übersichtliche Tabellen erlauben das schnelle und gezielte Erfassen der wichtigen Fakten.

Weiterhin bemühen wir uns auch diesmal, die physikalischen Grundlagen der CT-Technik zur Herzbildgebung leicht durchdringbar und verständlich zu erörtern sowie diese Fakten in Perspektive mit ihrer klinischen Wichtigkeit zu setzen. Das Buch erklärt Untersuchungs- und Kontrastmittelprotokolle, erläutert das Vorgehen bei der Datenakquisition und -rekonstruktion. Die klinischen Kapitel vermitteln grundlegend das Erkennen und die Bildinterpretation von normalen und pathologischen Herzkranzgefäßen, Herzkammern, Herzklappen und perikardialen Strukturen. Die systematische und übereinstimmende Gliederung aller Kapitel erlaubt es, dieses Buch nicht nur als Kurzlehrbuch, sondern auch als Nachschlagewerk und klinischen Begleiter in der Kitteltasche zu tragen.

Wir hoffen, Ihnen erneut mit Rat und Tat zur Seite stehen zu können.

Unser herzlicher Dank für die großartige Unterstützung gilt allen, die bei der Entstehung und Überarbeitung dieses Buches in der 2. Auflage mitgewirkt haben.

Die Herausgeber
Zürich, Dezember 2012

Inhaltsverzeichnis

Teil 1 Grundlagen

Teil 2 Durchführung

Teil 3 Befundung

Teil 4 Appendix

Serviceteil

Die Herausgeber

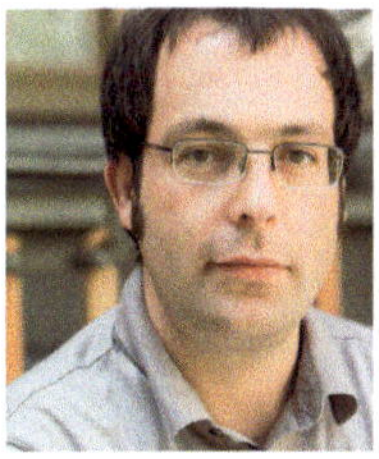

Prof. Dr. Hatem Alkadhi ist Leitender Arzt am Institut für Diagnostische und Interventionelle Radiologie des UniversitätsSpitals Zürich. Er absolvierte sein Studium der Humanmedizin an der Ludwig-Maximilians-Universität München. Seine Dissertation verfasste er am Institut für Neuroradiologie, Klinikum Großhadern. Anschließend begann er seine Ausbildung am Institut für Neuroradiologie, an der Klinik für Neurochirurgie sowie am Institut für Diagnostische Radiologie des UniversitätsSpitals Zürich. Dort erlangte er den Facharzt für Radiologie und den Facharzt für Diagnostische Neuroradiologie. Seit 2004 ist er am Institut für Diagnostische Radiologie des UniversitätsSpitals Zürich als Oberarzt und seit 2006 als Leitender Arzt für Computertomographie tätig. Seine Venia Legendi erhielt er 2006. 2010 erlangte er nach einjährigem Studium einen Master of Public Health an der Harvard School of Public Health in Boston, Massachusetts, USA. Prof. Dr. Alkadhi ist Autor und Koautor von mehr als 240 wissenschaftlichen Publikationen mit Schwerpunkt Computertomographie sowie Herausgeber von 3 Büchern.

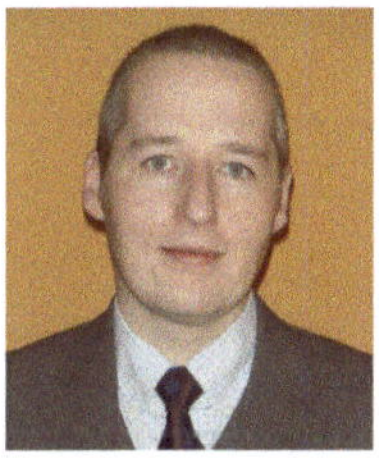

PD Dr. Sebastian Leschka ist Leitender Arzt am Institut für Radiologie des Kantonsspitals St. Gallen und Leiter der Sektionen Computertomographie und Notfallradiologie. Er absolvierte sein Studium der Humanmedizin an der Freien Universität Berlin. Seine Fortbildung erfolgte in der Kardiologischen Klinik der Charité Berlin, am UniversitätsSpital Zürich sowie im Kantonsspital St. Gallen. Seit 2010 ist er als Leitender Arzt am Institut für Radiologie des Kantonsspitals St. Gallen tätig. Der Schwerpunkt seiner Arbeit liegt in der nichtinvasiven kardiovaskulären Bildgebung, insbesondere der Computertomographie und der Notfallradiologie. PD Dr. Leschka wurden bisher 25 nationale und internationale Forschungspreise für seine Arbeiten zur Computertomographie des Herzens verliehen. Seine Venia Legendi erhielt er 2009. Er ist Autor und Koautor von mehr als 150 wissenschaftlichen Publikationen auf dem Gebiet der kardiovaskulären Computertomographie, der Bildgebung des Abdomens und der Notfallradiologie.

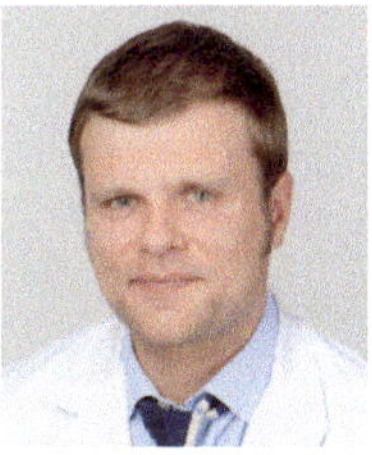

PD Dr. Paul Stolzmann, Jahrgang 1978, ist seit 2010 Privatdozent für Diagnostische Radiologie an der Universität Zürich und klinisch tätig im Institut für Diagnostische Radiologie am UniversitätsSpital Zürich. Er absolvierte sein Studium der Humanmedizin an der Christian-Albrechts-Universität zu Kiel, wo er auch 2006 im Fach Radiologie promovierte. Seither beschäftigt sich Paul Stolzmann mit kardiovaskulärer Bildgebung mittels CT und MRT. Nach seiner Habilitation arbeitete er in einem Forschungsprojekt an der Harvard Medical School, Harvard University, Boston, USA. Dr. Stolzmann ist Autor und Koautor von 100 wissenschaftlichen Publikationen und zahlreichen Buchbeiträgen.

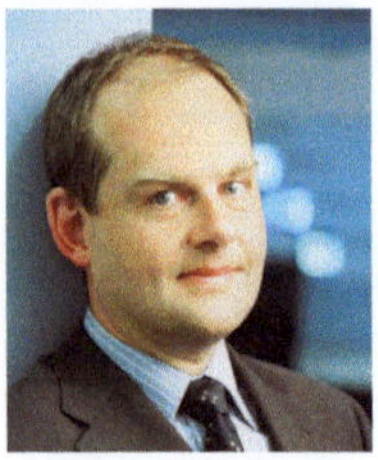

Prof. Dr. Thomas Flohr absolvierte sein Studium der Physik an der Friedrich-Alexander-Universität Erlangen-Nürnberg. Er promovierte 1989 zum Doktor für Naturwissenschaften. Seit 1989 arbeitet er bei der Firma Siemens AG im Unternehmensbereich Healthcare, Computertomographie/Entwicklung. Seit 1995 ist er maßgeblich an der Entwicklung der Mehrschicht- und Dual-Source-Computertomographie (CT) bei Siemens und an der Entwicklung der EKG-gesteuerten Herzbildgebung mit der CT beteiligt. 2002 war er Teilnehmer an der Finalrunde des Innovationspreises des deutschen Bundespräsidenten. Er leitet seit 2003 die CT Physik und Applikationsentwicklung von Siemens Healthcare. Er erhielt seine Venia Legendi 2007 an der Eberhard-Karls-Universität in Tübingen. Prof. Dr. Thomas Flohr ist Autor und Koautor von mehr als 100 wissenschaftlichen Publikationen und besitzt 51 Patente.

Mitarbeiterverzeichnis

Prof. Dr. med. Hatem Alkadhi, MPH
Institut für Diagnostische und
Interventionelle Radiologie
Universitätsspital Zürich
Rämistrasse 100
CH-8091 Zürich, Schweiz
hatem.alkadhi@usz.ch

Priv.-Doz. Dr. med. Sebastian Leschka
Institut für Radiologie
Kantonsspital St. Gallen
Rorschacher Strasse 95
CH-9007 St. Gallen, Schweiz
sebastian.leschka@kssg.ch

Priv.-Doz. Dr. med. Paul Stolzmann
Institut für Diagnostische und
Interventionelle Radiologie
Universitätsspital Zürich
Rämistrasse 100
CH-8091 Zürich, Schweiz
paul.stolzmann@usz.ch

Prof. Dr. med. Thomas Flohr
Siemens Medizin Systeme
MED CTE PA
Siemensstraße 1
D-91301 Forchheim, Deutschland
thomas.flohr@siemens.com

Dr. Stephan Baumüller
Institut für Diagnostische und
Interventionelle Radiologie
Universitätsspital Zürich
Rämistrasse 100
CH-8091 Zürich, Schweiz
Stephan.Baumueller@usz.ch

Priv.-Doz. Dr. med. Fabian Bamberg
Institut für Klinische Radiologie
Ludwig-Maximilians-Universität München
Campus Großhadern
Marchioninistraße 15
D-81377 München, Deutschland
FBamberg@med-lmu.de

Dr. med. Robert Götti
Institut für Diagnostische und
Interventionelle Radiologie
Universitätsspital Zürich
Rämistrasse 100
CH-8091 Zürich, Schweiz
RobertPaul.Goetti@usz.ch

Priv.-Doz. Dr. med. Thomas Frauenfelder
Institut für Diagnostische und
Interventionelle Radiologie
Universitätsspital Zürich
Rämistrasse 100
CH-8091 Zürich, Schweiz
thomas.frauenfelder@usz.ch

Dr. med. Nicola Glaser-Gallion
Institut für Radiologie
Kantonsspital St. Gallen
Rorschacher Strasse 95
CH-9007 St. Gallen, Schweiz
nicola.glaser-gallion@kssg.ch

Dr. med. Florian Glaser-Gallion
Institut für Radiologie
Kantonsspital St. Gallen
Rorschacher Strasse 95
CH-9007 St. Gallen, Schweiz
florian.glaser-gallion@kssg.ch

Dr. med. Fabian Morsbach
Institut für Diagnostische und
Interventionelle Radiologie
Universitätsspital Zürich
Rämistrasse 100
CH-8091 Zürich, Schweiz
fabian.morsbach@usz.ch

Dr. med. Stephan Wälti
Institut für Radiologie
Kantonsspital St. Gallen
Rorschacher Strasse 95
CH-9007 St. Gallen, Schweiz
stephan.waelti@kssg.ch

med. pract. Thi Dan Linh Nguyen-Kim
Institut für Diagnostische und
Interventionelle Radiologie
Universitätsspital Zürich
Rämistrasse 100
CH-8091 Zürich, Schweiz
ThiDanLinh.Nguyen@usz.ch

Abkürzungsverzeichnis

3D	dreidimensional
A.	Arteria
ACCF	American College of Cardiology Foundation
ACVB	aortokoronarer Venenbypass
AHA	American Heart Association
ALARA	»as low as reasonably achievable«
AP	anteriorer Papillarmuskel
AS	Agatston-Score
AV	atrioventrikulär
AVA	»aortic valve area«
BMI	Body-Mass-Index
bpm	»beats per minute«
Ca	Kalzium
CaHA	Kalziumhydroxyapatit
CK-MB	Myokardisoenzym der Kreatinkinase
cMPR	gekrümmte multiplanare Reformation
COPD	»chronic obstructive pulmonary disease«
CT	Computertomographie
CTDI	»computed tomography dose index«
$CTDI_{vol}$	»volume computed tomography dose index«
CTI	cavo-trikuspider Isthmus
D1, D2, DIA	Diagonaläste (Seitenäste des Ramus interventricularis anterior)
dl	Deziliter
DLP	Dosis-Längen-Produkt
$Dose_{eff}$	effektive Dosis
EBCT	Elektronenstrahl-CT
EDV	enddiastolisches Volumen
EF	Ejektionsfraktion
EKG	Elektrokardiogramm
ESV	endsystolisches Volumen
FOV	»field of view«
g	Gramm
G	Gauge; Maßeinheit für den Außendurchmesser von Kanülen (z. B. 18 G = 1,2 mm)
GY	Gray
HB	Hauptbronchus
HF	Herzfrequenz
HMV	Herzminutenvolumen
HU	Hounsfield units
i.v.	intravenös
KG	Körpergewicht
kg/m^2	Kilogramm Körpergewicht pro Quadratmeter Körperoberfläche (Maßeinheit für den Body Mass Index)
KHK	koronare Herzkrankheit
KM	Kontrastmittel
kV	Kilovolt
LA	linkes Atrium
LAD_{sys}	endsystolischer anteroposteriorer Durchmesser des LA
LCA	»left coronary artery«
LIMA	»left internal mammarian artery«
LMA	»left main artery«
LOPV	linke obere Pulmonalvene
LUPV	linke untere Pulmonalvene
LV	linker Ventrikel
LVEF	Ejektionsfraktion des LV
$LVID_{dia}$	enddiastolischer Durchmesser des LV
LVMMI	linksventrikulärer myokardialer Massenindex
mA	Milli-Ampère
mAs	Milli-Ampère-Sekunden
mg	Milligramm
mGy	Milli-Gray
min	Minute
MinDose	Algorithmus zur Reduktion der Röhrenstromstärke auf 4% beim EKG-Pulsing
MinIP	Minimum-Intensitätsprojektion
MIP	Maximum-Intensitätsprojektion
ml	Milliliter
MM	myokardiale Masse
Mm.	Musculi
MPR	multiplanare Reformation
MPV	»marginal pulmonal vein«
MRT	Magnetresonanztomographie
MS	Massen-Score
ms	Millisekunde
mSv	Milli-Sievert
MVA	»mitral valve area«
NaCl	Natriumchlorid
NPV	negativer Vorhersagewert
OM	»obtuse marginal branch« (erster Seitenast des Ramus circumflexus)
OPV	pbere Pulmonalvene
p.a.	posterior-anterior
p.o.	per os
PET	Positronenemissionstomographie

PLA Posteralast (Seitenast des Ramus circumflexus)
PP posteriorer Papillarmuskel
PPV positiver Vorhersagewert
PWT_{dia} enddiastolische Hinterwanddicke des LV

QCA quantitativer Herzkatheter

RCA »right coronary artery«
RCX Ramus circumflexus
RIMA »right internal mammarian artery«
RIVA Ramus interventricularis anterior
RIVP Ramus interventricularis posterior
ROA »regurgitant orifice area«
ROI »region of interest«
ROPV rechte obere Pulmonalvene
RR-Intervall Intervall zwischen zwei benachbarten R-Zacken
RUPV rechte untere Pulmonalvene
RV rechter Ventrikel
rWT relative Hinterwanddicke

s Sekunde
SPECT »single photon emission computed tomography«
Sv Sievert
SV Schlagvolumen
SWT_{dia} enddiastolische Dicke des interventrikulären Septums

TAVI Transkatheter-Aortenklappen-implantation
TRO Triple-Rule-Out-CT

V., Vv. Vena, Venae
VCI Vena cava inferior
VCS Vena cava superior
Vol. Volumen
VR Volume-Rendering
VS Volumen-Score

Teil 1 Grundlagen

Technische Grundlagen der Herz-CT

Thomas Flohr

H. Alkadhi et al. (Hrsg), *Praxisbuch Herz-CT*,
DOI 10.1007/978-3-642-35383-3,

Zum Einstieg

Die Abbildung des Herzens stellt hohe Anforderungen an die Computertomographie (CT). Zum einen ist hohe zeitliche Auflösung erforderlich – je kürzer die Aufnahmezeit eines CT-Bildes ist, desto schärfer wird die bewegte Anatomie des Herzens abgebildet. Zum anderen muss die räumliche Auflösung sehr gut sein und am besten in jeder Raumrichtung deutlich weniger als 1 mm betragen, denn die Koronararterien selbst haben nur wenige Millimeter Durchmesser. Um das Herz phasenkonsistent z. B. in der diastolischen Ruhephase darzustellen, ist es notwendig, die Datenaufnahme mit dem EKG-Signal des Patienten zu synchronisieren. Zu guter Letzt sollte die gesamte Aufnahmezeit für das Herzvolumen nur wenige Sekunden betragen, und die Strahlendosis des Patienten bei der Untersuchung sollte so gering wie möglich sein.

Die beiden grundlegenden Untersuchungstechniken für die Herz-CT sind die prospektiv EKG-getriggerte Sequenzuntersuchung und die retrospektiv EKG-gegatete Spiraluntersuchung. Die prospektiv EKG-getriggerte Sequenz bietet den Vorteil sehr geringer Strahlendosis für den Patienten, allerdings mit Einschränkungen bezüglich der maximal zulässigen Herzfrequenz und insbesondere deren Variabilität. Die retrospektiv EKG-gegatete Spirale ist flexibler einsetzbar, hat aber den Nachteil der höheren Strahlendosis durch die stark überlappende Abtastung des Herzens. Die Strahlenbelastung für den Patienten kann hier aber durch EKG-gesteuerte Dosismodulation (auch »ECG-Pulsing« genannt) verringert werden.

Eine weitere Methode zur Verringerung der Strahlendosis ist die Wahl von 100 kV Röhrenspannung anstelle der sonst gebräuchlichen 120 kV für schlanke bis normalgewichtige Patienten.

Die Aufnahmezeit für ein CT-Bild – der wichtigste Parameter einer Herz-CT-Untersuchung – kann mit Dual-Source-CT-Geräten auf Werte von weniger als 100 ms verringert werden. Mit diesen Geräten, die gleichzeitig Daten mit zwei um 90° versetzten Messsystemen aufnehmen, ist es möglich, auch Patienten mit hoher Herzfrequenz und Arrhythmien zuverlässig zu untersuchen.

Neuerdings wurde für Dual-Source-CT-Geräte eine weitere Untersuchungstechnik in die Praxis eingeführt, nämlich die EKG-getriggerte Untersuchung des Herzens mit einer Spiralaufnahme bei sehr hoher Tischvorschubgeschwindigkeit, die es erlaubt, das gesamte Herzvolumen im Bruchteil eines Herzschlags mit sehr geringer Dosis abzubilden.

1.1 Aufbau eines CT-Gerätes

Der Aufbau eines heutigen CT-Gerätes ist in ◘ Abb. 1.1 dargestellt. Der Röntgenstrahler und der gegenüberliegende Detektor sind auf der sog. Gantry montiert und rotieren gemeinsam um den Patienten. In einem Mehrschicht-CT-Gerät besteht der Detektor aus mehreren (heutzutage 2–320) in Patientenlängsrichtung angeordneten Detektorzeilen mit je etwa 700–900 Detektorelementen, die ein Messfeld von typischerweise 50 cm Durchmesser abdecken. Die einzelnen Detektorelemente messen die Röntgenschwächung des Patienten entlang eines Strahls von der Röntgenröhre zum betreffenden Detektorelement.

Alle Messwerte, die bei einer Winkelposition der Gantry aufgenommen werden, heißen Projektion. Pro Umlauf werden etwa 1000 Projektionen gemessen. Die kürzeste Umlaufzeit einer modernen CT-Gantry beträgt 0,27–0,35 s.

Die Leistung des Röntgenstrahlers liegt im Bereich von 60–120 kW, bei Spannungen zwischen

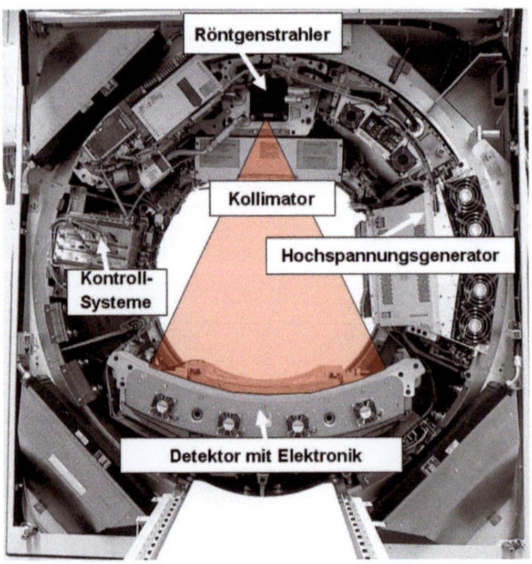

◘ **Abb. 1.1** Innenansicht eines modernen CT-Gerätes der 3. Generation, in dem das aus Detektor und Röntgenquelle bestehende Messsystem um den Patienten rotiert

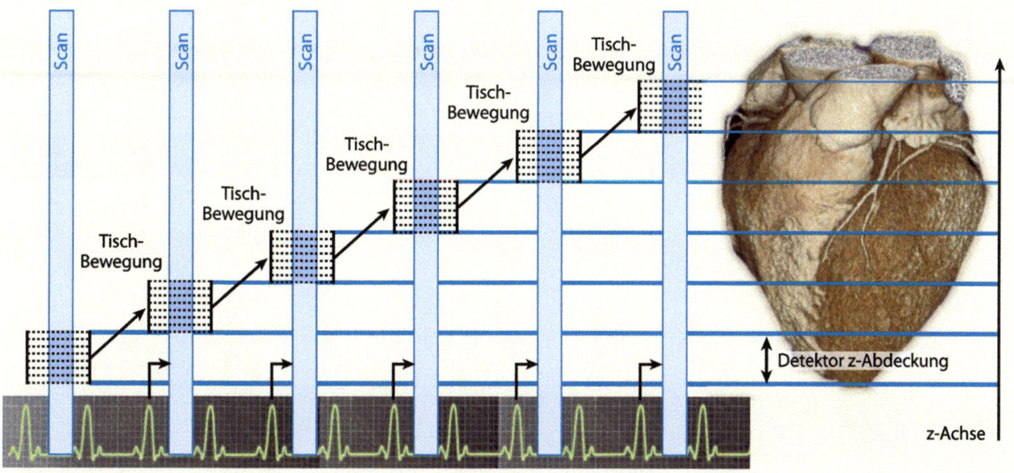

Abb. 1.2 Prinzip der EKG-getriggerten sequenziellen Datenaufnahme. Das EKG-Signal des Patienten ist unten schematisch dargestellt. Die gestrichelten weißen Linien markieren die z-Positionen der einzelnen Detektorzeilen relativ zum Patienten, in diesem Beispiel für ein 8-Zeilen-Gerät. Mit einem vom Benutzer wählbaren zeitlichen Abstand zur vorausgehenden R-Zacke werden Teilumlauf-Datensätze aufgenommen, die als rote Rechtecke dargestellt sind. Mit der EKG-getriggerten Untersuchungstechnik wird das Volumenbild des Herzens aus mehreren entlang der z-Achse aneinandergereihten Teilvolumina aufgebaut, die in aufeinanderfolgenden Herzzyklen erfasst werden. Die Ausdehnung eines Teilvolumenbereiches entspricht der Breite des Detektors im CT-Gerät

80 kV und 140 kV. CT-Detektoren sind in der Regel Szintillationsdetektoren. Die einzelnen Detektorelemente bestehen aus Szintillatorkristallen oder Szintillatorkeramiken. Diese wandeln die auftreffende Röntgenstrahlung in sichtbares Licht um, das in auf der Rückseite der Detektorelemente angebrachten Fotodioden detektiert und in elektrischen Strom umgewandelt wird. Schlüsselanforderungen für ein geeignetes Szintillatormaterial sind hohe Absorptionseffizienz und kurze Nachleuchtzeit.

1.2 Prospektiv EKG-getriggerte sequenzielle CT-Untersuchungen des Herzens

Die EKG-getriggerte sequenzielle Untersuchung des Herzens ist ein einfacher Ansatz, der bereits für die Elektronstrahl-CT (EBCT) eingeführt wurde.

Während der Untersuchung steuert das EKG-Signal des Patienten den Zeitpunkt der Aufnahme axialer CT-Bilder (Abb. 1.2). Der Patiententisch wird an die definierte Ausgangsposition (z-Position) gefahren. Die z-Richtung ist die Patientenlängsrichtung. In einem vom Benutzer wählbaren zeitlichen Abstand nach einer R-Zacke wird ein axialer CT-Scan ohne Tischbewegung durchgeführt. Dabei nimmt das CT-Gerät eine der aktiven Zeilenzahl entsprechende Anzahl von CT-Bildern auf, die einen der Detektorbreite entsprechenden Abschnitt des Herzens entlang der z-Achse abdecken. Der Tisch wird nun an die nächste z-Position gefahren, und im entsprechenden zeitlichen Abstand zur nächstmöglichen R-Zacke wird der nächste axiale CT-Scan ausgelöst. Auf diese Weise wird das Herzvolumen sequenziell mit axialen CT-Scans abgedeckt, die jeweils einer Detektorbreite entsprechen. Wegen der notwendigen Zeit für die Tischbewegung kann typischerweise jeder zweite Herzschlag für die Bildgebung genutzt werden.

Die zeitliche Auflösung eines CT-Bildes entspricht der Aufnahmezeit der zur Rekonstruktion dieses Bildes verwendeten Datenmenge. Zur Optimierung der zeitlichen Auflösung wird pro Scan ein Teilumlauf-Datenintervall aufgenommen, das ist ein Winkelbereich von 180° (ein Halbumlauf) plus der gesamte Fächerwinkel des Detektors, insgesamt also etwa 240°. Diese Datenmenge ist mindestens zur Rekonstruktion eines CT-Bildes im gesamten Messfeld erforderlich. In der Nähe des Drehzent-

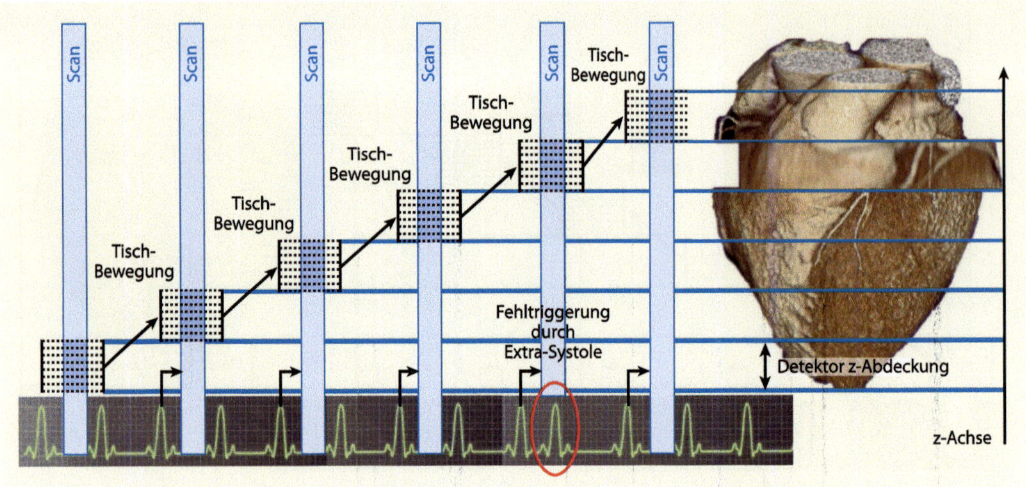

Abb. 1.3 Grenzen der EKG-getriggerten sequenziellen Herz-CT. Die Länge des Herzzyklus, in dem ein Scan stattfinden soll, muss aus der mittleren Länge der vorangehenden Herzzyklen abgeschätzt werden, um den Scan in der gewünschten Herzphase auszulösen. Im Falle von Arrhythmien oder Extrasystolen stimmt die abgeschätzte Länge des Herzzyklus nicht mit der tatsächlichen überein, und bei einfachen Extrapolationsansätzen werden die Messdaten in der falschen Herzphase aufgenommen. Als Folge treten möglicherweise Bewegungsartefakte in den Bildern auf oder Stufenartefakte in dreidimensionalen Darstellungen. Inzwischen wurden verbesserte Ansätze zur EKG-Triggerung in die klinische Praxis eingeführt. Sie reagieren auf Variationen der Herzfrequenz des Patienten durch eine flexible Verlängerung des aufgenommenen Datenbereiches, sodass später bei der Rekonstruktion die Phasenlage in gewissen Grenzen variiert und die bestmögliche Phase bestimmt werden kann. Starke Abweichungen wie Extrasystolen werden automatisch erkannt, und ein Scan kann ggf. abgebrochen und an der gleichen z-Position wiederholt werden

rums, wo das Herz üblicherweise positioniert wird, reicht ein Halbumlauf an Daten (180°) aus. Die zeitliche Auflösung eines Bildes entspricht deshalb der halben Rotationszeit des CT-Scanners, also z. B. 150 ms bei 0,3 s Rotationszeit, oder 135 ms bei 0,27 s Rotationszeit.

Die Aufnahmezeit eines CT-Bildes darf nicht mit der Gesamtuntersuchungszeit verwechselt werden. Durch den Einsatz breiterer Detektoren wird die Gesamtuntersuchungszeit verringert: ein CT-Gerät mit 2-cm z-Abdeckung im Drehzentrum benötigt etwa 6–7 aneinandergereihte axiale CT-Scans, um das gesamte Herz mit etwa 12 cm Ausdehnung abzubilden. Vergrößert man die z-Abdeckung auf 8 cm, sind nur noch zwei aneinandergereihte axiale CT-Scans notwendig, bei 16 cm z-Abdeckung kann das gesamte Herz mit einem axialen Scan aufgenommen werden. An der Aufnahmezeit für ein einzelnes CT-Bild und damit an der zeitlichen Auflösung ändert sich dadurch aber nichts – sie wird ausschließlich durch die Rotationszeit des betreffenden CT-Gerätes bestimmt.

Die EKG-getriggerte sequenzielle Untersuchung des Herzens ist eine Methode mit geringer Strahlenbelastung für den Patienten. In der einfachsten Ausführungsart werden in der vorgewählten relativen Phase des Herzzyklus Teilumlaufdaten aufgenommen, das ist die minimale Datenmenge, die zur Bildrekonstruktion notwendig ist. Dementsprechend wird der Patient auch nur während dieser kurzen Messphasen bestrahlt. Allerdings ist das Verfahren dann wenig flexibel: Eine spätere Rekonstruktion der Bilder in einer leicht verschobenen Phase des Herzzyklus zur Optimierung der Bildqualität ist ebenso wenig möglich wie funktionale Untersuchungen, z. B. durch die Darstellung des Herzens in Endsystole und Enddiastole.

Der Zeitpunkt für den Start des CT-Scans nach einer R-Zacke muss aus den vorhergehenden Herzzyklen extrapoliert werden. In einfachen Realisierungen wird die Länge des folgenden Herzzyklus z. B. aus dem Mittelwert der Längen von 3–5 vorangehenden Herzzyklen bestimmt. Dann stößt die Methode bei Patienten mit Arrhythmien oder Extra-

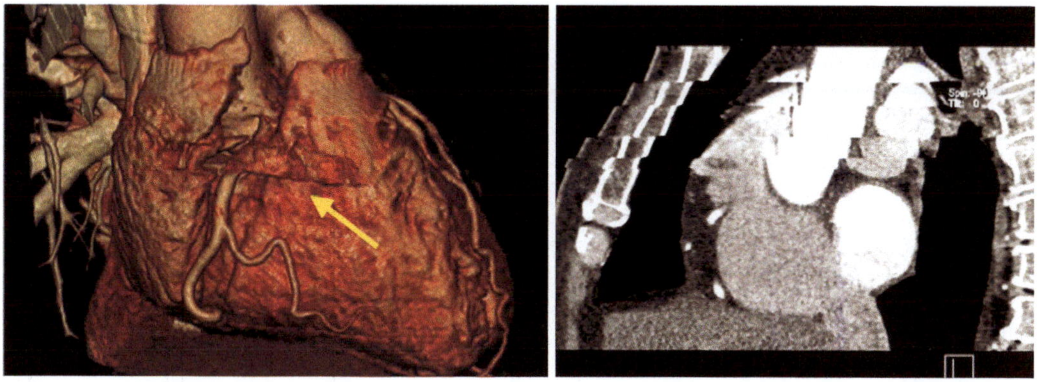

Abb. 1.4 Links: Typisches Beispiel eines Stufenartefakts (gelber Pfeil) in einer dreidimensionalen Darstellung des Herzens aus den Daten einer EKG-getriggerten sequenziellen CT-Untersuchung, hervorgerufen durch eine Fehltriggerung aufgrund einer Arrhythmie. Im Gegensatz dazu sind im Beispiel rechts Stufenartefakte dargestellt, die durch Atmung während des Scans hervorgerufen wurden. Ein Indiz hierfür sind die Stufen auch in der Thoraxwand

systolen an ihre Grenzen (Abb. 1.3, Abb. 1.4). Für Patienten mit niedriger Herzfrequenz und regelmäßigem Herzschlag ist sie dagegen gut geeignet, und es lassen sich bei CT-angiographischen Untersuchungen der Koronararterien Strahlendosiswerte von nur etwa 2–3 mSv erreichen.

- Neuere Entwicklungen erlauben es, das Anwendungsspektrum EKG-getriggerter sequenzieller Untersuchungen weiter auszudehnen. So kann z. B. das Datenaufnahmeintervall vom Benutzer frei gewählt und über den Bereich eines Teilumlaufs hinaus vergrößert werden, um retrospektiv die Phasenlage der rekonstruierten Bilder im Herzzyklus zu optimieren und sogar funktionale Untersuchungen durch Rekonstruktion in Systole und Diastole durchzuführen. Variationen der Herzfrequenz des Patienten, die bei einfachen Ansätzen zu Fehltriggerung führen können, werden durch eine automatische flexible Verlängerung des aufgenommenen Datenbereiches kompensiert. Bei Auftreten einer Extrasystole kann die Datenaufnahme abgebrochen und automatisch an der gleichen z-Position im nächsten normalen Herzzyklus wiederholt werden.
- Mit diesen neueren Ansätzen können auch Patienten mit mittleren Herzfrequenzen (z. B. je nach Scanner und Gantry-Rotationszeit bis 75 Schlägen pro Minute) und unregelmäßigem Herzschlag erfolgreich mit EKG-getriggerten sequenziellen Techniken untersucht werden. Die Länge des Datenaufnahmeintervalls sollte dabei, wie in der weiterführenden Literatur beschrieben, an die Herzfrequenz angepasst und mit zunehmender Herzfrequenz vergrößert werden.

Tipps

- Für Patienten mit niedriger Herzrate und regelmäßigem Herzschlag ist die EKG-getriggerte sequenzielle CT-Untersuchung des Herzens die Methode der Wahl zur Reduzierung der Strahlendosis.
- Neuere Verfahren der EKG-Triggerung, die flexibel auf Arrhythmien und Extrasystolen reagieren, erlauben es, sequenzielle CT-Untersuchungen des Herzens auch an Patienten mit mittlerer Herzrate (je nach CT-Scanner und Gantry-Rotationszeit z. B. bis 75 Schlägen pro Minute) und unregelmäßigem Herzschlag durchzuführen.
- Die Zeitauflösung der Bilder entspricht der halben Rotationszeit, die Abdeckung pro Herzschlag der Detektorbreite des CT-Scanners.
- Bei der Wahl der Phasenlage der Datenaufnahme im Herzzyklus ist die unterschiedliche Definition der Hersteller zu beachten: Während Siemens den Startpunkt des erfassten Datenintervalls definiert, legen andere Hersteller dessen Mitte fest.

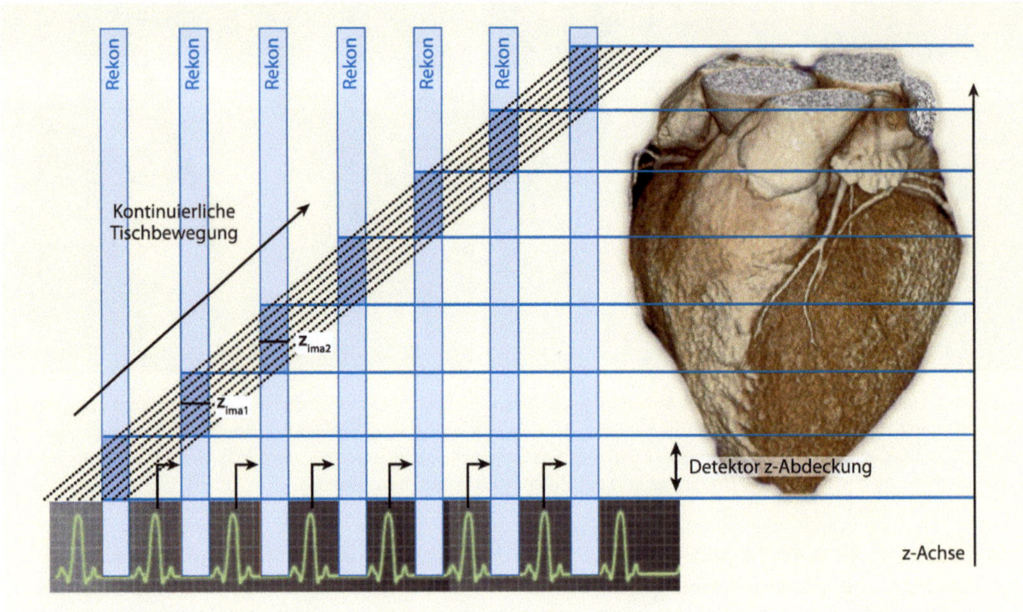

Abb. 1.5 Prinzip der EKG-gegateten Spiral-CT. Das EKG-Signal des Patienten ist unten schematisch dargestellt. Die gestrichelten Linien markieren die z-Positionen der einzelnen Detektorzeilen relativ zum Patienten, in diesem Beispiel für ein 8-Zeilen-Gerät. Der Tisch bewegt sich kontinuierlich, und es werden kontinuierlich Messdaten erfasst. Zur Bildrekonstruktion werden nur Messdaten herangezogen, die in einem vom Benutzer wählbaren zeitlichen Abstand zur vorausgehenden R-Zacke aufgenommen wurden (in der Abbildung als blaue Rechtecke für eine Ein-Segment-Rekonstruktion markiert). Die beiden horizontalen Linien deuten 2 Bildpositionen z_{ima1} und z_{ima2} an. Weil aufgrund der kontinuierlichen Tischbewegung in den Bildebenen kein vollständiger Teilumlaufdatensatz vorliegt, müssen die Daten an den gewünschten z-Positionen durch Spiralinterpolation erzeugt werden. Um das Herz in jeder Herzphase ohne Abtastlücken abzubilden, ist eine Anpassung des Tischvorschubs an die Herzfrequenz des Patienten erforderlich

1.3 Retrospektiv EKG-gegatete Spiral-CT-Untersuchungen des Herzens

In retrospektiv EKG-gegateten Untersuchungen wird das Herz des Patienten mit einem Spiral-Scan abgedeckt, bei dem der Tisch kontinuierlich bewegt wird und kontinuierlich Messdaten erfasst werden. Parallel dazu wird das EKG des Patienten aufgezeichnet. Es dient nach der Datenaufnahme zur retrospektiven Auswahl derjenigen Datenbereiche aus dem Spiraldatensatz, die in den verschiedenen Herzschlägen jeweils in der gleichen, vom Benutzer gewünschten Phase des Herzzyklus gemessen wurden und deshalb zur Bildrekonstruktion herangezogen werden. ◘ Abb. 1.5 zeigt das Prinzip der retrospektiv EKG-gegateten Spiral-CT des Herzens. Anders als bei prospektiv EKG-getriggerten Techniken können Daten aus jedem Herzzyklus zur Bildrekonstruktion verwendet werden, die gesamte Scanzeit für das Herzvolumen ist deshalb mit retrospektiv EKG-gegateter Spiral-CT kürzer.

Typischerweise besteht die Bildrekonstruktion für die EKG-gegatete Spiral-CT aus 2 Schritten. Zunächst werden durch Spiralinterpolation Daten in den gewünschten Bildebenen erzeugt, dann schließt sich eine Teilumlaufrekonstruktion ähnlich wie bei der getriggerten sequenziellen CT an, um die Datenmenge pro Bild zu minimieren und so die Zeitauflösung zu optimieren.

Dabei werden sowohl Ein-Segment- als auch Mehr-Segment-Ansätze verwendet. Bei einer Ein-Segment-Rekonstruktion entsteht jedes Bild aus einem Teilumlaufdatenintervall, das in einem Herzschlag aufgenommen wird. Die zeitliche Auflösung entspricht deshalb wie bei der EKG-getriggerten sequenziellen CT der halben Umlaufzeit des CT-Scanners.

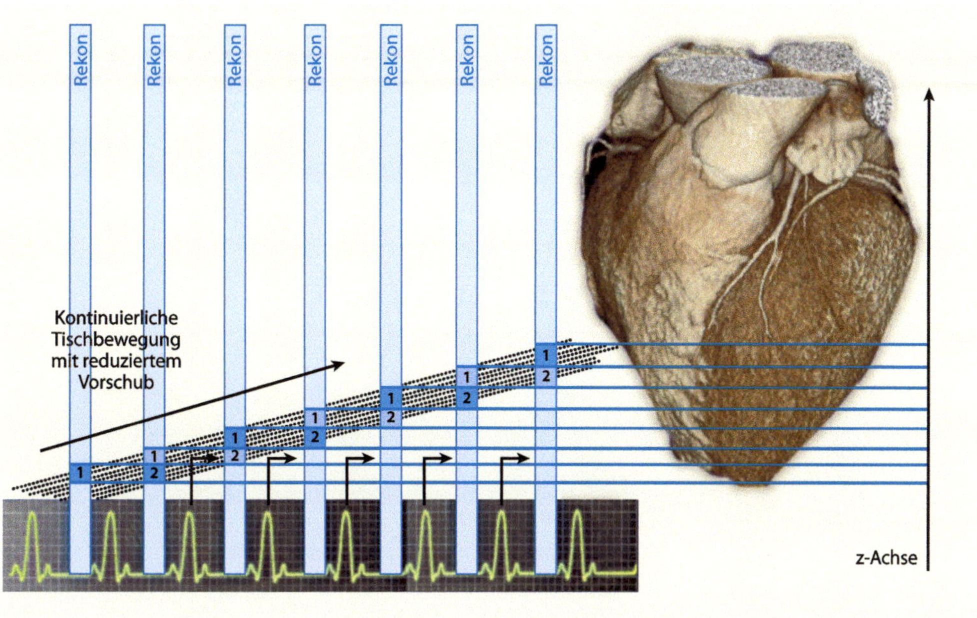

Abb. 1.6 Prinzip der EKG-gegateten Spiral-CT mit Zwei-Segment-Rekonstruktion. 2 Datenintervalle aus der gleichen Herzphase zweier aufeinanderfolgender Herzzyklen des Patienten (in der Abbildung bezeichnet mit »1« und »2«) werden zum Teilumlaufdatenintervall zusammengefügt. Um die zeitliche Auflösung der Bilder zu verbessern, muss jedes der Unterintervalle kürzer sein als das vollständige Teilumlaufdatenintervall, woraus sich bestimmte Anhängigkeiten zwischen der Herzfrequenz des Patienten und der Rotationszeit des CT-Scanners ergeben. Verglichen mit Ein-Segment-Rekonstruktionsansätzen (Abb. 1.5) ist eine Reduktion des Tischvorschubs (»pitch«) erforderlich, denn nun müssen an jeder z-Position des Herzens Messdaten während zweier Herzzyklen aufgenommen werden

Bei einer Mehr-Segment-Rekonstruktion wird das Teilumlaufdatenintervall in mehrere kleinere Intervalle unterteilt, in der Regel 2–4, die in aufeinanderfolgenden Herzzyklen erfasst werden (Abb. 1.6). Jedes dieser kleineren Intervalle hat eine kürzere Aufnahmezeit, und wenn sie alle phasenrichtig in der gleichen Herzphase des Patienten gemessen werden, verbessert sich insgesamt die zeitliche Auflösung des Bildes.

Allerdings darf für die Wirksamkeit dieser Methode die Herzfrequenz des Patienten nicht mit einem Vielfachen der Rotationsfrequenz des CT-Scanners übereinstimmen. 2 Voraussetzungen müssen erfüllt sein:

- Zum einen müssen die Projektionswinkel der Start- und Endprojektionen der jeweiligen Unterintervalle zusammenpassen, damit durch Aneinanderfügen das gesamte Teilumlaufdatenintervall aufgebaut werden kann. Für eine Zwei-Segment-Rekonstruktion z. B. muss der Startprojektionswinkel des 2. Unterintervalls dem Endprojektionswinkel des 1. entsprechen oder umgekehrt.
- Zum anderen dürfen alle Unterintervalle nur Messdaten aus der gleichen Herzphase enthalten, damit das Herz in einem insgesamt kürzeren Zeitbereich des Herzzyklus abgebildet wird.

Wenn die Länge eines Herzschlags ein Vielfaches der Rotationszeit des CT-Scanners ist, widersprechen sich beide Anforderungen. Bei einem Patienten mit einer konstanten Herzfrequenz von z. B. 60 Schlägen pro Minute, der mit einem CT-Scanner mit 0,5 s Rotationszeit untersucht wird, entspricht die gleiche Herzphase immer dem gleichen Projektionswinkelbereich. Das Teilumlaufdatenintervall kann deshalb nicht in kleinere, sich ergänzende Intervalle aus verschiedenen Herzzyklen unterteilt werden. In diesem Fall wird auch bei Anwen-

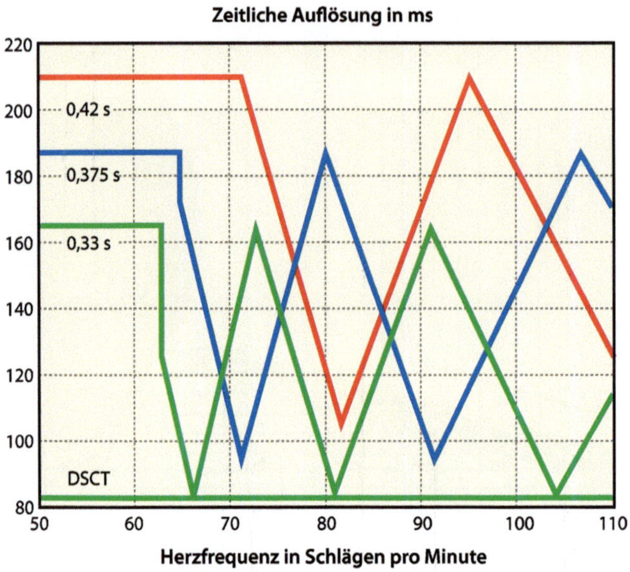

Abb. 1.7 Zeitliche Auflösung als Funktion der Herzfrequenz, für CT-Geräte mit Ein-Segment- und Zwei-Segment-Rekonstruktion bei verschiedenen Rotationszeiten. Bei dem hier dargestellten Adaptive-Cardio-Volume- (ACV-) Rekonstruktionsverfahren wird – abhängig von der Herzfrequenz des Patienten – automatisch zwischen Ein-Segment-Rekonstruktion bei niedrigen Herzraten und Zwei-Segment-Rekonstruktion bei höheren Herzraten umgeschaltet. Mit eingezeichnet ist die zeitliche Auflösung für ein Dual-Source-CT mit 0,33 s Rotationszeit – sie beträgt herzratenunabhängig 83 ms

dung von Mehr-Segment-Algorithmen die zeitliche Auflösung nicht besser sein als die Hälfte der Rotationszeit.

Im besten Fall verhalten sich die Herzfrequenz des Patienten und die Rotationszeit des CT-Scanners so, dass das Teilumlaufdatenintervall bei einer N-Segment-Rekonstruktion in N gleiche Unterintervalle aufgeteilt werden kann, deren Aufnahmezeit gerade das 1/(2N)-Fache der Rotationszeit ist. Mit einem Zwei-Segment-Algorithmus lässt sich so eine zeitliche Auflösung von einem Viertel der Rotationszeit erreichen, mit einem Vier-Segment-Algorithmus ein Achtel der Rotationszeit.

Allerdings ist die zeitliche Auflösung – wie eben ausgeführt – nicht für alle Herzfrequenzen gleich: Es gibt wenige »optimale« Herzraten mit bestmöglicher zeitlicher Auflösung, dazwischen andere Herzraten, bei denen die zeitliche Auflösung nicht über die halbe Gantry-Rotationszeit hinaus verbessert werden kann. Abb. 1.7 zeigt den Verlauf der zeitlichen Auflösung mit Ein-Segment- und Zwei-Segment-Rekonstruktion bei verschiedenen Rotationszeiten des CT-Scanners als Funktion der Herzfrequenz des Patienten.

Um das Herz in jeder Herzphase ohne Abtastlücken abzubilden, ist eine Anpassung des Tischvorschubs an die Herzfrequenz des Patienten erforderlich. Der Tischvorschub in einer Spiral-CT-Untersuchung wird durch den Pitch bestimmt, das ist der Vorschub pro Umdrehung dividiert durch die gesamte bestrahlte Breite des Detektors in der z-Richtung.

Typischerweise muss der Pitch im Vergleich zu nicht gegateten Spiraluntersuchungen stark reduziert werden. Bei Ein-Segment-Rekonstruktionen sind Werte zwischen 0,2 und 0,3 üblich, wobei niedrige Herzfrequenzen mit niedrigen Pitchwerten einher gehen, während bei höheren Herzraten auch der Pitch entsprechend erhöht werden kann. Mehr-Segment-Algorithmen erfordern bei gleicher Herzfrequenz verglichen mit Ein-Segment-Rekonstruktion eine weitere signifikante Verringerung der Vorschubgeschwindigkeit. Je größer N ist, desto stärker muss der Pitch reduziert werden, damit eine lückenlose Volumenabtastung während jeder Herzphase in N Herzschlägen gewährleistet ist. Als Folge erhöht sich die Strahlenbelastung des Patienten.

Darüber hinaus funktionieren Mehr-Segment-Ansätze nur dann gut, wenn das Herz vollkommen gleichmäßig schlägt. Bei Patienten mit Arrhythmien und Extrasystolen lässt sich in der Regel die Bildqualität nicht signifikant steigern. In der klinischen Praxis werden deshalb die meisten Cardio-CT-Untersuchungen inzwischen mit Ein-Segment-Rekonstruktionen durchgeführt, und Mehr-Segment-Algorithmen haben – auch bedingt durch die immer schnellere Gantry-Rotation moderner CT-Geräte – an Bedeutung verloren. Werden sie eingesetzt, hat sich die Beschränkung auf maximal 2 Segmente als guter Kompromiss etabliert. Bei manchen CT-Scannern wird automatisch – abhängig von der Herzfrequenz des Patienten – zwischen Ein-Segment-Rekonstruktion bei niedrigen Herzraten und Zwei-Segment-Rekonstruktion bei höheren Herzraten umgeschaltet.

EKG-gegatete Spiral-CT erlaubt Bildrekonstruktion zu verschiedenen Herzphasen und so die retrospektive Optimierung der Bildqualität durch Auswahl derjenigen Herzphase, bei der am wenigsten Bewegungsartefakte auftreten. In manchen CT-Scannern kann diese Optimierung inzwischen automatisch durchgeführt werden (z. B. Cardio Best Phase der Fa. Siemens Healthcare, Forchheim). Neben der morphologischen Information über das Herz und die Koronararterien lassen sich durch Rekonstruktionen in Enddiastole und Endsystole auch Aussagen über die Herzfunktion, z. B. die Ejektionsfraktion, gewinnen. Bei einzelnen Arrhythmien und Extrasystolen kann das retrospektive Editieren des EKG-Signals (z. B. Löschen oder Verschieben bestimmter R-Zacken) immer noch zu brauchbaren Bildergebnissen führen.

Nachteilig ist die relativ hohe Strahlenexposition für den Patienten, die mit der EKG-gegateten Spiraluntersuchung des Herzens verbunden ist. Anders als bei EKG-getriggerten Untersuchungen wird der Patient während der gesamten Aufnahmezeit der Spirale bestrahlt. Mit Hilfe von EKG-gesteuerten Dosismodulationstechniken (»ECG-Pulsing«) lässt sich die Patientendosis deutlich verringern. Während des Spiralscans wird der Strom der Röntgenröhre gemäß dem EKG des Patienten moduliert: Er erreicht den voreingestellten Nominalwert nur während einer vom Benutzer definierten Phase des Herzzyklus, die dann auch zur Bildrekonstruktion herangezogen wird. Während der restlichen Zeit wird der Röhrenstrom auf Werte zwischen 4% und 25% des Nominalwertes abgesenkt.

EKG-gesteuerte Dosismodulation erfordert die Vorhersage der Länge des kommenden Herzzyklus aus den vorhergehenden und stößt deshalb – ähnlich wie die EKG-getriggerte sequenzielle Bildgebung – an ihre Grenzen bei Patienten mit Arrhythmien. Seit einiger Zeit haben verschiedene Hersteller jedoch auch Dosismodulationsverfahren realisiert, die flexibel auf Arrhythmien und Extrasystolen reagieren und so das klinische Anwendungsspektrum dieser Technik deutlich erweitern – ähnlich wie bei den neueren Triggerverfahren für sequenzielle CT-Untersuchungen. Hausleiter et al. (2006) demonstrierten in einer Studie an 1035 Patienten, dass sich durch den Einsatz von EKG-gesteuerter Dosismodulation die mittlere Dosis für eine EKG-gegatete Spiral-CT-Untersuchung der Koronararterien mit 16-Zeilen-CT-Geräten von 10,6 mSv auf 6,4 mSv absenken lässt, mit 64-Zeilen-CT-Scannern von 14,8 mSv auf 9,4 mSv.

Tipps

- Die EKG-gegatete Spiral-CT-Untersuchung des Herzens ist eine sehr flexible Methode, die wegen der Möglichkeit zur retrospektiven Optimierung der Rekonstruktionsphase auch für schwierigere Patientenverhältnisse geeignet ist. Zusätzlich zur Abbildung der Morphologie des Herzens lassen sich Aussagen zur Herzfunktion treffen.
- Nachteil der EKG-gegateten Spiral-CT ist die höhere Strahlendosis im Vergleich zur prospektiv EKG-getriggerten sequenziellen CT. Sie kann durch EKG-gesteuerte Dosismodulation signifikant verringert werden. EKG-gesteuerte Dosismodulation sollte deshalb wenn möglich verwendet werden.
- Bei Ein-Segment-Rekonstruktion der CT-Bilder beträgt deren zeitliche Auflösung die Hälfte der Rotationszeit. Mit Mehr-Segment-Rekonstruktion lässt sich die zeitliche Auflösung verbessern, diese ist dann aber nicht konstant, sondern hängt von der Herzfrequenz des Patienten ab.

1

- Mehr-Segment-Rekonstruktion erfordert verringerten Tischvorschub und resultiert damit in erhöhter Strahlendosis. In der klinischen Praxis sollte bei Patienten mit hinreichend niedriger Herzfrequenz die Ein-Segment-Rekonstruktion, bei Patienten mit höherer Herzfrequenz maximal die Zwei-Segment-Rekonstruktion angewendet werden.

1.4 Reduktion der Strahlendosis

Die wichtigste Methode zur Reduktion der Strahlenbelastung für den Patienten ist die Wahl der richtigen Untersuchungstechnik. Bei Patienten mit niedriger bis mittlerer Herzfrequenz sollte die Aufnahme des Herzens EKG-getriggert sequenziell erfolgen, bei Patienten mit hoher und irregulärer Herzrate ist die EKG-gegatete Spiral-CT flexibler und klinisch robuster, allerdings um den Preis erhöhter Strahlenbelastung.

Ein weiterer wichtiger Ansatz zur Reduktion der Strahlendosis ist die Anpassung der Röhrenspannung des CT-Scanners an Größe und Gewicht des Patienten. Bei CT-angiographischen Untersuchungen mit Kontrastmittel (Jod) nimmt der Jodkontrast im Bild mit abnehmender Röhrenspannung deutlich zu. Dann kann aber auch höheres Bildrauschen toleriert werden, denn bei CT-Angiographien wird die Bildqualität im Wesentlichen durch das Kontrast-Rausch-Verhältnis im Bild bestimmt. Die Akzeptanz höheren Bildrauschens wiederum erlaubt es, die Dosis zu reduzieren. Idealerweise würde man deshalb alle CT-Angiographien des Herzens mit 80 oder 100 kV anstelle der üblichen 120 kV durchführen – leider sind dafür die Leistungsreserven der Röntgenstrahler in heutigen CT-Geräten für dickere Patienten nicht ausreichend.

Bei schlanken bis normalgewichtigen Patienten (etwa mit einem Body-Mass-Index von höchstens 25) lässt sich allerdings durch die Wahl von 100 kV Röhrenspannung die Dosis im Vergleich zum 120-kV-Standardprotokoll bei beibehaltenem Röhrenstrom um etwa 30% reduzieren, ohne dass die Bildqualität leidet (Leschka 2008). In der Studie von Hausleiter et al nahm die mittlere Dosis bei 64-Zeilern von 9.4 mSv auf 5.4 mSv ab, wenn bei schlanken bis normalgewichtigen Patienten 100 kV verwendet wurde.

Ein weiteres, momentan noch in der klinischen Erprobung befindliches Verfahren zur möglichen Dosisreduktion bei Cardio-CT Untersuchungen ist die Anwendung iterativer Bildrekonstruktionsverfahren, die darauf abzielen, Bildinformation wie Kanten zu erhalten, dabei aber in eher homogenen Bildbereichen das Bildrauschen zu reduzieren.

Tipp

Zur Reduktion der Strahlendosis sollte für CT Angiographien der Herzkranzgefäße bei schlanken bis normalgewichtigen Patienten 100 kV Röhrenspannung statt der sonst üblichen 120 kV gewählt werden. Bei unverändertem Röhrenstrom verringert sich dadurch die Strahlenbelastung für den Patienten um etwa 30%, ohne dass das Kontrast-Rauschverhältnis der Bilder leidet.

1.5 Dual-Source-CT

Die Verringerung der Aufnahmezeit pro Bild und damit die Verbesserung der zeitlichen Auflösung sind die wichtigsten Maßnahmen, um die diagnostische Qualität der Herz-CT in der klinischen Routine zu steigern. Unzureichende zeitliche Auflösung manifestiert sich nicht nur in offensichtlichen Bewegungsartefakten, sondern auch in einer unscharfen Abbildung kleiner Strukturen. Ein Teil des »Ca-Blooming-Problems« geht auf Bewegungsunschärfe zurück: Durch die vergrößerte, unscharfe Darstellung kleiner Kalzifikationen in CT-Bildern der Koronararterien wird die Beurteilung des Lumens erschwert. Um zeitliche Auflösung besser als 100 ms klinisch stabil ohne Mehr-Segment-Ansätze und ohne Abhängigkeit von der Herzfrequenz des Patienten zu erreichen, sind bei konventionellen CT-Systemen Gantry-Rotationszeiten von weniger als 0,2 s erforderlich. Gleichzeitig müsste zur Aufrechterhaltung adäquater Dosisreserven die Leistung des Röntgenstrahlers auf mehr als 150 kW

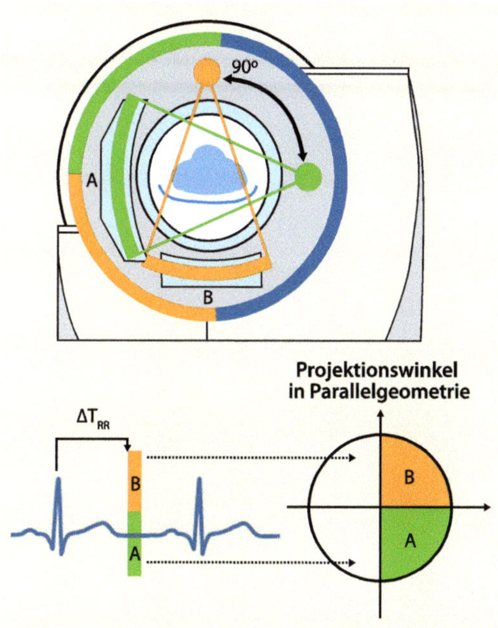

Abb. 1.8 Schematische Darstellung eines Dual-Source-CT-Gerätes. Zwei um 90° versetzte Messsysteme A und B, bestehend aus Röntgenstrahler und Detektor, nehmen gleichzeitig Messdaten auf. Das zur Rekonstruktion eines CT-Bildes erforderliche Halbumlaufdatenintervall in einer vordefinierten Phase des Herzzyklus (das z. B. mit einer Zeitdifferenz ΔT_{RR} nach der R-Zacke beginnt), wird aus 2 Viertelumlaufdatenintervallen zusammengesetzt (hier grün und orange markiert), die gleichzeitig von beiden Detektoren gemessen werden

erhöht werden. Beides ist aus heutiger technischer Sicht kaum realisierbar.

Eine Alternative dazu sind CT-Geräte mit mehreren gegeneinander versetzten Messsystemen, die gleichzeitig Daten erfassen. Ein im Jahr 2005 eingeführtes Dual-Source-CT (Fa. Siemens Healthcare, Forchheim, Deutschland) enthält zwei aus Röntgenstrahler und Detektor bestehende Messsysteme, die um 90° versetzt in der Gantry angebracht sind (Abb. 1.8). Ein Detektor bildet das gesamte Messfeld mit 50 cm Durchmesser ab, der andere ist aus Platzgründen auf ein kleineres Messfeld (26 cm Durchmesser) beschränkt. Beide Detektoren nehmen gleichzeitig 64 überlappende 0,6-mm-Schichten durch Einsatz eines z-Springfokus auf. Die Rotationszeit des Scanners beträgt 0,33 s. Die im Jahr 2008 vorgestellte 2. Generation von Dual-Source-CT-Geräten weist ein vergrößertes Messfeld des zweiten Detektors von 33 cm Durchmesser auf – der Winkel zwischen beiden Messsystemen wurde deshalb auf 95° erhöht. Die Rotationszeit beträgt 0,28 s, beide Detektoren nehmen gleichzeitig 128 überlappende 0,6-mm-Schichten auf.

Der wesentliche Vorteil eines Dual-Source-Systems für die Abbildung des Herzens ist die auf 1/4 der Rotationszeit verringerte Aufnahmezeit pro CT-Bild. In der Nähe des Drehzentrums reicht ein Halbumlauf an Daten (180°) für die Bildrekonstruktion aus. Durch den Winkelversatz von 90° zwischen beiden Detektoren kann dieser Halbumlauf aus 2 Viertelumläufen zusammengesetzt werden, die von den beiden Messsystemen gleichzeitig an der gleichen z-Position des Herzens aufgenommen werden. Damit verbessert sich die zeitliche Auflösung auf 1/4 der Rotationszeit (83 ms bei 0,33 s Rotationszeit, 75 ms bei 0,28 s Rotationszeit). Anders als mit Mehr-Segment-Rekonstruktionsansätzen tragen zu jedem Bild nur Daten aus einem Herzzyklus bei, die zeitliche Auflösung ist also unabhängig von der Herzfrequenz des Patienten (Abb. 1.7).

Zahlreiche klinische Studien haben inzwischen gezeigt, dass mit Dual-Source-CT die Untersuchung der Koronararterien in sehr guter Qualität auch bei Patienten mit hohen Herzfrequenzen und irregulärem Herzschlag möglich ist. Auf die Verabreichung von β-Blockern zur Verringerung der Herzfrequenz und zur Stabilisierung des Herzschlags kann dabei weitgehend verzichtet werden. Durch die verbesserte zeitliche Auflösung ergibt sich eine signifikante Verringerung des Ca-Bloomings und eine schärfere Darstellung von Kalzifikationen (Abb. 1.9).

In Dual-Source-CT-Geräten werden verschiedene Techniken zur Dosireduktion bei Herz-CT-Untersuchungen angewandt. Speziell geformte Vorfilter reduzieren die Patientendosis außerhalb des zentralen Herzbereichs. Durch den ausschließlichen Einsatz von Ein-Segment-Rekonstruktion kann der Tischvorschub mit zunehmender Herzfrequenz deutlich erhöht werden, damit verringert sich die Strahlenbelastung für den Patienten. Der Pitch variiert dabei zwischen 0,2 bei niedrigen und 0,43 bei hohen Herzfrequenzen.

EKG-gesteuerte Dosismodulationstechniken mit an die Herzrate angepasster Länge des Hoch-

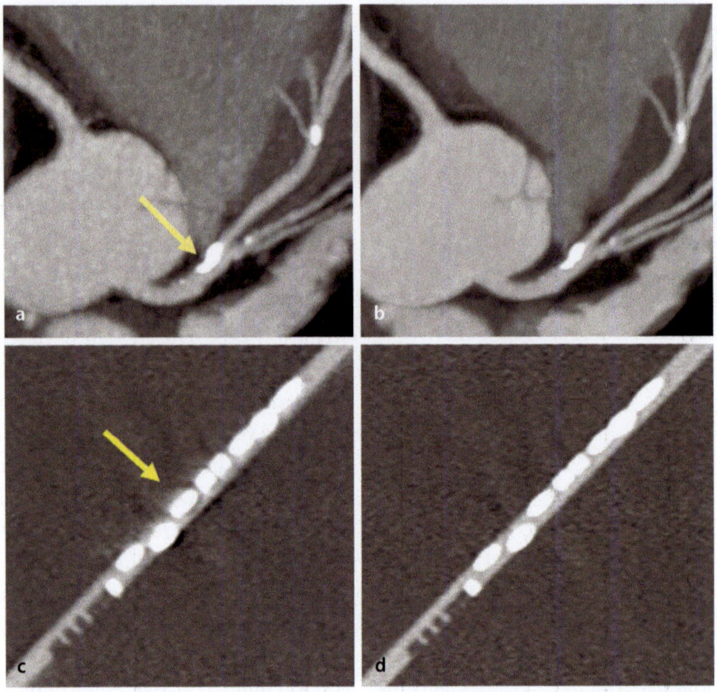

Abb. 1.9a–d Verbesserte Darstellung von Kalzifikationen (verringertes Ca-Blooming) als Folge verbesserter zeitlicher Auflösung. Kalzifizierte linke Koronararterie eines Patienten, der einmal mit einem 64-Zeiler mit 165 ms zeitlicher Auflösung untersucht wurde (**a**), in der Folge dann mit einem Dual-Source-CT-Gerät mit 83 ms zeitlicher Auflösung (**b**). Die räumliche Auflösung beider Systeme ist vergleichbar. Dieses klinische Ergebnis stimmt mit Studien an computersimulierten, bewegten Koronararterien überein, die mit gleicher räumlicher Auflösung, aber verschiedener zeitlicher Auflösung abgebildet wurden (**c** 165 ms, **d** 83 ms). (Bilder freundlicherweise überlassen von Dr. S. Achenbach, Universität Erlangen, Deutschland)

dosisplateaus und flexibler Reaktion auf Arrhythmien sind für den klinischen Routineeinsatz verfügbar. Leschka et al. (2007) empfehlen, die Länge des Hochdosisplateaus folgendermaßen an die Herzfrequenz anzupassen:

- 60–70% bei Herzraten <60 Schlägen pro Minute,
- 60–80% bei 60–70 Schlägen pro Minute,
- 55–80% bei 70–80 Schlägen pro Minute und
- 30–80% bei Herzraten >80 Schlägen pro Minute.

Durch den Einsatz dieser Techniken lässt sich die Strahlendosis bei Herz-CT-Untersuchungen mit Dual-Source-CT-Geräten auf Werte unterhalb derer reduzieren, die von Single-Source-CT-Geräten bekannt sind. Stolzmann et al. (2008) berichten eine mittlere Patientendosis von 7,8 mSv für die EKG-gegatete Spiral-CT des Herzens, und von 2,6 mSv für EKG-getriggerte sequentielle Untersuchungen. Verwendet man 100 kV statt 120 kV, lässt sich die Dosis bis auf 1,2 mSv verringern.

Noch weiter verringern lässt sich die Strahlendosis bei der 2. Generation von Dual-Source-CT-Geräten durch Einführung einer speziellen Untersuchungstechnik, die mit sehr hohen Pitchwerten von bis zu 3,4 und einer Tischvorschubgeschwindigkeit von 450 mm/s die Untersuchung des gesamten Herzvolumens in etwa 0,25–0,3 s ermöglicht, mit 75 ms Aufnahmezeit pro CT-Bild. Durch das Fehlen jeglicher Redundanzen bei der Datenaufnahme erreicht man damit Dosiswerte von weniger als 1 mSv (Alkadhi et al. 2010). Voraussetzung für die Anwendung dieser Untersuchungstechnik ist allerdings eine niedrige und regelmäßige Herzfrequenz von weniger als 60–65 Schlägen pro Minute.

Tipps

- Dual-Source-CT-Geräte bieten durch den Einsatz von 2 um etwa 90° versetzen Messsystemen eine zeitliche Auflösung von 1/4 der Rotationszeit (83 ms bei 0,33 s Rotationszeit, 75 ms bei 0,28 s Rotationszeit).
- Die zeitliche Auflösung ist unabhängig von der Herzfrequenz.
- Dual-Source-CT-Geräte erlauben die zuverlässige Untersuchung von Patienten mit hoher Herzrate und arrhythmischem Herzschlag. Auf den Einsatz von β-Blockern kann in der Regel verzichtet werden.
- Durch die Verbesserung der zeitlichen Auflösung verringert sich das Ca-Blooming.
- Bei Dual-Source-CT-Geräten ist die EKG-getriggerte sequenzielle CT auch für Patienten mit hoher Herzfrequenz geeignet. Bei der Anwendung von EKG-gegateter Spiral-CT ist der Einsatz von EKG-gesteuerter Dosismodulation unabdingbar zur Verringerung der Stahlendosis.
- Die Breite des Hochdosisplateaus sollte an die Herzfrequenz des Patienten angepasst werden: 60–70% bei Herzraten <60 Schlägen pro Minute, 60–80% bei 60–70 Schlägen pro Minute, 55–80% bei 70–80 Schlägen pro Minute, und 30–80% bei Herzraten >80 Schlägen pro Minute.

Weiterführende Literatur

Alkadhi H, Stolzmann P, Desbiolles L et al. Low-dose, 128-slice, dual-source CT coronary angiography: accuracy and radiation dose of the high-pitch and the step-and-shoot mode. Heart 2010; 96: 933–938

Flohr TG, McCollough CH, Bruder H, Petersilka M, Gruber K, Süß C, Grasruck M, Stierstorfer K, Krauss B, Raupach R, Primak AN, Küttner A, Achenbach S, Becker C, Kopp A, Ohnesorge BM. First performance evaluation of a dual-source CT (DSCT) system. Eur Radiol 2006, 16 (2): 256–268

Flohr TG, Schoepf UJ, Ohnesorge BM. Chasing the heart: new developments for cardiac CT. J Thorac Imaging 2007 Feb; 22 (1): 4–16

Hausleiter J, Meyer T, Hadamitzky M et al. Radiation dose estimates from cardiac multislice computed tomography in daily practice: impact of different scanning protocols on effective dose estimates. Circulation 2006; 113: 1305–1310

Leschka S, Wildermuth S, Boehm T, Desbiolles L, Husmann L, Plass A, Koepfli P, Schepis T, Marincek B, Kaufmann PA, Alkadhi H. Noninvasive coronary angiography with 64-section CT: effect of average heart rate and heart rate variability on image quality. Radiology 2006; 241 (2): 378–385

Leschka S, Scheffel H, Desbiolles L, Plass A, Gaemperli O, Valenta I, Husmann L, Flohr TG, Genoni M, Marincek B, Kaufmann PA, Alkadhi H. Image quality and reconstruction intervals of dual-source CT coronary angiography: recommendations for ECG-pulsing windowing. Invest Radiol 2007; 42 (8): 543–549

Leschka S, Stolzmann P, Schmid F T, Scheffel H, Stinn B, Marincek B, Alkadhi H, Wildermuth S. Low kilovoltage cardiac dual-source CT: attenuation, noise, and radiation dose. Eur Radiol 2008, 18 (9): 1809–1817

Matt D, Scheffel H, Leschka S, Flohr TG, Marincek B, Kaufmann PA, Alkadhi H. Dual-source CT coronary angiography: image quality, mean heart rate, and heart rate variability. AJR Am J Roentgenol 2007; 189 (3): 567–573

Ohnesorge B, Flohr T, Becker CR, Kopp AF, Knez A, Baum U, Klingenbeck-Regn K, Reiser MF Cardiac imaging by means of electrocardiographically gated multisection spiral CT: Initial experience. Radiology 2000; 217:564–571

Stolzmann P, Scheffel H, Schertler T et al. Radiation dose estimates in dual-source computed tomography coronary angiography. Eur Radiol 2008a; 18: 592–599

Stolzmann P, Leschka S, Scheffel H et al. Dual-source CT in step-and-shoot mode: noninvasive coronary angiography with low radiation dose. Radiology 2008b; 249: 71–80

Normale Anatomie des Herzens

Sebastian Leschka und Hatem Alkadhi

H. Alkadhi et al. (Hrsg), *Praxisbuch Herz-CT*,
DOI 10.1007/978-3-642-35383-3,

2

Zum Einstieg

Die Herz-CT wird primär für die Beurteilung der Koronararterien durchgeführt. Dennoch finden sich im CT-Datensatz auch detaillierte morphologische Informationen über die anatomischen Strukturen des Herzens. Folgende anatomische kardiale Strukturen sollten daher bei der Befundung einer Herz-CT mitbeachtet werden:

- die Herzhöhlen,
- die Herzklappen,
- das Perikard,
- die Pulmonalvenen und
- die Herzvenen.

2.1 Oberflächenanatomie des Herzens

VR-Rekonstruktionen (VR = »volume rendering«) stellen die Oberflächenanatomie des Herzens am genauesten dar (◘ Abb. 2.1), sind aber nicht geeignet zur morphologischen Beurteilung der kardialen Binnenstrukturen. Die grobe Beurteilung des Herzens mit den einzelnen Herzhöhlen (linker und rechter Vorhof, linker und rechter Ventrikel), der Vorhofohren und der zuführenden Venen (obere und untere Hohlvene, Sinus coronarius) sowie der abgehenden großen mediastinalen Arterien (Aorta

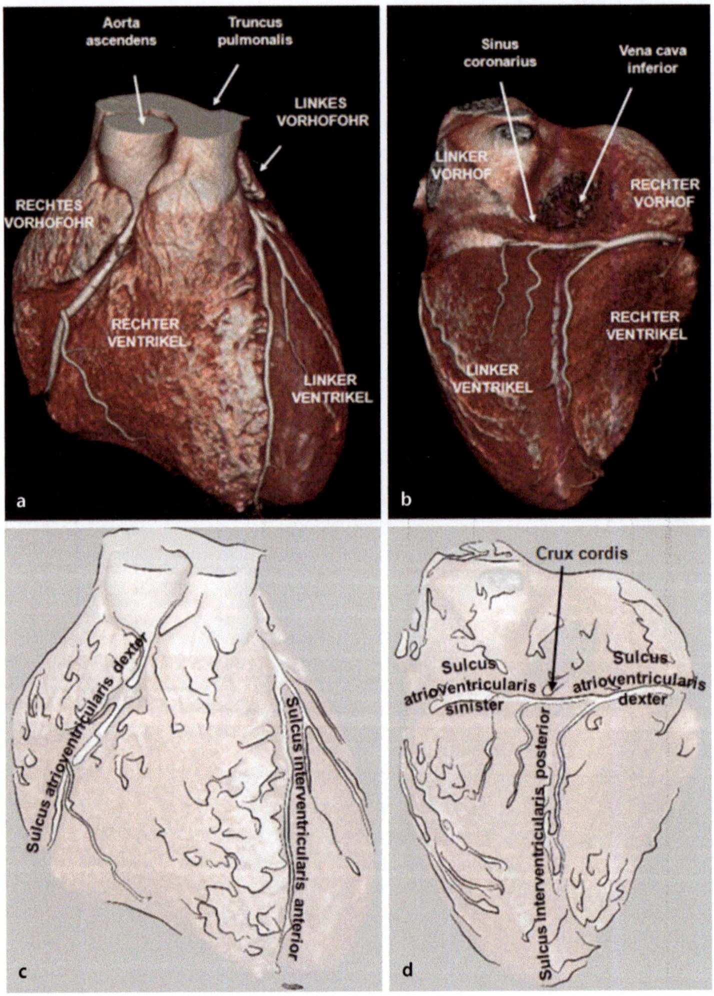

◘ **Abb. 2.1a–d** Oberflächenanatomie der Herzens. Die VR-Bilder in der oberen Bildhäfte zeigen die Oberflächenstrukturen in einer Ansicht von anterior (**a**) und von diaphragmal (**b**). Die Schemazeichnungen in der unteren Bildhälfte zeigen die Sulci atrioventriculares und Sulci interventriculares von anterior (**c**) und von diaphragmal (**d**)

Tab. 2.1 Morphologische Kriterien zur Identifikation der vier Herzhöhlen

Vorhof	**Rechter Vorhof**	**Linker Vorhof**
	Morphologisches Hauptmerkmal:	
	Rechtes Vorhofohr	**Linkes Vorhofohr**
	– weite Öffnung zum rechten Vorhof – dreieckige Form – große Mm. pectinati	– schmale Öffnung zum linken Vorhof – fingerförmig – kleine Mm. pectinati
	Wichtige anatomische Strukturen:	
	– Sinus coronarius (Thebesische Klappe) – Hohlvenenmündung (Eustachische Klappe) – Crista terminalis – Cavo-trikuspider Isthmus–	Pulmonalvenenmündung
Ventrikel	**Rechter Ventrikel**	**Linker Ventrikel**
	Morphologisches Hauptmerkmal:	
	grobe Trabekularisierung	feine Trabekularisierung
	Weitere morphologische Unterscheidungskriterien:	
	– Papillarmuskeln (4–5) vom Septum und der parietalen Wand – Muskelring zwischen rechtsventrikulärer Ein- und Ausstrombahn – Moderatorband	– Papillarmuskeln (2) nur von der parietalen Wand – Fibröse Trennung von linksventrikulärer Ein- und Ausstrombahn

ascendens, Truncus pulmonalis) ist jedoch möglich. Zwischen rechtem Vorhof und rechtem Ventrikel zeigt sich als flache Furche der **Sulcus atrioventricularis dexter**, in welchem die rechte Koronararterie verläuft. Zwischen linkem Vorhof und linkem Ventrikel ist der **Sulcus atrioventricularis sinster**, welcher den Ramus circumflexus enthält. Zwischen dem linken und rechten Ventrikel befindet sich an der Vorderseite des Herzens der **Sulcus interventricularis anterior** und an der diaphragmalen Seite der **Sulcus interventricularis posterior**; in jedem Sulcus verläuft der gleichnamige Ramus.

An der diaphragmalen Seite des Herzens bilden der Sulcus interventricularis posterior und die beiden Sulci atrioventriculares ein unvollständiges Kreuz, welches als **Crux cordis** bezeichnet wird. In unmittelbarer Nähe zu dieser Stelle befindet sich der Abgang des Ramus interventricularis posterior und die Mündung des Sinus coronarius in den rechten Vorhof.

2.2 Herzhöhlen

Die Identifikation der vier Herzhöhlen folgt unabhängig von ihrer räumlichen Lage im Thorax nach definierten morphologischen Kriterien (Tab. 2.1).

2.2.1 Vorhöfe

Die Unterscheidung zwischen morphologisch linkem und rechtem Vorhof erfolgt anhand der Vorhofohren (Abb. 2.2): Das rechte Vorhofohr hat eine dreieckige Form, weist eine breite Öffnung zum Vorhof auf und hat häufig prominente Mm. pectinati. Das linke Herzohr ist dagegen durch eine fingerförmige Konfiguration und einer engen Öffnung zum Vorhof charakterisiert.

Rechter Vorhof

Der rechte Vorhof verbindet das systemische venöse System mit dem rechten Ventrikel. Drei systemische

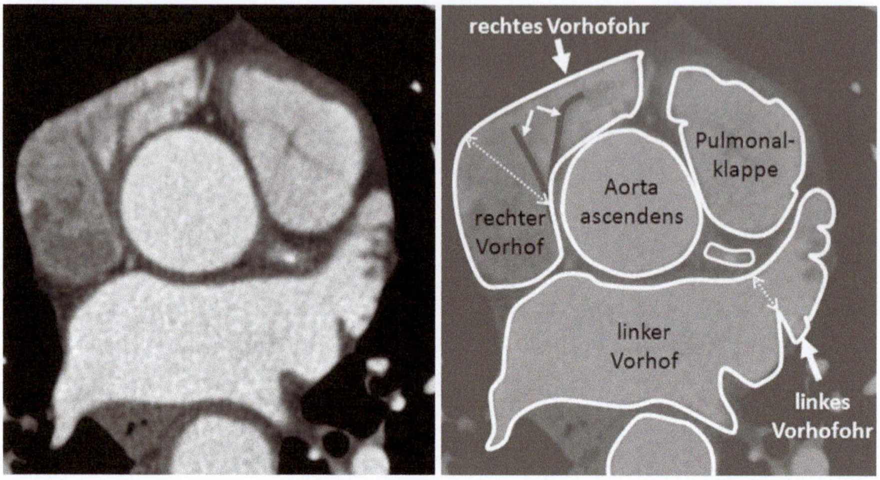

Abb. 2.2 Axiale Schicht auf Höhe der Vorhofohren. Das rechte Vorhofohr ist gekennzeichnet durch eine weite Öffnung zum rechten Vorhof, eine dreieckige Form und das Vorhandensein von Mm. pectinati (kleine Pfeile). Das linke Vorhofohr hat eine schmale Öffnung zum linken Vorhof, ist fingerförmig und hat nur kleine – in der CT oft nicht sichtbare – Mm. pectinati

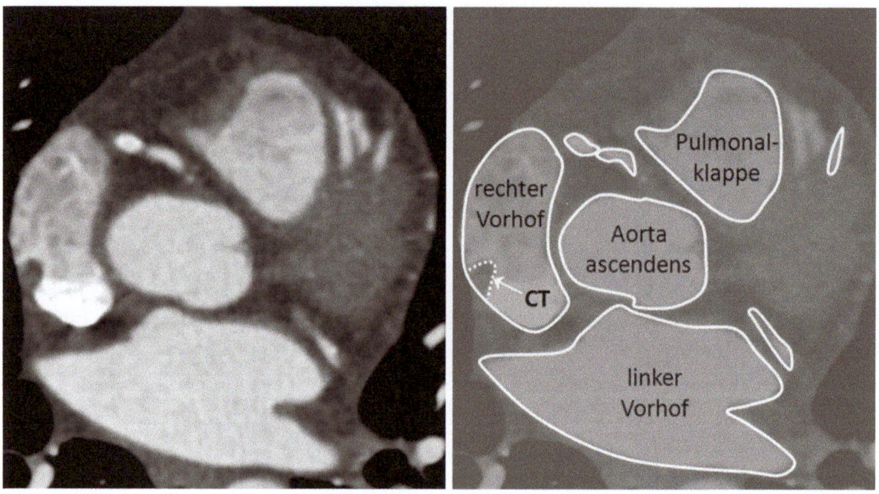

Abb. 2.3 Axiale Schicht auf Höhe der Aortenklappe. An der dorso-lateralen Wand Darstellung einer vertikal orientierten Muskelbrücke. Diese zieht von der oberen zur unteren Hohlvene und wird als Crista terminalis (CT) bezeichnet

Venen drainieren in das Herz: V. cava superior und inferior und der Sinus coronaries; alle drei münden zwischen Crista terminalis und interatrialem Septum in den Sinus-venosus-Anteil des rechten Vorhofs. Die V. cava superior drainiert das Blut der oberen Körperhälfte und die V. cava inferior das Blut der unteren Körperhälfte in den rechten Vorhof. Der Sinus coronarius sammelt einen Großteil des Blutes aus dem Myokard.

Wichtige anatomische Strukturen des rechten Vorhofs sind:

- **Crista terminalis** (Abb. 2.3):
  - Lineare, vertikale Muskelstruktur an der dorso-lateralen Wand des rechten Vorhofs, welche zwischen oberer und unterer Hohlvene verläuft.
  - Entsteht aus der Fusion zwischen dem primitiven anterioren rechten Vorhof und dem

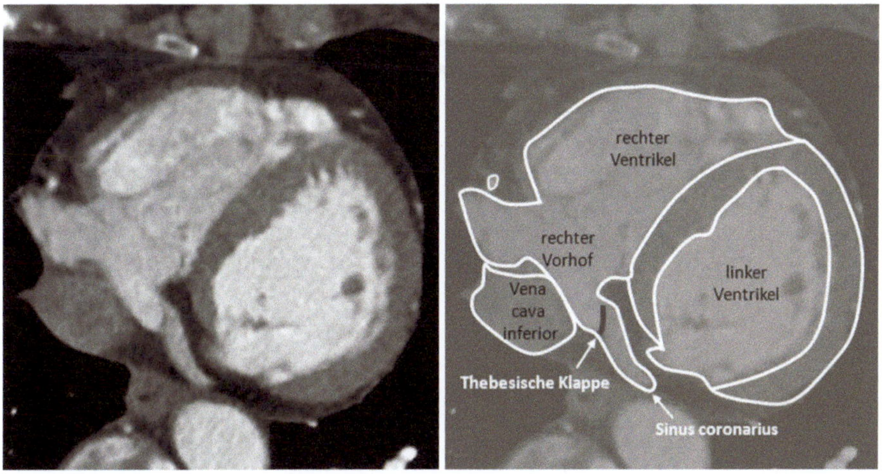

Abb. 2.4 Axiale Schicht durch den diaphragmalen Anteil des Herzens. Der Sinus coronarius mündet in den rechten Vorhof benachbart zur Mündung der V. cava inferior. An der Mündung des Sinus coronarius findet sich häufig eine rudimentäre Klappe (Thebesische Klappe) von unterschiedlicher Ausprägung

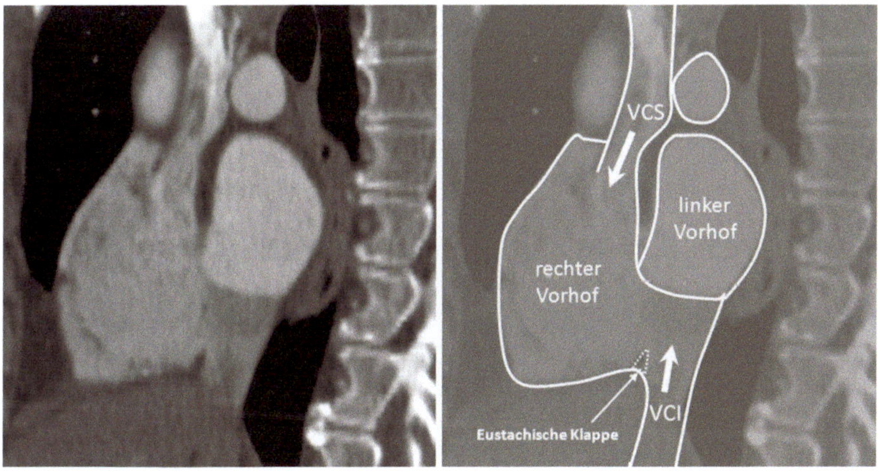

Abb. 2.5 Vertikalschnitt durch die Mündung der Hohlvenen in den rechten Vorhof. An der V. cava inferior (VCI) findet sich gelegentlich als dünne Struktur eine Eustachische Klappe

posterioren Sinus-venosus-Anteil des rechten Vorhofes.

- **Sinus coronarius** (Abb. 2.4):
  - Verläuft transvers im Sulcus atrioventricularis sinister zwischen linkem Vorhof und linkem Ventrikel an der diaphragmalen Seite des Herzens.
  - An der Öffnung des Sinus coronarius kann sich eine Endokardfalte unterschiedlich starker Ausprägung finden, welche als **Thebesische Klappe** bezeichnet wird; diese hat im Allgemeinen keine Bedeutung, kann jedoch ein Problem bei der Elektrodenimplantation eines biventrikulären Schrittmachers und bei der Radiofrequenzablation bei Vorhofflimmern darstellen.
- **Eustachische Klappe** (Abb. 2.5):
  - Inkonstant an der Einmündung der V. cava inferior in den rechten Vorhof gelegene dünne, oftmals mobile Struktur.

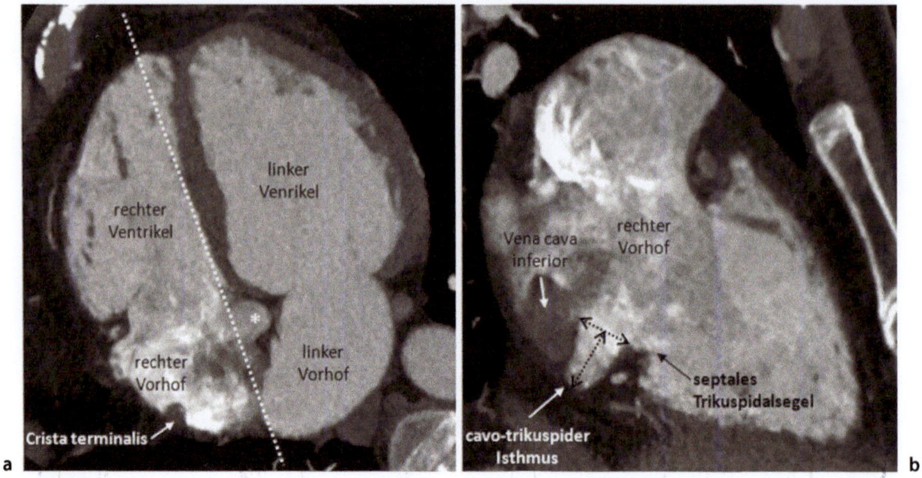

Abb. 2.6a, b Vier-Kammer-Blick durch den diaphragmalen Anteil des Herzens (**a**). Zwischen atrialen Septum und Mündung des Sinus coronarius befindet sich der cavo-trikuspide Isthmus (CTI, *). Nach vorn wird der CTI durch das septale Trikuspidalsegel und nach hinten durch die Mündung der V. cava inferior begrenzt. Nach Rekonstruktion parallel zum ventrikulären Septum (gestrichelte Linie) ergibt sich ein Längsschnitt durch den CTI (**b**), an welchem die Basisweite und die Tiefe des CTI vor Radiofrequenzablation ausgemessen werden kann

  - Rudiment der Fetalzeit, in der sie das fetale Blut von der V. cava inferior in Richtung des Foramen ovale leitet.
- **Cavo-trikuspider Isthmus** (Abb. 2.6):
  - Rechtsatriale Aussackung zwischen V. cava inferior und septalem Trikuspidalsegel
  - Wichtige Region für die Ablation bei Vorhofflattern.
  - Ein kurzer und gerader cavo-trikuspider Isthmus korreliert mit einer geringeren Anzahl an notwendigen Ablationen.

Linker Vorhof

In den linken Vorhof münden im Regelfall je zwei Pulmonalvenen links und rechts. Die rechtsseitige Ober- und Mittellappenvene verbinden sich zur rechten oberen Pulmonalvene, während die linke Oberlappenvene und die Unterlappenvenen auf jeder Seite getrennt in den Vorhof münden.

2.2.2 Ventrikel

Die Ventrikelwanddicke ist nicht geeignet zur Beurteilung eines morphologisch links- oder rechtsseitigen Ventrikels, da die Myokarddicke von der Druck- und Volumenbelastung des nachgeschalteten Kreislaufsystems bestimmt wird. So können Patienten mit pulmonal-arterieller Hypertonie oder mit kongenitalen Herzfehlern eine größere Myokarddicke im rechten als im linken Ventrikel aufweisen. Morphologisches Hauptmerkmal zur Unterscheidung der Ventrikel ist das Muster der Trabekularisierung (Tab. 2.1): Der linke Ventrikel zeigt sehr feine Trabekel, während der rechte Ventrikel tiefe muskuläre Trabekel hat, welche typischerweise parallel zur rechtsventrikulären Ein- und Ausstrombahn verlaufen (Abb. 2.7).

Rechter Ventrikel

Als weitere morphologische Merkmale hat der rechte Ventrikel:

- **4–5 Papillarmuskeln** (Abb. 2.8), welche sowohl vom interventrikulären Septum als auch von der anterioren Ventrikelwand entspringen.
- **Infundibulärer Muskelring** (Abb. 2.9), welcher die rechtsventrikuläre Ein- und Ausstrombahn unterteilt.
- **Moderatorband** (Abb. 2.10): Ein prominentes Muskelbündel, welches von den septomarginalen Trabekeln über den vorderen Papillarmuskel zur parietalen Ventrikelwand verläuft. Es enthält Anteile des rechtsventrikulären Reizleitungssystems (Tawara-Schenkel).

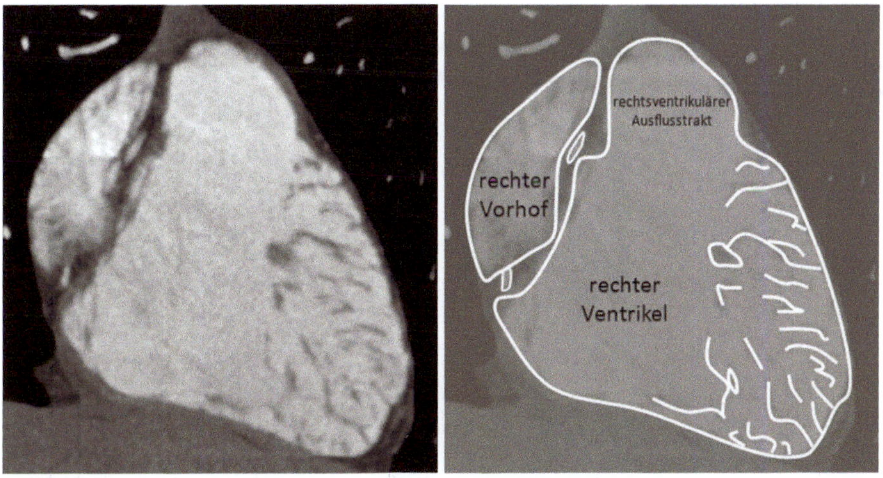

Abb. 2.7 Vertikaler Längsschnitt durch den rechten Ventrikel. Die Trabekel des rechten Ventrikels sind zahlreich, langstreckig und verlaufen parallel zum rechtsventrikulären Ein- bzw. Ausflusstrakt

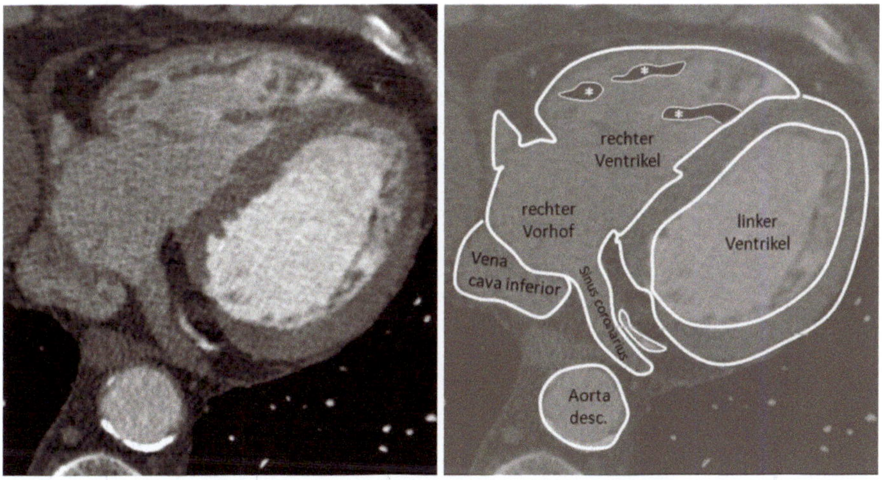

Abb. 2.8 Axiale Schicht durch den diaphragmalen Anteil des Herzens. Die Papillarmuskeln (*) des rechten Ventrikels entspringen sowohl vom interventrikulären Septum als auch von der anterioren Ventrikelwand

Linker Ventrikel

Neben der feinen Trabekularisierung hat der linke Ventrikel als weitere morphologische Merkmale:

- **2 große Papillarmuskeln** (Abb. 2.11), welche von der freien anterioren und posterioren Wand des linken Ventrikels entspringen. Papillarmuskeln im linken Ventrikel entspringen nie vom interventrikulären Septum.
- **Fibröse Membran** (Abb. 2.12) zwischen linksventrikulärer Ein- und Ausstrombahn.

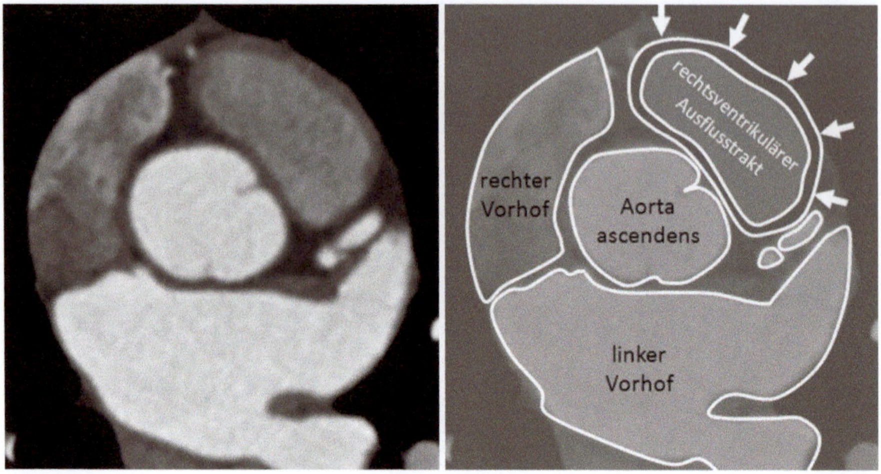

Abb. 2.9 Axiale Schicht durch den rechtsventrikulären Ausflusstrakt. Die rechtsventrikuläre Ein- und Ausstrombahnen werden durch einen muskulären Ring (Pfeile) voneinander getrennt

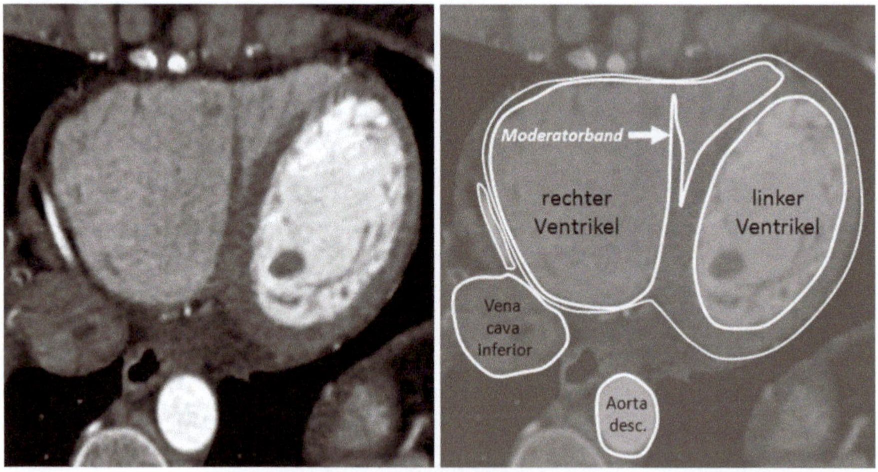

Abb. 2.10 Axiale Schicht durch den rechten Ventrikel. Das Moderatorband als typisches morphologisches Charakteristikum des rechten Ventrikels entspringt vom anterioren Papillarmuskel und verläuft zum septomarginalen Trabekel und interventrikulären Septum

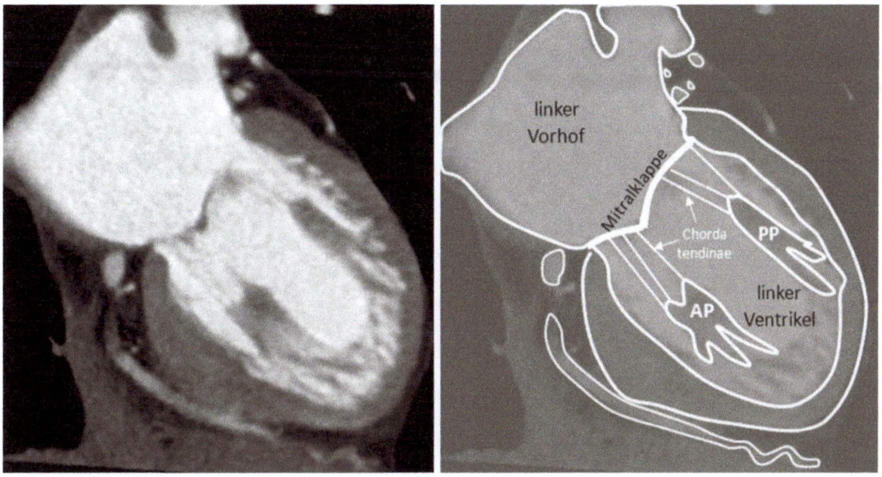

Abb. 2.11 Vertikaler Längsschnitt durch den linken Ventrikel. Ein anteriorer (AP) und ein posteriorer Papillarmuskel (PP) entspringen beide von der parietalen Ventrikelwand. Über Chordae tendinae sind die Papillarmuskeln mit der Mitralklappe verbunden

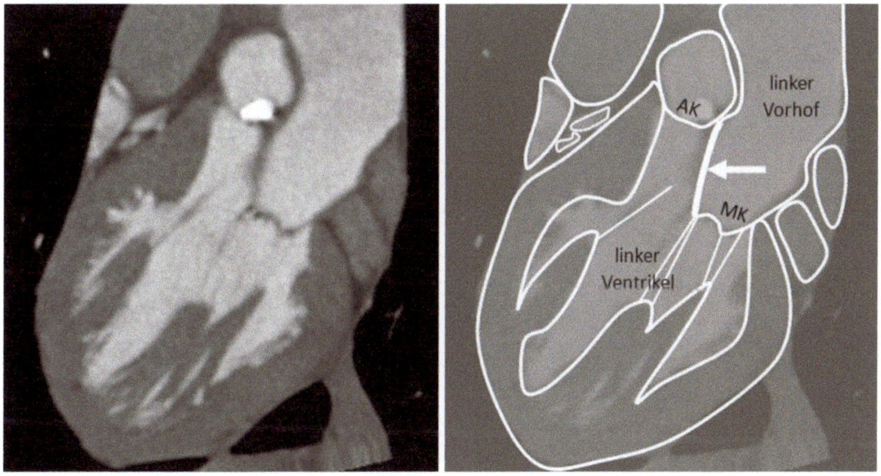

Abb. 2.12 Drei-Kammer-Blick durch den linken Ventrikel. Die linksventrikulären Ein- und Ausstrombahnen sind durch eine dünne fibröse Membran (Pfeil) voneinander getrennt

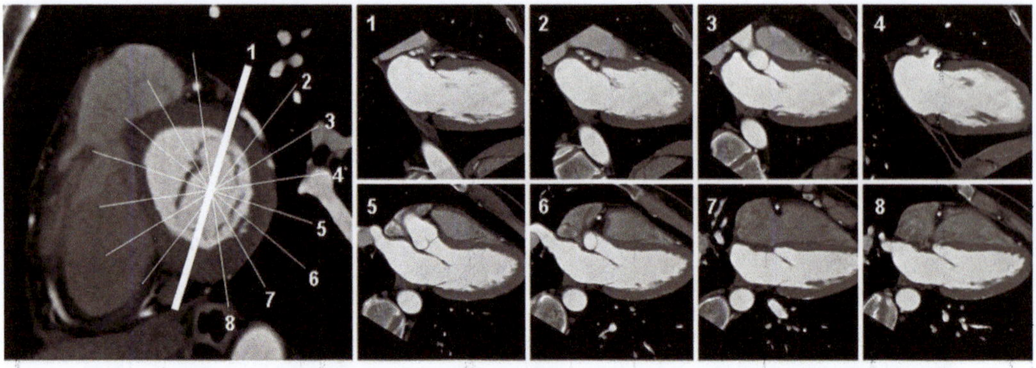

Abb. 2.13 Längsachsenrekonstruktionen durch die Mitralklappe. Ausgehend von einer Mittellinie (1) durch die mitrale Kommissur werden radiäre Längsachsenrekonstruktionen angefertigt (2–8). Diese Rekonstruktionen eignen sich besonders zur Beurteilung der Mitralsegel, des Annulus und der Chordae tendinae

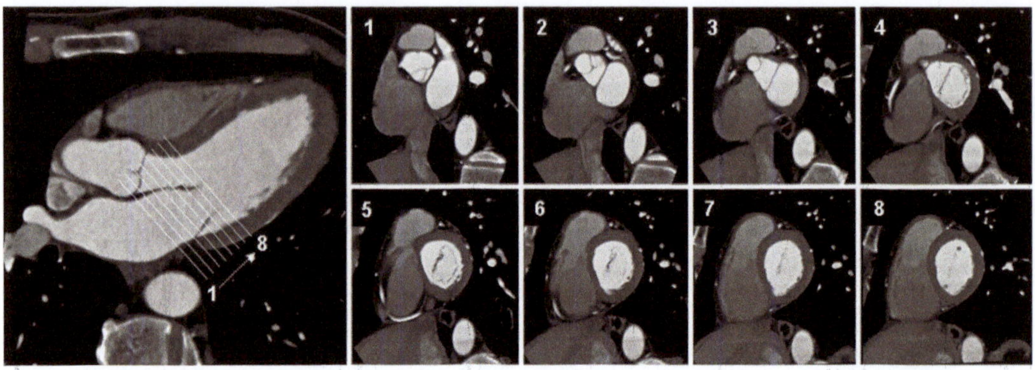

Abb. 2.14 Kurzachsenrekonstruktionen (1–8) durch die Mitralklappe und den valvulären Halteapparat. Weitere Rekonstruktionen in dieser Orientierung eignen sich besonderes zur Beurteilung der Papillarmuskeln

2.3 Herzklappen

In jeder Herzhälfte sind Vorhof und Ventrikel durch eine **Segelklappe** (Atrioventrikularklappe; links: Mitralklappe, rechts: Trikuspidalklappe) sowie Ventrikel und nachgeschaltete Arterie durch eine **Taschenklappe** (Semilunarklappe; links: Aortenklappe, rechts: Pulmonalklappe) getrennt.

Die rechtsseitigen Herzklappen (und hier insbesondere die Trikuspidalklappe) sind aufgrund der geringeren Klappendicke und dem üblicherweise auf das linke Herz fokussierten Kontrastmittelprotokolls in der Herz-CT (▶ Kap. 5) nicht konklusiv beurteilbar.

2.3.1 Mitralklappe

Die Mitralklappe besteht aus einem anterioren (septalen) und posterioren (parietalen) Mitralsegel. Von den freien Rändern der Mitralsegel verlaufen dünne Sehnenfäden (**Chordae tendinae,** Abb. 2.12) zu den Papillarmuskeln.

Tipps

- Die Mitralsegel, Kommissuren, Mitralklappenannulus und Chordae tendinae lassen sich am besten in Längsachsenrekonstruktionen beurteilen (Abb. 2.13).
- Die Beurteilung der Papillarmuskeln erfolgt bevorzugt auf Kurzachsenrekonstruktionen (Abb. 2.14).

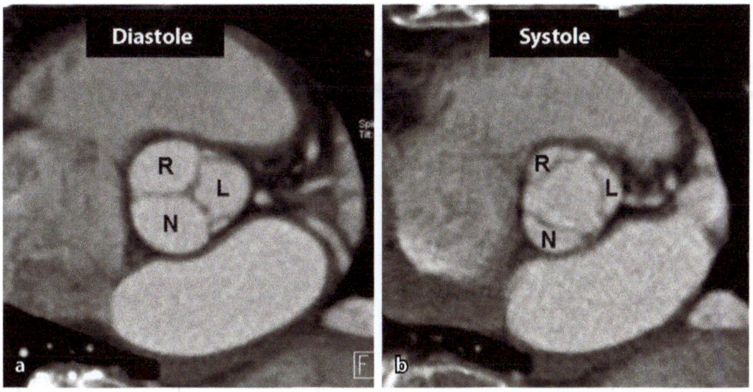

Abb. 2.15a, b Axiale Schicht durch die Aortenklappe in der Diastole (**a**) und Systole (**b**). Die Aortentaschen werden aufgrund der Koronararterienabgänge als rechts-koronare (R), links-koronare (L) und nicht-koronare Aortentasche (N) bezeichnet

2.3.2 Aortenklappe

Die Aortenklappe besteht im Normalfall aus drei Taschen (**trikuspide Aortenklappe**), welche nach dem Abgang der Koronararterien benannt sind (Abb. 2.15):

- **Valvula semilunaris dextra** = rechts-koronare Aortentasche,
- **Valvula semilunaris sinstra** = links-koronare Aortentasche,
- **Valvula semilunaris septalis** = nicht-koronare Aortentasche.

2.4 Perikard

Um das epikardiale Fettgewebe ist in der Herz-CT das Perikard als dünne Linie abgrenzbar. Dieses umschließt die Aorta ascendens, den Truncus pulmonalis, die V. cava superior und inferior sowie die Pulmonalvenen. Durch die perikardialen Umschlagfalten an den Gefäßen entstehen zwei freie Räume im Perikard (Abb. 2.16):

- Der **Sinus transversus** ist posterior des linken Vorhofs gelegen und trennt die abgehenden Gefäße (Aorta und Truncus pulmonalis in der Porta arteriosa) von den zuführenden Venen (V. cava superior, V. cava inferior und Vv. pulmonales in der Porta venosa).
- Der **Sinus obliquus** ist inferior des linken Vorhofs zwischen den Vv. pulmonales gelegen.

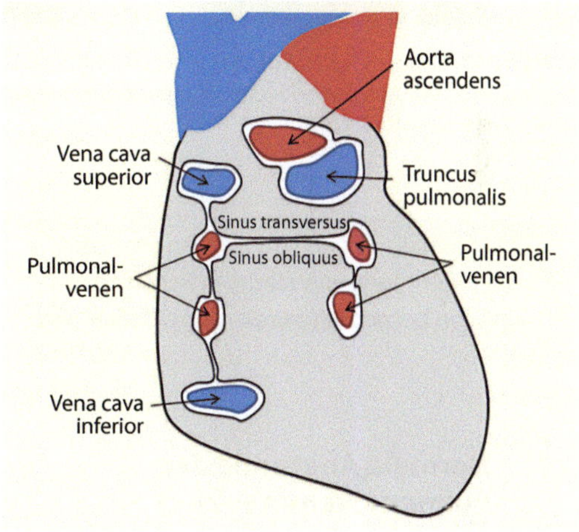

Abb. 2.16 Schemazeichnung der perikardialen Umschlagfalten (Ansicht von dorsal)

In den transversalen Schichten der Herz-CT sind die Recessus des Perikards (Abb. 2.17) als nicht-kontrastierte Strukturen vor der Aorta ascendens (Recessus aortalis anterior superior), zwischen Aorta ascendens und rechter Pulmonalarterie (Recessus aortalis superior posterior) und dorsal des Truncus pulmonalis (Recessus pericardii posterior) nachweisbar.

Tipp

Die perikardialen Recessus dürfen nicht mit einer mediastinalen Lymphadenopathie verwechselt werden. Nachverfolgen der fraglichen
▼

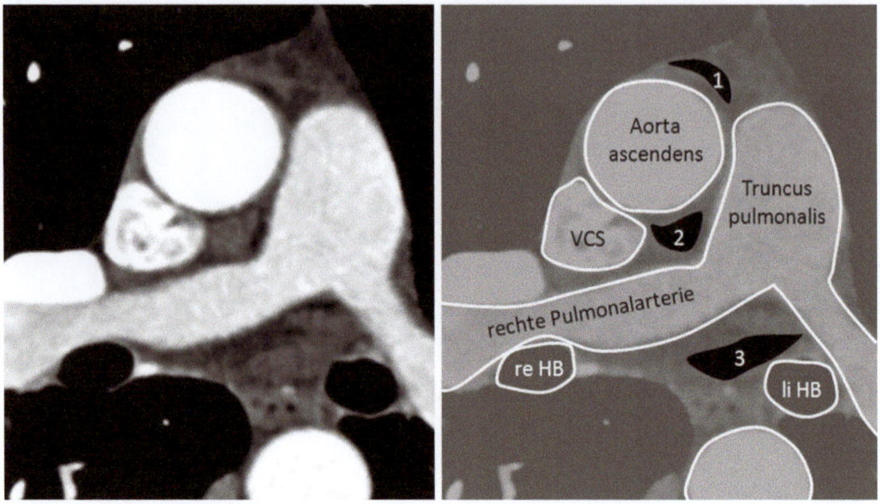

Abb. 2.17 Recessus des Perikards (1 = Recessus aortalis anterior superior, 2 = Recessus aortalis posterior superior, 3 = Recessus pericardii posterior des Sinus pericardii obliquus; VCS = V. cava superior, re HB = rechter Hauptbronchus, li HB = linker Hauptbronchus)

Strukturen durch die transversalen Schichten oder Anfertigung von schrägen Rekonstruktionen kann bei der Differenzierung hilfreich sein.

2.5 Normale Anatomie der Pulmonalvenen und anatomische Normvarianten

Die »normale Anatomie« der Pulmonalvenen mit je zwei Pulmonalvenen auf jeder Seite des linken Vorhofs findet sich in weniger als 60% der Patienten (Abb. 2.18).

Die anatomischen Normvarianten der Pulmonalvenen sind insbesondere bei geplanter Radiofrequenzablation bei Vorhofflimmern bedeutend (Abb. 2.19):

- **Kurze gemeinsame Pulmonalvenenmündung links** (20%): Diese ist definiert als eine gemeinsame Endstrecke von <10 mm.
- **Lange gemeinsame Pulmonalvenenmündung links** (7%): Diese ist definiert als eine gemeinsame Endstrecke von >10 mm.
- **Akzessorische mittlere Pulmonalvene rechts** (13%).
- **Akzessorische obere Pulmonalvene** (3%).

2.6 Anatomie der Herzvenen

Die Herzvenen (Abb. 2.20; Tab. 2.2) sammeln das venöse Blut aus dem Myokard und drainieren zum größten Teil über eine zentrale Vene (**Sinus coronarius**) in den rechten Vorhof. Ein Teil des venösen Blutes (insbesondere aus dem rechten Ventrikel und rechten Vorhof) gelangt direkt in die rechtsseitigen Herzhöhlen zurück.

Die große Herzvene (V. cordis magna) und die mittlere Herzvene (V. cordis media) verlaufen parallel zu den Koronararterien (Ramus interventricularis anterior und Ramus circumflexus bzw. Ramus interventricularis posterior). Die übrigen Herzvenen haben dagegen einen von den Koronararterien differierenden Verlauf.

Tipp

Bei verzögerter Bildakquisition mit entsprechend kontrastrierten Herzvenen kann es zu Unterscheidungsschwierigkeiten zwischen Herzvene (V. cordis magna, V. cordis media) und Koronararterie kommen. Als Unterscheidungskriterien verlaufen die Herzvenen über den Koronararterien und sind räumlich von der Koronarbifurkation getrennt.

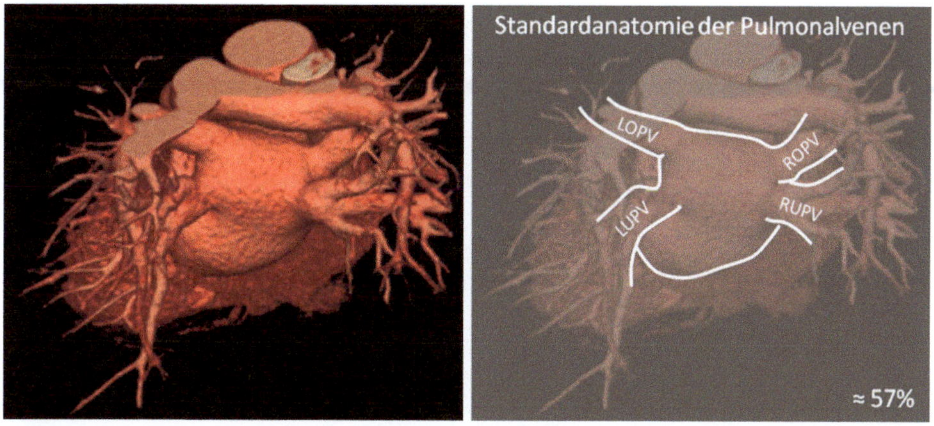

Abb. 2.18 Standardanatomie der Pulmonalvenen. In etwa 57% der Bevölkerung münden links und rechts je zwei Pulmonalvenen in den linken Vorhof. Die mittlere Pulmonalvene mündet in die obere Pulmonalvene. (LOPV = linke obere Pulmonalvene, LUPV = linke untere Pulmonalvene, ROPV = rechte obere Pulmonalvene, RUPV = rechte untere Pulmonalvene)

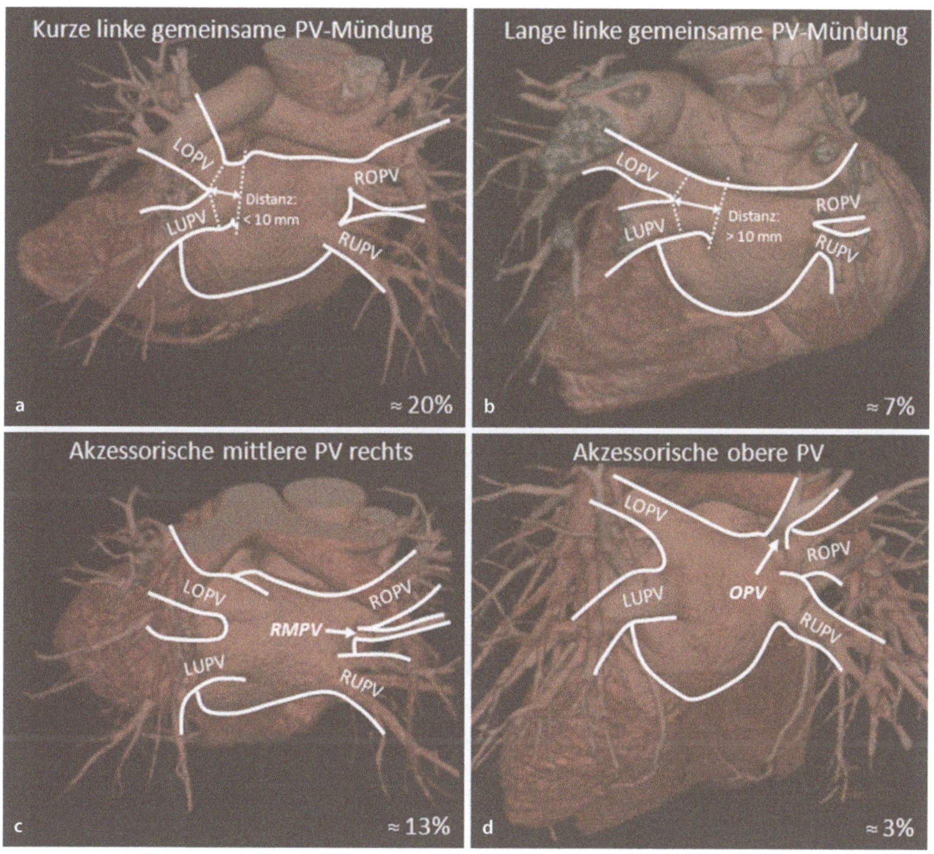

Abb. 2.19a–d Anatomische Varianten der Pulmonalvenenmündung: Kurze gemeinsame linke Pulmonalvene (**a**), lange gemeinsame linke Pulmonalvene (**b**), akzessorische mittlere Pulmonalvene rechts (RMPV, **c**) und akzessorische obere Pulmonalvene (OPV, **d**). (LOPV = linke obere Pulmonalvene, LUPV = linke untere Pulmonalvene, ROPV = rechte obere Pulmonalvene, RUPV = rechte untere Pulmonalvene)

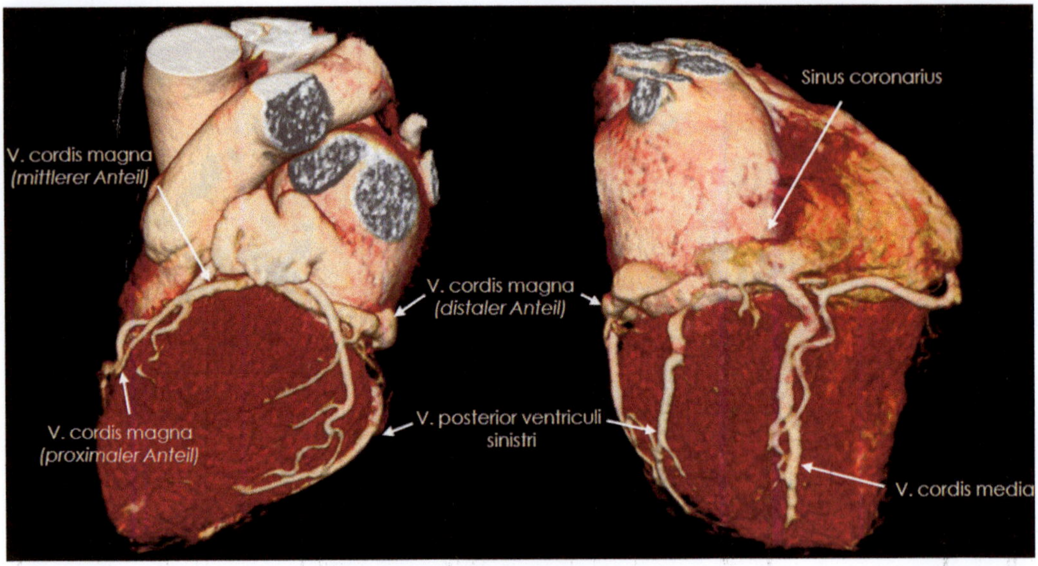

Abb. 2.20 Standardanatomie der Herzvenen

Tab. 2.2 Anatomie der Herzvenen

Herzvene	Verlauf
V. cordis magna	Verläuft im proximalen Anteil über die Vorderseite des rechten Ventrikels, im mittleren Anteil parallel zum Ramus interventricularis posterior im Sulcus interventricularis anterior und im distalen Anteil im Sulcus atrioventricularis sinister parallel zum Ramus circumflexus; Mündung in den Sinus coronarius
V. cordis parva	Verläuft parallel zum Ramus marginalis dexter der rechten Koronararterie; Mündung in 1/3 der Fälle in den Sinus coronarius, zu 2/3 direkt in den rechten Vorhof
V. cordis media	Verläuft parallel zum Ramus interventricularis posterior im Sulcus interventricularis posterior; Mündung in den Sinus coronarius in etwa 85% der Fälle
V. marginalis sinistra	Verläuft parallel zum distalen Ramus interventricularis anterior im Sulcus interventricularis anterior; Mündung in die V. cordis magna
V. posterior ventriculi sinistri	Verläuft vom Apex zum Sinus coronarius an der interioren Seite des linken Ventrikels; Mündung in den distalen Anteil der V. cordis magna
V. obliqua atrii sinistri Marshall	Kleine Vene an der Rückwand des linken Vorhofs; inkonsistent ausgebildet; Mündung in den Sinus coronarius
Vv. Cordis anteriores	Mehrere kleine Venen an der Vorderseite des Herzens, welche zu etwa 80% direkt in den rechten Vorhof münden
V. cordis minimi Thebesius	Ziehen durch die Herzwand und münden in alle vier Herzhöhlen; in der Herz-CT nicht sichtbar
Sinus coronarius	Erweiterung der großen Herzvenen unmittelbar vor Einmündung in den rechten Vorhof

Anatomische Varianten der Herzvenen-morphologie	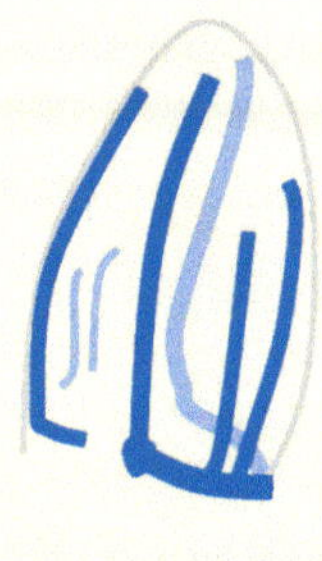	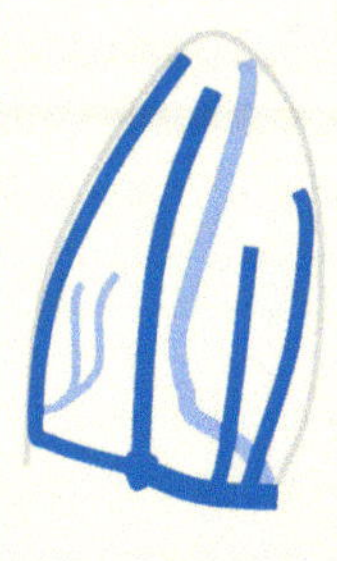	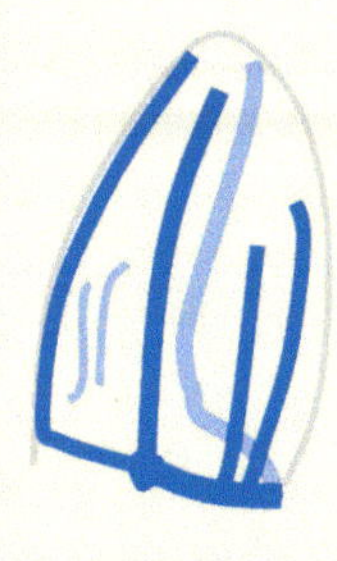	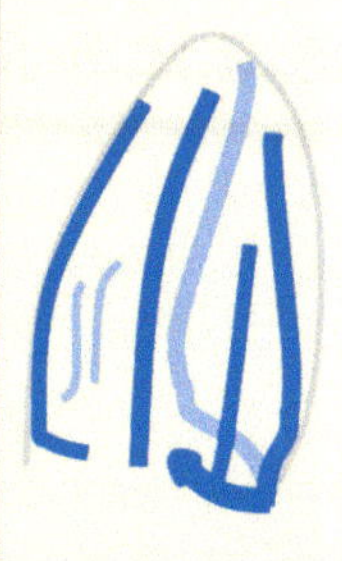	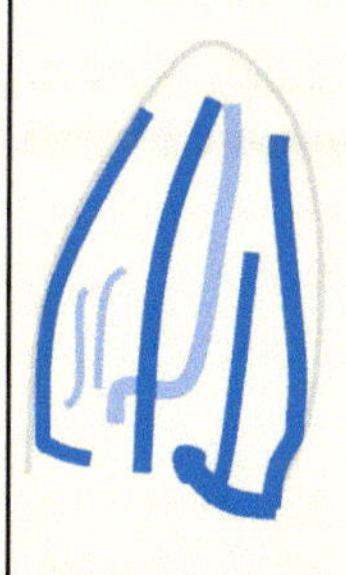
Bemerkung	nur Vv. cordis anteriores und V. cordis parva münden dierkt in den rechten Vorhof	alle Herzvenen münden in den Sinus coronarius	V. cordis parva mündet in den Sinus coronarius; die Vv. cordis anteriores münden in den rechten Vorhof	nur V. cordia magna, V. posterior ventriculi sinistri und V. marginalis sinsitra münden in den Sinus coronarius	nur V. posterior ventriculi sinistri und V. marginalis sinsitra münden in den Sinus coronarius
Prävalenz	51%	21%	15%	12%	1%

Abb. 2.21 Schematische Darstellung der anatomischen Varianten der Herzvenenmorphologie

Häufige anatomische Varianten der Herzvenenmorphologie sind in Abb. 2.21 zusammengefasst.

Tipp

Üblicherweise haben anatomische Normvarianten der Herzvenen keine pathologische Bedeutung. Die Kenntnis der individuellen Herzvenenmorphologie kann jedoch vor geplanter biventrikulärer Schrittmacherimplantation bedeutsam sein.

Fazit

Unabhängig von der räumlichen Lage werden die einzelnen Herzhöhlen anhand spezifischer morphologischer Merkmale identifiziert.
Die linksseitigen Herzklappen stellen sich im Gegensatz zu den rechtsseitigen Herzklappen in der Herz-CT mit exzellenter Qualität dar.
Sowohl die Pulmonalvenen als auch die Herzvenen zeigen eine Vielfalt an anatomischen Normvarianten.

Weiterführende Literatur

Alkadhi H, Bettex D, Wildermuth S et al. Dynamic cine imaging of the mitral valve with 16-MDCT: a feasibility study. AJR 2005; 185: 636–646

Leschka S, Oechslin E, Husmann L et al. Pre- and postoperative evaluation of congenital heart disease in children and adults with 64-section CT. RadioGraphics 2007; 27: 829–846

Oyama N, Oyama N, Komuru K et al. Computed tomography and magnetic resonance imaging of the pericardium: anatomy and pathology. Magn Reson Med Sci 2004; 3: 145–152

Rabin DN, Rabin S, Mintzer RA. A pictorial review of coronary artery anatomy on spiral CT. Chest 2000; 118: 488–491

Rensing BJ, Bongaerts AH, van Geuns RJ et al. In vivo assessment of three dimensional coronary anatomy using electron beam computed tomography after intravenous contrast administration. Heart 1999; 82: 523–525

Normale Anatomie und Anomalien der Koronararterien

Sebastian Leschka

H. Alkadhi et al. (Hrsg), *Praxisbuch Herz-CT*,
DOI 10.1007/978-3-642-35383-3,

Zum Einstieg

Die Koronararterien dienen der arteriellen Versorgung des Myokards und des Erregungsleitungssystems (Sinusknoten, Atrioventrikularknoten). Die Koronararterien sind dabei funktionelle Endarterien. Neben einem komplexen anatomischen Aufzweigungsmuster zeigen die Koronararterien eine große Vielfalt an Varianten. Die Standardanatomie der Koronararterien ist in weniger als 50% aller Patienten zu finden.

3.1 Normale Anatomie der Koronararterien

Das Koronargefäßsystem setzt sich aus der rechten und linken Koronararterie zusammen. Die rechte Koronararterie (RCA) versorgt i. Allg. den rechten Ventrikel, den inferioren Anteil des interventrikulären Septums und einen Teil der inferioren Wand des linken Ventrikels. Die linke Koronararterie besteht aus dem linken koronaren Hauptstamm, welcher sich in den Ramus interventricularis anterior (RIVA) und den Ramus circumflexus (RCX) aufteilt. Der RIVA versorgt die Vorderwand des linken Ventrikels, den Apex sowie die anterioren Anteile des interventrikulären Septums. Der RCX versorgt die Lateralwand sowie einen Teil der inferioren Wand des linken Ventrikels.

3.1.1 Linke Koronararterie

Die linke Koronararterie (Abb. 3.1, Abb. 3.2) entspringt einige Millimeter oberhalb der Ebene des rechten Koronarostiums als linker koronarer Hauptstamm aus dem links-koronaren Sinus der Aorta ascendens und teilt sich nach einer variablen Strecke in den RIVA und den RCX auf. Der linke koronare Hauptstamm fehlt in 4% aller Patienten, sodass der RIVA und der RCX aus einem gemeinsamen oder separaten Ostium aus der Aortenwurzel entspringen.

In etwa 20% der Fälle teilt sich der linke koronare Hauptstamm nicht in zwei (Bifurkation) sondern drei Koronararterien auf. In diesen Fällen entspringt ein Ramus intermedius in der Teilung zwischen RIVA und RCX. Der Ramus intermedius kann vom Verlauf und Versorgungsgebiet einem Diagonalast des RIVA oder einem Marginalast des RCX entsprechen (Abb. 3.3).

Der RIVA verläuft im Sulcus interventricularis anterior bis zur Herzspitze und umgreift diese bis

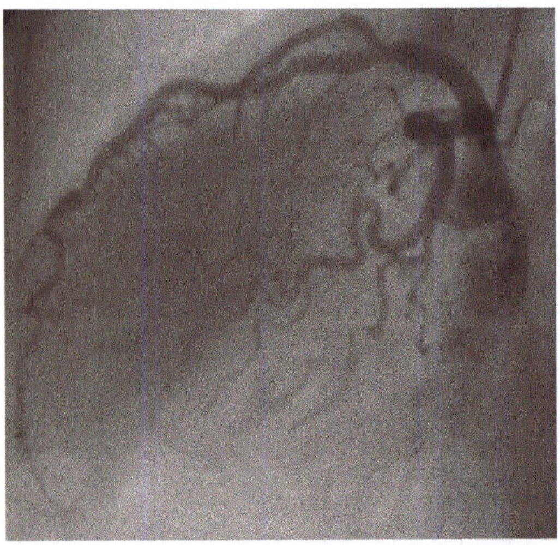

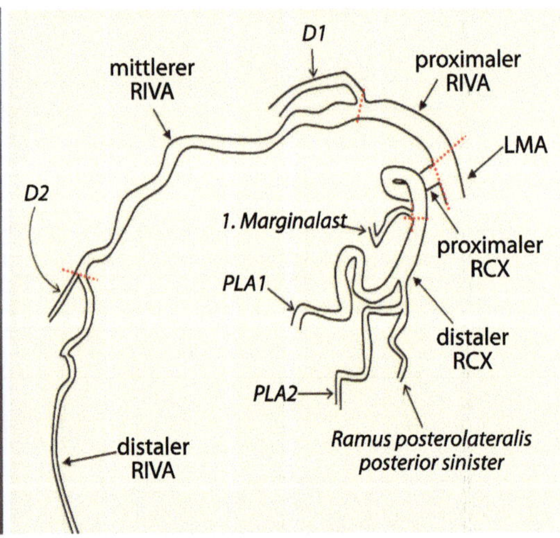

Abb. 3.1 Anatomie der linken Koronararterie in der Katheterangiographie (links) mit Schemazeichnung (rechts). Aus dem linken koronaren Hauptstamm (LMA) entspringen der RIVA und der RCX. Der RIVA besteht aus einem proximalen, mittleren und distalen Segment, welche durch die Abgänge des ersten (D1) und zweiten Diagonalastes (D2) unterteilt werden. Der RCX hat ein proximales und ein distales Segment, welche durch den Abgang des ersten Marginalastes unterschieden werden. Aus dem distalen RCX entspringt der erste (PLA1) und zweite Posterolateralast (PLA2) sowie inkonstant ein in Richtung Crux cordis verlaufender Ramus posterolateralis posterior sinister

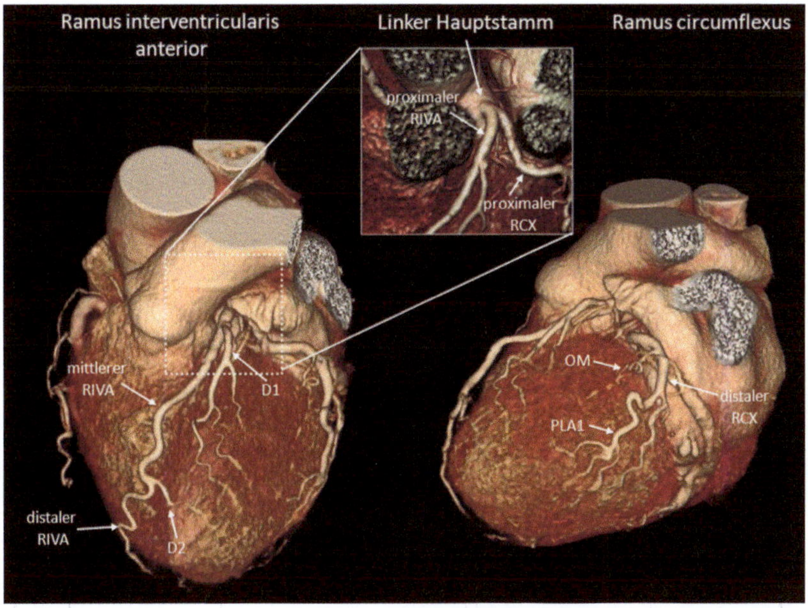

Abb. 3.2 Anatomie der linken Koronararterie in VR-Rekonstruktionen der Herz-CT (selber Patient wie in Abb. 3.1). In der Ansicht von antero-lateral (links) ist der RIVA mit seinen Segmenten dargestellt. Der linke koronare Hauptstamm und die Abgänge von RIVA und RCX sind erst nach virtueller Entfernung des Truncus pulmonalis und des linken Vorhofohrs erkennbar (Ausschnitt). In der Ansicht von dorso-lateral (rechts) ist der RCX mit seinen Seitenästen dargestellt

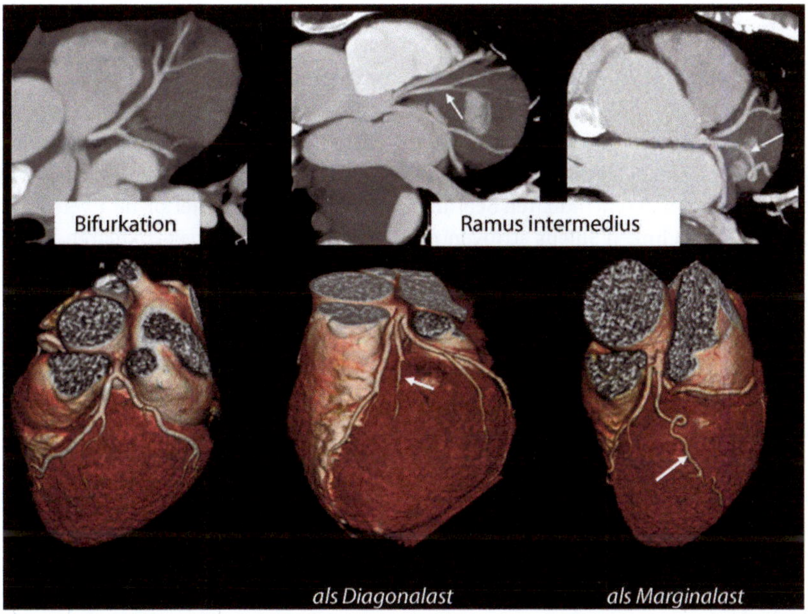

Abb. 3.3 Darstellung des Ramus intermedius in der Herz-CT anhand von MIP- (obere Reihe) und VR-Rekonstruktionen (untere Reihe). In 1/3 der Patienten liegt ein Ramus intermedius vor, sodass anstatt der normalen Bifurkation zwischen RIVA und RCX (links) eine Trifurkation vorliegt. Der Ramus intermedius kann als Diagonalastäquivalent nach antero-lateral über den linken Ventrikel (Mitte) oder als Marginalastäquivalent nach lateral über den linken Ventrikel (rechts) verlaufen. Im Allgemeinen fehlt dann der entsprechende erste Diagonalast aus dem RIVA bzw. der erste Marginalast aus dem RCX

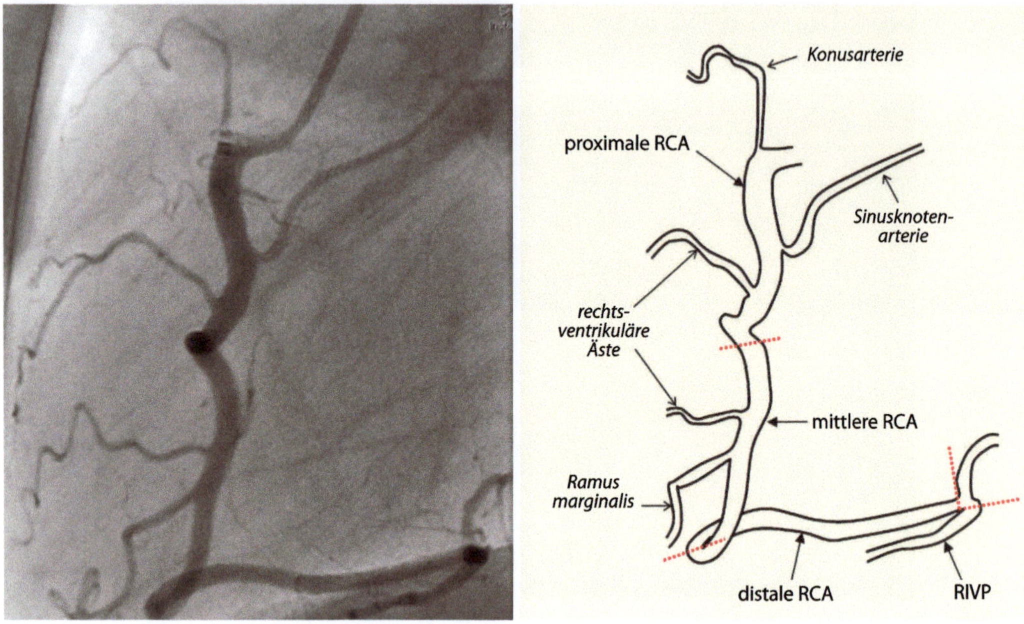

Abb. 3.4 Anatomie der RCA in der Katheterangiographie (links) und als Schemazeichnung (rechts). Die RCA besteht aus einem proximalen, mittleren und distalen Segment. Häufig entspringen aus dem proximalen Abschnitt eine Konusarterie und eine Sinusknotenarterie. Aus dem proximalen und mittleren Abschnitt entspringen mehrere rechtsventrikuläre Äste. Nahe dem Umschlagpunkt zwischen anteriorer und diaphragmaler rechtsventrikulärer Herzwand der Ramus marginalis. An der Crux cordis entspringt beim rechts-dominanten Koronarversorgungstyp der Ramus interventricularis posterior (RIVP)

zum Sulcus interventricularis posterior. Aus dem RIVA entspringen meist 2 (1–3) **Diagonaläste**, welche die Vorderwand des linken Ventrikels versorgen. Zuätzlich entspringen aus dem RIVA mehrere Septalarterien zum interventrikulären Septum.

Der RCX verläuft im linken Sulcus atrioventricularis und gibt normalerweise einen größeren **Marginalast** sowie 1–3 **Posterolateraläste** zur Lateralwand des linken Ventrikels ab. Der RCX verläuft weiter bis zur Crux cordis und kann bei linksdominantem Versorgungstyp darüber hinaus bis in den rechtsseitigen Sulcus atrioventricularis reichen. Bei der am häufigsten bestehenden rechts-dominanten Koronarversorgung ist der distale RCX ein sehr schmalkalibriges Gefäß.

3.1.2 Rechte Koronararterie

Die rechte Koronararterie (RCA; Abb. 3.4, Abb. 3.5) entspringt aus dem rechts-koronaren Sinus der Aortenwurzel. Die RCA verläuft im Sulcus atrioventricularis dexter zur Crux cordis. Dort teilt sich die Arterie in den **Ramus interventricularis posterior** (RIVP) und den Ramus posterolateralis dexter. Der RIVP verläuft nach antero-lateral im Sulcus interventricularis posterior und versorgt den unteren Abschnitt des interventrikulären Septums und die Hinterwand des linken Ventrikels. Aus dem mittleren Abschnitt entspringen mehrere rechtsventrikuläre Äste zur Lateral- und Vorderwand des rechten Ventrikels. Der größte rechtsventrikuläre Seitenast entspringt üblicherweise an der Kante zwischen lateraler und inferiorer Wand des rechten Ventrikels und wird als **Ramus marginalis** bezeichnet.

Folgende **Kriterien** definieren die normale **Koronaranatomie:**

- Der linke koronare Hauptstamm entspringt aus dem links-koronaren Sinus und teilt sich in den RIVA und den RCX auf.
- Der RIVA verläuft hinter dem Truncus pulmonalis im Sulcus interventricularis anterior.
- Der RCX verläuft im Sulcus atrioventricularis sinister.

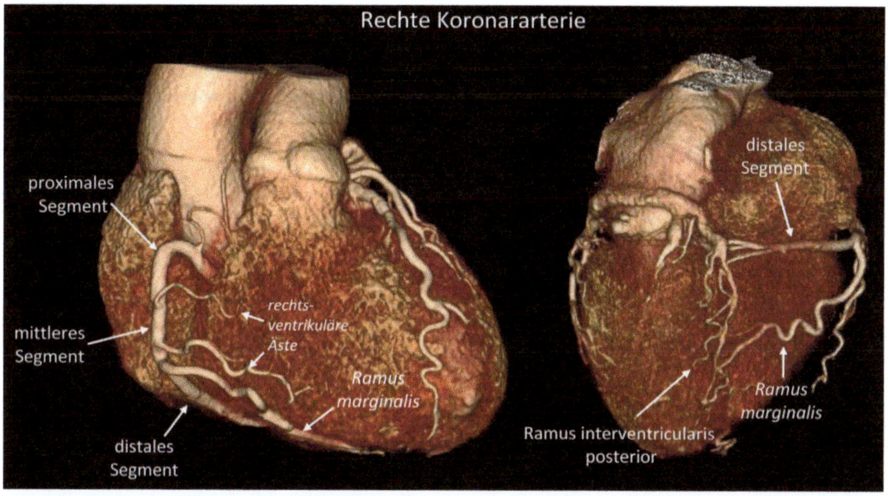

Abb. 3.5 Anatomie der RCA in VR-Rekonstruktionen der Herz-CT (selber Patient wie in Abb. 3.4). In der Ansicht von anterior (links) ist der RIVA mit seinen Segmenten dargestellt. In der Ansicht von diaphragmal (rechts) ist der Abgang des Ramus interventricularis posterior an der Crux cordis dargestellt

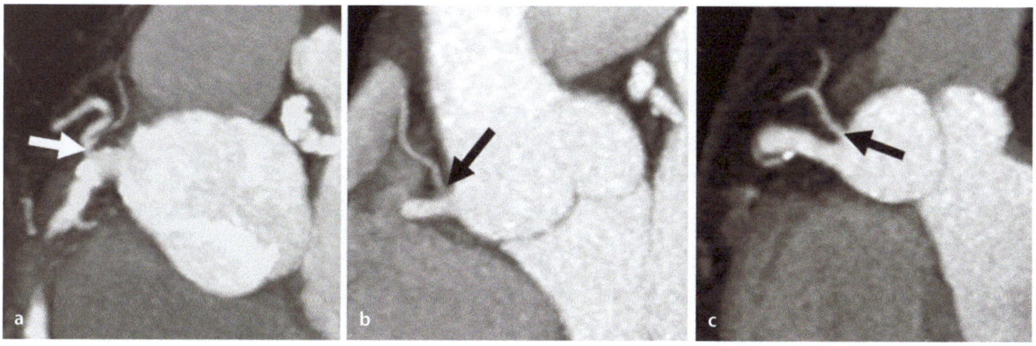

Abb. 3.6a–c Varianten des Konusarterienabgangs. In 65% entspringt die Konusarterie aus der proximalen RCA (**a**), in 23% aus dem rechts-koronaren Ostium (**b**) und in 12% direkt aus der Aorta ascendens (**c**)

- Die RCA entspringt aus dem rechts-koronaren Sinus und verläuft im Sulcus atrioventricularis dexter.

3.1.3 Konusarterie

Die Konusarterie (Abb. 3.6) enstpringt in etwa 2/3 der Fälle als erster Ast des RCA. In den übrigen Fällen entspringt sie direkt aus dem rechten Koronarostium oder oberhalb davon direkt aus dem rechtskoronaren Sinus der Aorta. Die Konusarterie verläuft kranialwärts über den rechts-ventrikulären Ausflusstrakt in Richtung RIVA. Bei ostialen Stenosen der linken oder rechten Koronararterie kann die Konusarterie dilatieren und als Kollateralkreislauf dienen (sog. **Vieussen'scher Ring**).

3.1.4 Sinusknotenarterie

Die Sinusknotenarterie (Abb. 3.7) entspringt in etwa 2/3 der Fälle aus der proximalen RCA. In 18% findet sich ein Abgang aus dem proximalen RCX und bei etwa 10% je eine Sinusknotenarterie aus der RCA und dem RCX. In seltenen Fällen kann die Sinuskontenarterie auch direkt aus der Aorta entspringen.

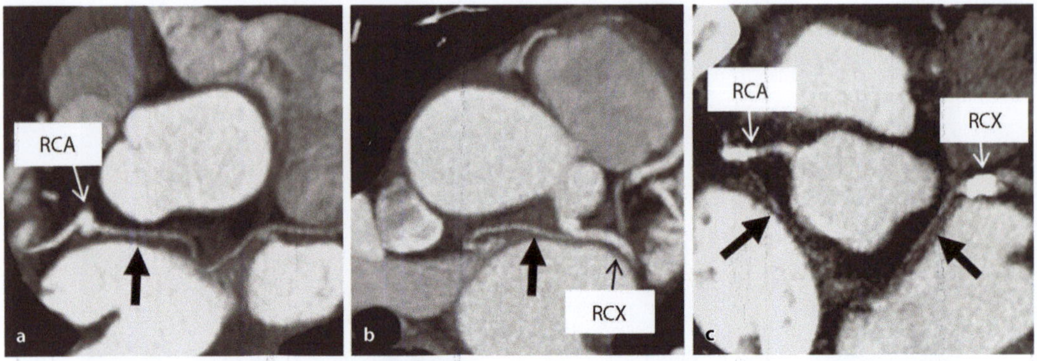

Abb. 3.7a–c Varianten des Sinusknotenarterienabgangs. In 72% entspringt die Sinusknotenarterie aus der RCA (**a**), in 18% aus dem RCX (**b**) und in 10% sowohl aus der RCA und dem RCX (**c**)

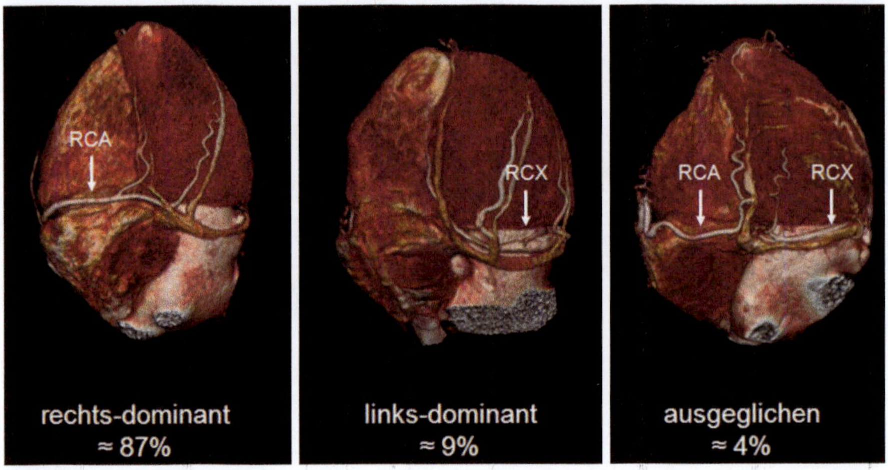

Abb. 3.8 Der Koronarversorgungstyp ist definiert durch das Ursprungsgefäß des RIVP: In etwa 87% entspringt der RIVP aus der RCA (rechts-dominanter Versorgungstyp), in etwa 9% aus dem RCX (links-dominanter Versorgungstyp) und in etwa 4% sowohl aus RCA und RCX (ausgeglichener Versorgungstyp)

Die Sinusknotenarterie verläuft nach rechtslateral zum kranialen interatrialen Septum. In seltenen Fällen besteht eine Kollateralverbindung zwischen der Sinusknotenarterie und Seitenästen der distalen RCA, welche als **Arteria auricularis magna accessoria (»Kugel'sche Arterie«)** bezeichnet wird.

3.1.5 Bestimmung des Koronarversorgungstyps

Der Abgangsort des RIVP bestimmt den Koronarversorgungstyp: In etwa 87% der Patienten entspringt der RIVP von der RCA im Sinne eines rechts-dominanten Koronarversorgungsytp; bei etwa 9% ist die Versorgung links-dominant und der RIVP geht vom RCX ab; bei etwa 4% ist die Koronarversorgung ausgeglichen und je ein RIVP entspringt aus der RCA und dem RCX (Abb. 3.8).

3.1.6 Segmentale Einteilung der Koronararterien

In vielen radiologischen Instituten und Herzkatheterlabors hat sich anstatt einer Beschreibung der Koronarabschnitte eine Einteilung der Koronararterien in Koronarsegmente durchgesetzt. Die segmentale Einteilung erfolgt üblicherweise anhand des 1976 veröffentlichten 15-Segment- und des 1999 publizierten 29-Segment-Modells der **American Heart Association** (Tab. 22.1). Sowohl in wissenschaftlichen CT-Studien als auch in der Katheterangiographie wird häufig aus praktischen Gründen das 15-Segment-Modell bevorzugt.

Die RCA wird in ein proximales, mittleres und distales Segment unterteilt. Trennlinie zwischen mittlerem und distalem Segment ist der Umschlagpunkt zwischen anteriorer und diaphragmaler rechtsventrikulärer Herzwand. Die Trennung zwischen proximalem und mittlerem Segment erfolgt in der Hälfte der Strecke zwischen rechtem Koronarostium und Umschlagpunkt zwischen anteriorem und diaphragmalem rechten Ventrikel.

Der RIVA wird in ein proximales, mittleres und distales Segment unterteilt. Die Unterteilung der RIVA-Segmente erfolgt gemäß den publizierten Schemata anhand der Abgänge der Septaläste. Da diese in der Herz-CT nur inkonstant dargestellt werden, erfolgt die Unterteilung hier nach dem Abgang des ersten und zweiten Diagonalastes. Der RCX wird in ein proximales und distales Segment unterteilt. Unterscheidungskriterium ist der Abgang des ersten Marginalastes.

3.2 Anomalien der Koronararterien

Die Prävalenz von Koronaranomalien in der Bevölkerung beträgt etwa 1,2%. Die meisten Koronaranomalien sind asymptomatisch und stellen in der Herz-CT einen Zufallsbefund dar. Einige Koronaranomalien können jedoch hämodynamische Veränderungen des Blutflusses bewirken und eine myokardiale Ischämie oder den plötzlichen Herztod verursachen. Diese Anomalien werden als »maligne« Koronaranomalien bezeichnet, um sie von den asymptomatischen (»benignen«) Koronaranomalien abzugrenzen.

3.2.1 Einteilung der Koronaranomalien

Die verschiedenen Koronaranomalien werden untereilt in:

- **Anomalien des Ursprungs**
- **»High take off«** (Abb. 3.9) (asymptomatisch):
  - Abgang der linken oder rechten Koronararterie oberhalb des sino-tubulären Übergangs.
  - Prävalenz in selektierten Untersuchungskohorten in bis zu 6%.
  - Schwierigkeit bei der selektiven Katheterangiographie und Verletzungsgefahr bei Aortenklappenersatz und/oder Aortengraft.
- **Fehlender linker koronarer Hauptstamm** mit getrennten Ostien von RIVA und RCX (asymptomatisch):
  - Prävalenz etwa 0,4%.
  - Schwierigkeit bei der selektiven Katheterangiographie.
- **Singuläre Koronararterie** (Abb. 3.10) (Symptomatik abhängig vom Verlauf der anomalen Koronararterie):
  - Prävalenz etwa 0,024%.
- **Ursprung der Koronararterie aus einer Pulmonalarterie** (häufig symptomatisch):
  - Extrem selten; Prävalenz etwa 1 : 300.000.
  - Häufigste Variante: normaler Ursprung der RCA und Ursprung der linken Koronararterie aus dem Truncus pulmonalis (Bland-White-Garland-Syndrom).
- **Ursprung einer Koronararterie aus einem anderen Aortensinus** (Abb. 3.11) (meist asymptomatisch):
  - Symptome je nach Verlauf der anomalen Koronararterie.
  - RCA vom links-koronaren Sinus: Prävalenz 0,03–0,17%; Verlauf am häufgsten interarteriell mit plötzlichem Herztod in bis zu 30% der Fälle.
  - RCX/RIVA vom rechts-koronaren Sinus: Prävalenz 0,32–0,67%; RCX am häufigsten mit retroaortalem Verlauf; RIVA häufig mit präpulmonalem oder interarteriellen Verlauf.
  - LCA vom rechts-koronaren Sinus: Prävalenz 0,09–0,11%; Verlauf in bis zu 75% interarteriell.
  - RCX/RIVA vom nicht-koronaren Sinus: sehr selten; meist kein interarterieller Verlauf.

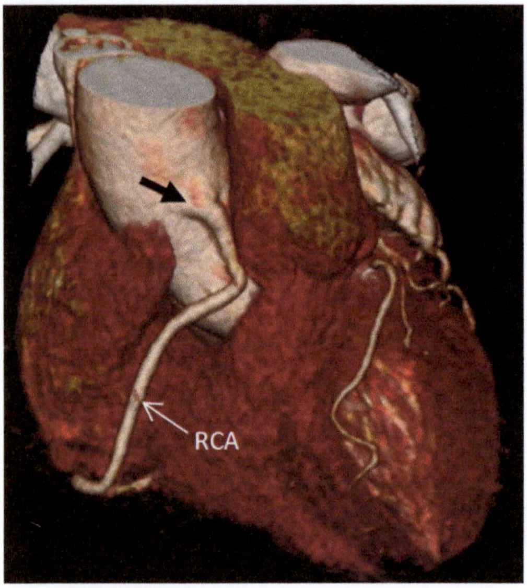

Abb. 3.9 High-take-off-Anomalie. Die RCA entspringt oberhalb des sino-tubulären Übergangs aus der Aorta ascendens (schwarzer Pfeil)

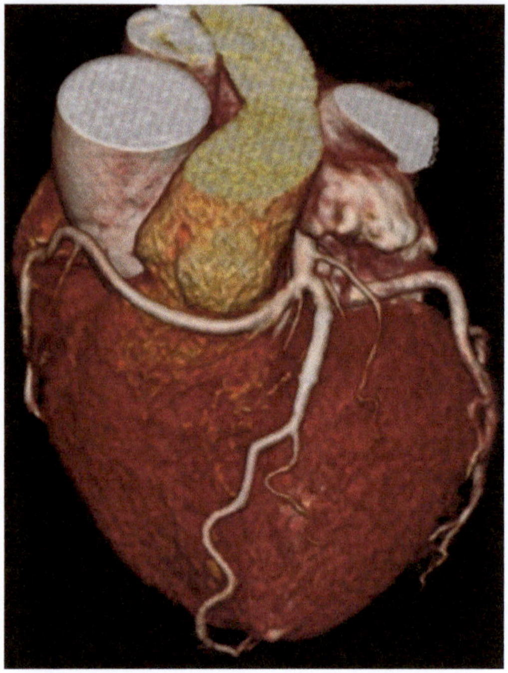

Abb. 3.10 Singuläre Koronararterie. Alle drei Koronaräste entspringen aus dem linken koronaren Hauptstamm. Die anomale RCA hat einen präpulmonalen Verlauf

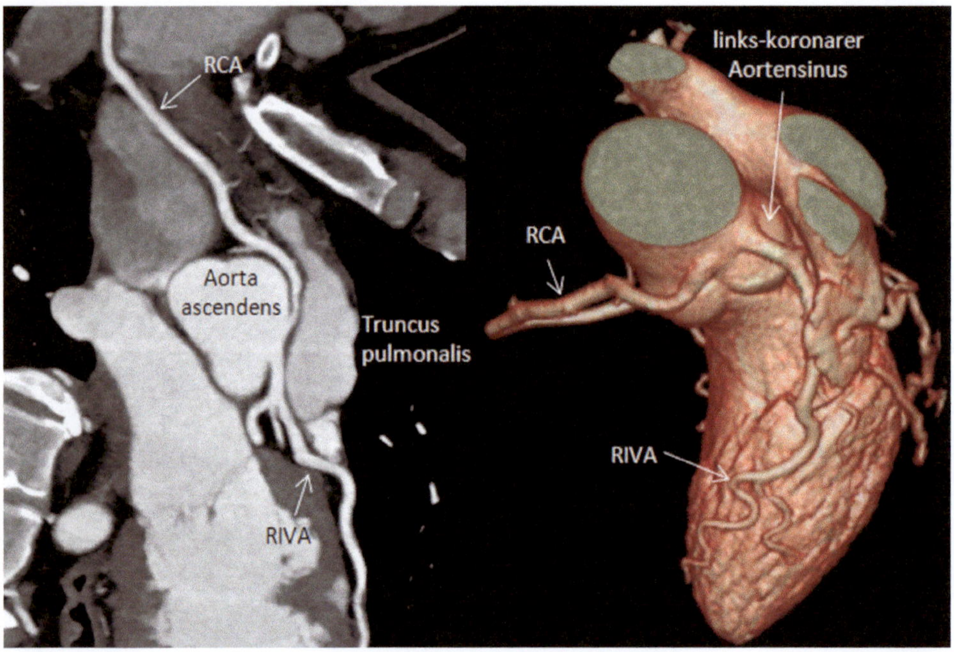

Abb. 3.11 Anomaler Abgang der RCA aus dem links-koronaren Aortensinus. Die RCA verläuft im proximalen Abschnitt zwischen Aorta ascendens und Truncus pulmonalis und zeigt daher einen partiell interarteriellen Verlauf

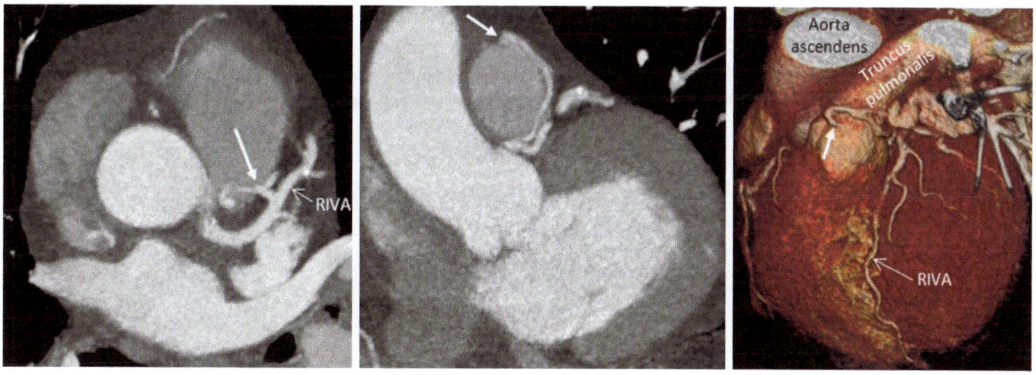

Abb. 3.12 Fistel (Pfeil) des proximalen RIVA zum Truncus pulmonalis

Anomalien der Mündung

- **Arterio-venöse Koronarfistel** (Abb. 3.12) (häufig symptomatisch):
  - Prävalenz etwa 0,1–0,2%.
  - Drainage meist in den rechten Ventrikel (45%), rechten Vorhof (25%) oder in eine Pulmonalarterie (15%).
  - Dilatation der Koronararterie aufgrund der Volumenbelastung und myokardiale Minderperfusion im distalen Stromgebiet (Steal-Phänomen).
  - Drainage in den rechten Ventrikel, rechten Vorhof, Koronarsinus, eine Herzvene oder eine Pulmonalvene führt zu einem Links-rechts-Shunt.
  - Drainage in den linken Ventrikel, linken Vorhof oder die Pulmonalarterie führt zu Veränderungen wie bei einer Aortenklappeninsuffizienz.
- **Koronararkaden** (meist asymptomatisch):
  - größere Verbindungen entstehen als Kollateralen bei Koronarobstruktionen oder als kongenitale Differenzierungsstörung.
  - kongenitale Koronararkaden sind im Gegensatz zu Kollateralen häufig im Bereich der Crux lokalisiert.
  - das Shuntvolumen ist nur selten relevant.

Anomalien des Verlaufs

- **Duplikation des RIVA** (Abb. 3.13) (asymptomatisch):
  - Differenzierungsstörung mit früh endendem kurzem RIVA-Segment sowie längerem RIVA-Segment, welches aus der RIVA oder der RCA entspringt; beide RIVA-Segmente verlaufen in ihrem distalen Anteil im Sulcus interventricularis anterior.
  - Prävalenz etwa 0,13–1,0%.
  - Wichtig vor koronaren Bypassoperationen.

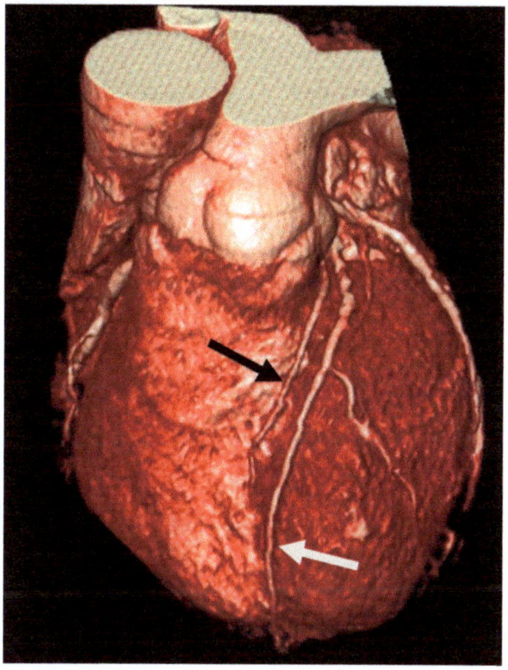

Abb. 3.13 Duplikation des RIVA. Früh endendes kurzes RIVA-Segment (schwarzer Pfeil) sowie längeres RIVA-Segment (weißer Pfeil), welches aus der proximalen RIVA entspringt. Beide RIVA-Segmente verlaufen in ihrem distalen Anteil im Sulcus interventricularis anterior

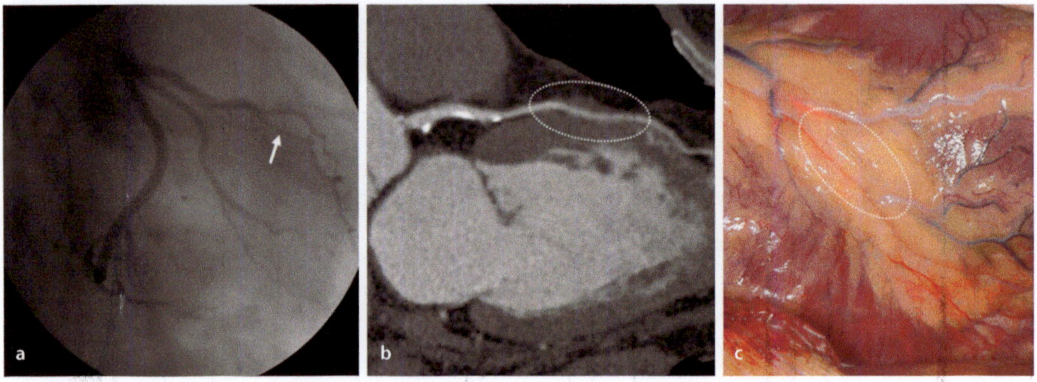

Abb. 3.14 Myokardbrücke des distalen RIVA in der Katheterangiographie (**a**), in der Herz-CT (**b**) und im intraoperativen Situs (**c**). In der Katheterangiographie ist eine diskrete systolische Verengung des distalen RIVA erkennbar (Pfeil). In der Herz-CT zeigt sich der intramyokardiale Verlauf des RIVA mit darüberliegendem Myokard (Kreis). Die Myokardbrücke wurde intraoperativ bei einer aorto-koronaren Bypassoperation bestätigt

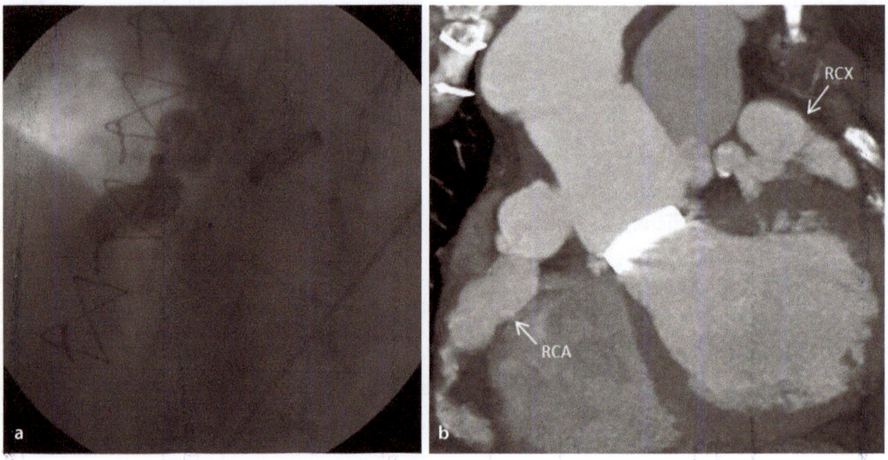

Abb. 3.15a, b Multiple sakkuläre Koronararterienaneurysmata. Die Katheterangiographie (**a**) zeigt mehrere sakkuläre Aneurysmata der RCA. Im Herz-CT korrespondierende Darstellung der Aneurysmata der RCA und des RCX (**b**)

- **Myokardbrücken** (Abb. 3.14) (meist asymptomatisch):
  - Kongenitale Variante, bei der ein Teil der Koronararterie intramyokardial verläuft (meist mittlerer/distaler RIVA).
  - Unterschiedliche Prävalenz, in der Herz-CT etwa 30%.
- **Ektasien/Aneurysmata der Koronararterien** (Abb. 3.15) (meist asymptomatisch):
  - Prävalenz bis zu 5%.
  - Defintion: Dilatation eines Koronarsegmentes auf mehr als das 1,5-Fache eines angrenzenden normalen Koronarsegmentes (Ektasie) bzw. auf mehr als das 2-Fache (Aneurysma).
  - Große Aneurysmata verursachen turbulente Flussstörungen und bergen das Risiko eines thrombotischen Verschlusses und einer Ruptur.

Jede von einer anderen Koronararterie oder einem anderen Aortensinus abgehende anomale Koronararterie zeigt einen anomalen Verlauf, bevor sie ihr normales Versorgungsgebiet erreicht. Der anomale Verlauf wird beschrieben als (Abb. 3.16):

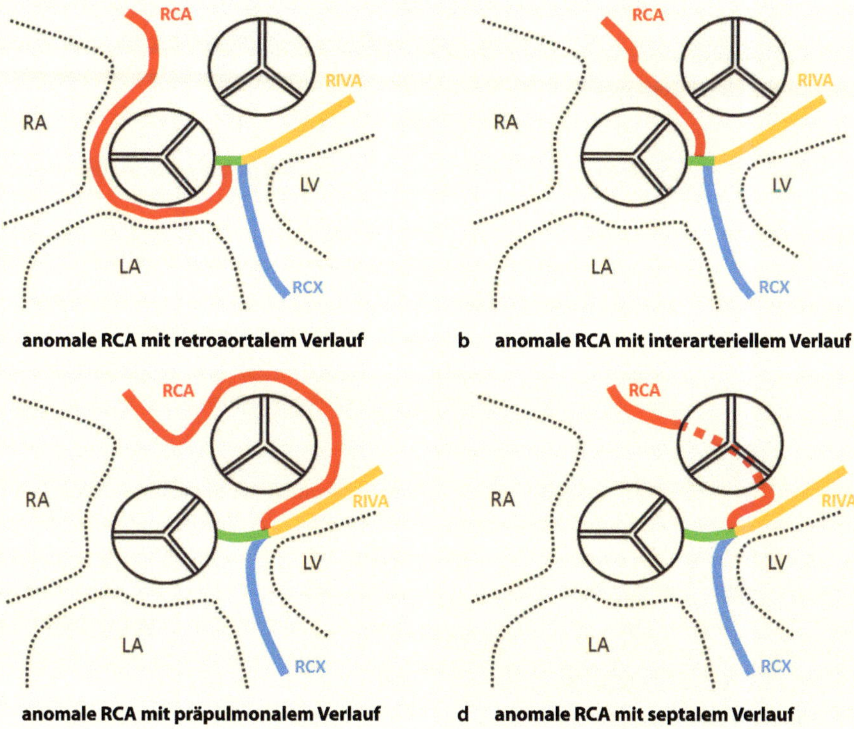

Abb. 3.16 Schema der möglichen Koronarverläufe am Beispiel einer singulären Koronararterie mit anomaler RCA

- **Retroaortal**: Die anomale Koronararterie verläuft hinter der Aorta ascendens.
- **Interarteriell** (Abb. 3.17): Die anomale Koronararterie verläuft zwischen Aorta ascendens und Truncus pulmonalis.
- **Präpulmonal** (Abb. 3.10): Die anomale Koronararterie verläuft vor dem Truncus pulmonalis.
- **Septal**: Die anomale Koronararterie verläuft intramyokardial durch das interventrikuläre Septum.

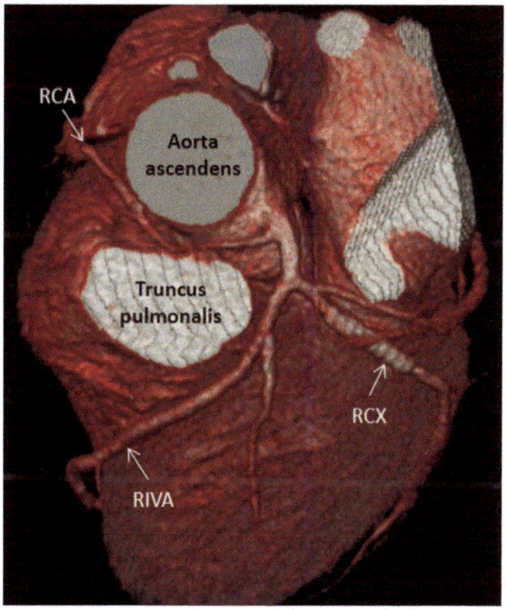

Abb. 3.17 Singuläre Koronararterie mit interarteriellem Verlauf der anomalen RCA zwischen Aorta scendens und Truncus pulmonalis

Tipps

- VR-Rekonstruktionen bieten einen guten Überblick über den Ursprung der anomalen Koronararterie.
- Der Verlauf der Koronaranomalie ist meist am besten in den transversalen Schichten zu beurteilen, da umgebende kardiale

▼

Tab. 3.1 Vergleich zwischen CT und Herzkatheter in der Beurteilung von Koronaranomalien

Studienreferenz	CT-System	Koronar-anomalien	Bemerkung
Shi et al., 2004	16-Zeilen	Alle	47% der Koronaranomalien wurden im Herzkatheter nicht identifiziert oder inkorrekt klassifiziert
Schmitt et al., 2005	4-/16-Zeilen	Alle	Diskrepanz bei 45% der Patienten bezüglich Verlauf der anomalen Koronararterie
Memisoglu et al., 2005	Elektronenstrahl	Alle	Diskrepanz bei 36% der Patienten bezüglich Verlauf der anomalen Koronararterie
Leschka et al., 2008	64-Zeilen	Myokard-brücken	54% der Myokardbrücken wurden im Herzkatheter nicht identifiziert

Strukturen die anomale Koronararterie bei der VR-Rekonstruktion verdecken.
- Anomalien des Ursprungs stellen insbesondere ein Problem bei der selektiven Katheterangiographie dar. Eine genaue Beschreibung des Ursprungs der anomalen Koronararterie kann bei einer späteren Herzkatheteruntersuchung hilfreich sein.

Wichtig ist das korrekte Erkennen einer möglicherweise »malignen« Variante einer Koronaranomalie. Zu den Koronaranomalien mit einem erhöhten Risiko einer myokardialen Ischämie gehören:
- Ursprung der Koronararterie aus einer Pulmonalarterie,
- interarterieller Verlauf der anomalen Koronararterie,
- arterio-venöse Fistel,
- Myokardbrücke mit tiefem intramyokardialem Verlauf der Koronararterie,
- großes Koronararterienaneurysma.

3.2.2 Vergleich von CT und Herzkatheter bezüglich Beurteilung von Koronaranomalien

Die Herz-CT bietet gegenüber dem Herzkatheter die Möglichkeit, nicht nur das Koronarlumen und den projektionsradiographischen Verlauf abzuschätzen, sondern zudem die anomale Koronararterie im Kontext der benachbarten kardialen Strukturen abzubilden. Entsprechend konnte bereits mit frühen CT-Systemgenerationen in mehreren Studien ein Vorteil der Herz-CT gegenüber dem Herzkatheter insbesondere in der genauen Beurteilung des Verlaufs der anomalen Koronararterie nachgewiesen werden (Tab. 3.1).

Dementsprechend wurde die Herz-CT zur Beurteilung von Koronaranomalien durch das American College of Cardiology und das American College of Radiology (»appropriateness criteria«) als Goldstandard bewertet.

Fazit

Die Herz-CT ist der Goldstandard für die Beurteilung von Koronaranomalien.
Kenntnis der normalen Anatomie der Koronararterien und der zahlreichen anatomischen Normvarianten sind grundlegend für die korrekte Interpretation von Koronaranomalien.

Weiterführende Literatur

Cademartiri F, La Grutta L, Malago R et al. Prevalence of anatomical variants and coronary anomalies in 543 consecutive patients studied with 64-slice CT coronary angiography. Eur Radiol 2008; 18: 781–791

Kacmaz F, Ozbulbul NI, Alyan O et al. Imaging of coronary artery anomalies: the role of multidetector computed tomography. Coron Artery Dis 2008; 19: 203–209

Karaca M, Kirilmaz A, Oncel G et al. Contrast-enhanced 64-slice computed tomography in detection and evaluation of anomalous coronary arteries. Tohoku J Exp Med 2007; 213: 249–259

Leschka S, Koepfli P, Husmann L et al. Myocardial bridging: depiction rate and morphology at CT coronary angiography – comparison with conventional coronary angiography. Radiology 2008; 246: 754–62

Leschka S, Stolzmann P, Scheffel H et al. Prevalence and morphology of coronary artery ectasia with dual-source CT coronary angiography. Eur Radiol 2008; 18: 2776–84

Memisoglu E, Hobikoglu G, Tepe MS et al. Congenital coronary anomalies in adults: comparison of anatomic course visualization by catheter angiography and electron beam CT. Catheder Cardiovasc Interv. 2005; 66: 34–42

Schmitt R, Froehner S, Brunn J et al. Congenital anomalies of the coronary arteries: imaging with contrast-enhanced, multidetector computed tomography. Eur Radiol. 2005; 15: 1110-21

Shi H, Aschoff AJ, Brambs HJ et al. Multislice CT imaging of anomalous coronary arteries. Eur Radiol. 2004; 14: 2172–81

Kalzium-Scoring: Bedeutung und Indikationen

Sebastian Leschka

H. Alkadhi et al. (Hrsg), *Praxisbuch Herz-CT*,
DOI 10.1007/978-3-642-35383-3,

Zum Einstieg

Die Quantifizierung der Koronarverkalkung (»calcium scoring«) wurde vor etwa 20 Jahren mit der Elektronenstrahl-CT begonnen. Aufgrund der weiten Verbreitung und der Möglichkeit einer anschließenden CT-Koronarangiographie hat sich in den letzten Jahren zunehmend die Mehrzeilen-CT für diesen Verwendungszweck durchgesetzt. Die Messwerte beider Methoden zeigen dabei eine hervorragende Übereinstimmung.
Verkalkungen der Koronararterien gelten als ein empfindlicher Marker für das Vorliegen einer koronaren Arteriosklerose. Koronarverkalkungen finden sich zunehmend im fortgeschrittenen Stadium der arteriosklerotischen Plaqueentwicklung, können histopathologisch jedoch bereits in der 2. Lebensdekade nachweisbar sein. Bei CT-Untersuchungen sind Koronarverkalkungen etwa ab dem 40. Lebensjahr bei Männern und etwa ab dem 45. Lebensjahr bei Frauen zu erwarten. Verglichen mit der Histopathologie hat das Ausmaß der Koronarverkalkung eine direkte Beziehung zur arteriosklerotischen Plaquebelastung in den Koronararterien, entspricht jedoch nur etwa 1/5 des Plaquevolumens.
Das Vorliegen von Koronarverkalkungen zeigt, dass arteriosklerotische Plaques in den Koronararterien vorhanden sind. Umgekehrt bedeutet jedoch das Fehlen von Koronarverkalkungen nicht den Ausschluss von Plaques. Die Prävalenz von signifikanten Koronarstenosen durch nicht-verkalkte Plaques beim Fehlen von Koronarverkalkungen beträgt etwa 3–5%.
Da Koronarverkalkungen nachweisbar sind, bevor eine koronare Herzkrankheit klinisch manifest wird, bietet das Kalzium-Scoring die Möglichkeit, asymptomatische Patienten mit einem erhöhten Myokardinfarktrisiko frühzeitig zu identifizieren.

4.1 Durchführung der CT-Untersuchung für das Kalzium-Scoring

Das Kalzium-Scoring erfolgt als native Niedrigdosis-CT. Verkalkungen sind hier sehr einfach anhand hyperdenser Areale entlang der Koronararterien zu identifizieren (■ Abb. 4.1). Traditionell erfolgt die Koronarkalkmessung an 3 mm dicken Rekonstruktionen, sodass als Parametereinstellung bei der CT eine weite Detektorkollimation ausreichend ist (▶ Kap. 12). Die Untersuchung erfolgt entweder sequenziell mit prospektiver EKG-Synchronisierung oder im Helikalmodus mit retrospektiver EKG-Synchronisierung (▶ Kap. 6).

4.2 Auswertung der Untersuchung und Quantifizierung der Koronarkalklast

Die Koronarkalkmessung erfolgt semiautomatisch und rechnergestützt. Hierzu stehen von verschiedenen Herstellern Softwarelösungen zur Verfügung. Gemeinsam ist ihnen, dass Strukturen erhöhter CT-Dichte visuell hervorgehoben werden und dann vom Auswerter als Koronarverkalkung verifiziert werden müssen. Die Quantifizierung des Koronarkalks erfolgt dann automatisch. Gemäß internationalem Standard gelten Dichteanhebungen ab 130 HU in den Koronararterien, welche nicht Koronarstents oder Metallclips entsprechen, als koronare Verkalkungen.

4.2.1 Messmethoden zur Quantifizierung der Koronarverkalkungen

Zur Quantifizierung der Koronarverkalkung sind 3 Methoden gebräuchlich (■ Tab. 4.1):

- **Agatston-Score (AS)**
  - Prinzip: Multiplikation der Plaquefläche mit einem Wichtungsfaktor der CT-Dichte.
  - Traditioneller und gebräuchlicher Wert für die Koronarkalkmessung.
  - Wert sehr anfällig gegenüber Bewegungsartefakten und insbesondere Bildrauschen; daher nur moderate Reproduzierbarkeit des Wertes.

- **Volumen-Score (VS)**
  - Prinzip: Bestimmung des Volumens aller Voxel eines Plaques, welche einen CT-Dichtewert von mindestens 130 HU haben.
  - Wert anfällig für Partialvolumeneffekte, jedoch bessere Reproduzierbarkeit als der AS.

- **Massen-Score (MS)**
  - Prinzip: Volumen und mittlere CT-Dichte eines Plaques werden anhand eines Kalibrie-

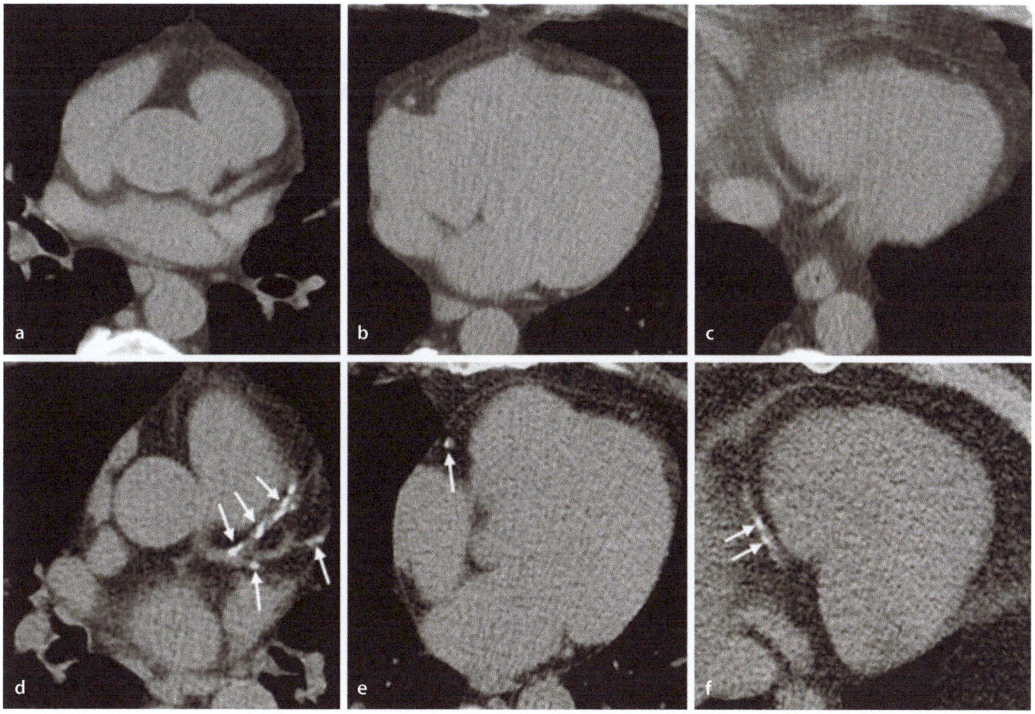

Abb. 4.1a–f Axiale Schichten einer nativen Herz-CT. **a–c**: Kein Nachweis von Koronarverkalkungen bei einer 48-jährigen Frau. **d–f**: Multiple Koronarverkalkungen (Pfeile) in allen 3 Koronararterien bei einem 67-jährigen Mann

rungsfaktors als Massenäquivalent von Calciumhydroxylapatit ausgedrückt.
- Kalibrierungsfaktor ist abhängig vom verwendeten CT-System und CT-Protokoll.
- Bessere Reproduzierbarkeit des Wertes verglichen mit dem AS.

Tipps

- Die beste Datenlage bezüglich Risikostratifizierung und prognostischem Nutzen besteht für den AS.
- Aufgrund der Limitationen des AS und insbesondere der besseren Reproduzierbarkeit von VS und MS könnten sich diese Methoden in Zukunft durchsetzen; im Befund sollte daher sowohl AS, VS als auch MS festgehalten werden, um eine Vergleichsbasis der Messergebnisse bei Wiederholungsuntersuchungen zu gewährleisten.
- Der VS und der MS zeigen die geringste Abhängigkeit vom verwendeten CT-System.

4.2.2 Einflussfaktoren auf die Koronarkalkmessung

Die folgenden Faktoren wurden in bisherigen Studien als Einflussgrössen auf die Koronarkalkmessung identifiziert. Es empfiehlt sich daher ein standardisiertes Protokoll zu verwenden.

Röhrenstrom

Reduktion von 100 mA auf 60 mA liefert vergleichbare Messwerte für AS und VS.

Röhrenspannung

Reduktion von 120 kV auf 100 kV liefert vergleichbare Genauigkeit und Reproduzierbarkeit (**Cave:** Adaptationsfehler).

Tab. 4.1 Prinzip der Messmethode sowie Vor- und Nachteile des Agatston-, Volumen- und Massen-Score

Bewertungs-scores	Agatston-Score (AS)	Volumen-Score (VS)	Massen-Score (MS)
Kommentar	$AS = WF \times A_{Plaque}$ $WF = \begin{cases} = 1, \text{wenn } 130\,HU \leq CT_{max} < 200\,HU \\ = 2, \text{wenn } 200\,HU \leq CT_{max} < 300\,HU \\ = 3, \text{wenn } 300\,HU \leq CT_{max} < 400\,HU \\ = 4, \text{wenn } 400\,HU \leq CT_{max} \end{cases}$ mit WF=Wichtungsfaktor, A_{plaque}=Plaquefläche, Ct_{max}=maximale CT-Dichte im Plaque Wert basiert auf der maximalen CT-Dichte der Koronarverkalkung und der Plaquefläche Der Score wird anhand eines Wichtungsfaktors semiquantitativ erfasst	$VS = V_{Voxel} \times n_{Voxel}$ n_{Voxel}=Anzahl der Voxel mit einer CT-Dichte von ≥130 HU, V_{voxel}=Volumen der einzelnen Voxel Wert basiert auf der Summe der Volumina aller Voxel innerhalb eines Plaques, welche eine CT-Dichte von ·130 HU haben Die absolute Höhe der CT-Dichte oberhalb 130 HU wird für die Berechnung nicht berücksichtigt	$MS = C_{HA} \times V_{Plaque} \times \overline{CT}_{Plaque}$ C_{HA}=Kalibrierungsfaktor, V_{Plaque}= Volumen des Plaque, $\overline{CT}_{Plaque}$ =mittlere CT-Dichte der Plaques Wert basiert auf dem Vergleich der CT-Dichte einer bekannten Äquivalentmasse Calciumhydroxylapatit mit derjenigen des Plaques Der MS errechnet sich aus der mittleren CT-Dichte eines Plaques und seines Volumens multipliziert mit einem gerätespezifischen Kalibrierungsfaktor
Vorteile	Beste Datenlage aller Koronarkalkbewertungsscores bezüglich Risikostratifizierung und prognostischem Mehrwert	Bietet eine bessere Reproduzierbarkeit der Ergebnisse als der AS	Bietet eine bessere Reproduzierbarkeit der Ergebnisse als der AS Entspricht einem realen physischen Wert
Nachteile	AS ist abhängig vom Bildrauschen, da die maximale CT-Dichte innerhalb eines Plaques den Wichtungsfaktor beeinflusst Anpassung notwendig, wenn die Datenakquisition nicht in 3 mm dicken, nicht überlappenden Schichten erfolgte Der AS entspricht nicht direkt einem physischen Wert	Der VS ist empfindlich gegenüber Partialvolumenartefakten: Objekte, welche kleiner als ein Voxel sind, zählen mit dem kompletten Voxelvolumen Das gemessene Volumen eines verkalkten Koronarplaques ist abhängig vom verwendeten Grenzwert der VS entspricht daher nicht direkt einem physischen Wert	Verglichen mit dem AS und dem VS weniger gute Datenlage zur Risikostratifizierung vorhanden

Schichtdicke

Bei Verwendung von 1-mm- gegenüber 3 mm-Schichtdicke signifikant höhere Messwerte für AS (+29,7%), VS (+47,1%) und MS (+47,2%).

Field of View

Keine Änderung der Messwerte bei 180 × 180 mm², 220 × 220 mm² und 380 × 380 mm², jedoch kleinere Verkalkungen bei 180 × 180 mm² besser detektierbar.

Rekonstruktionsintervall

- Bewegungsartefakte führen zu einer signifikanten Veränderung des AS um bis zu 16%.
- Individuelle Wahl des besten Rekonstruktionsintervalls mit den geringsten Bewegungsartefakten erhöht die Genauigkeit und verringert die Variabilität.
- Ein negativer Kalzium-Score in einem Rekonstruktionsintervall schließt nicht einen positi-

Tab. 4.2 Therapeutische Empfehlungen aufgrund des Agatston-Scores

Agatston-Score	Wahrscheinlichkeit von Koronarstenosen	Kardiovaskuläres Risiko	Empfehlungen
0	Sehr unwahrscheinlich (<5%)	Sehr gering	Diskussion allgemeiner Hinweise zur Primärprävention kardiovaskulärer Erkrankungen
1–10	Unwahrscheinlich (<10%)	Gering	Diskussion allgemeiner Hinweise zur Primärprävention kardiovaskulärer Erkrankungen
11–100*	Nicht-signifikante Stenosen wahrscheinlich	Moderat	Verminderung der individuellen Risikofaktoren und Primärprävention kardiovaskulärer Erkrankungen, Acetylsalicylsäure p.o. täglich empfehlenswert
101–400*	Nicht-signifikante Stenosen sehr wahrscheinlich, signifikante Stenosen möglich	Moderat bis hoch	Verminderung der individuellen Risikofaktoren und Sekundärprävention kardiovaskulärer Erkrankungen, Erwägung eines Stresstest zur weiteren Risikostratifikation
>400*	Hohe Wahrscheinlichkeit (>90%) von zumindest einer signifikanten Koronarstenose	Hoch	Aggressive Modifikation der individuellen Risikofaktoren, Erwägung eines Stresstest zur Beurteilung einer induzierbaren Ischämie

Empfehlungen gemäß Rumberger et al., Mayo Clin Proc 1999; 74: 243–252
* Sollte der Agatston-Score oberhalb der 75. Perzentile liegen, sind die Empfehlungen der nächsthöheren Stufe zu beachten.

ven Score in angrenzenden Rekonstruktionszeitpunkten aus.

- **EKG-Synchronisierung**

Geringere Variabilität des AS bei retrospektivem EKG-Gating (4%) gegenüber der prospektiven EKG-Triggerung (35%).

4.3 Interpretation des Kalzium-Scores

Die Koronarkalkast korreliert signifikant mit der Wahrscheinlichkeit für einen zukünftigen Myokardinfarkt. In einer Metaanalyse lag das relative Risiko für das Auftreten eines Herzinfarktes beim Vorliegen von Koronarverkalkungen zwischen 1 und 22 mit einem gewichteten Mittelwert von 4. Zusätzliche Informationen und eine genauere Risikostratifizierung ermöglicht der Vergleich des Kalzium-Scores mit asymptomatischen Individueen des gleichen Alters und Geschlechts und damit eine Einordnung in Perzentilen (Tab. 22.2). Hierzu stehen im Internet auch Kalkulatoren zur Perzentilenbestimmung zur Verfügung (z. B. www.mesa-nhlbi.org/calcium/input.aspx).

Patienten, deren Kalzium-Score oberhalb der alters- und geschlechtsbezogenen 75 Perzentile liegt, haben ein signifikant höheres Risiko für einen Myokardinfarkt und profitieren von einer aggressiven Lipidsenkungstherapie auf einen Zielwert des LDL auf <100 mg/dl. Der Kalzium-Score scheint darüber hinaus auch geeignet, den Erfolg einer Statintherapie zu kontrollieren: In Patienten ohne Therapie steigt der Kalzium-Score in Folgeuntersuchungen an, dagegen nimmt der Wert ab oder zeigt keine Progression unter Statintherapie.

Eine aktuelle Richtlinie zur Interpretation des Kalzium-Scores mit Empfehlungen zum weiteren diagnostischen und therapeutischen Vorgehen beruht auf dem AS (Tab. 4.2). Bei Patienten mit einem Koronarkalkwert >75% der alters- und geschlechtsrelativierten Perzentile wird der Patient in die nächsthöhere Risikogruppe eingeordnet.

Der additive Nutzen des Kalzium-Scores zusätzlich zu den traditionellen Risikostratifizierungsmodellen (z. B. Framingham, PROCAM) konnte in mehreren Studien (St. Francis Heart Study, South Bay Heart Study) gezeigt werden. Der Kalzium-Score hat sich dabei als unabhängiger Risikofaktor herausgestellt. Insbesondere bei subklinischer kalzifizierter Arteriosklerose bei Patienten mit niedrigem und mittlerem Risiko gemäß Framingham erlaubt der Kalzium-Score eine genauere Risikoeinschätzung.

4

Tipps

Anwendung der Koronarkalkmessung in der klinischen Praxis:
- Das Kalzium-Scoring kann als eine isolierte Untersuchung für das Abschätzen des kardiovaskulären Risikoprofils eines Patienten oder in Kombination mit einer anschließenden CT-Koronarangiographie durchgeführt werden.
- Der Zeitabstand für Wiederholungsmessungen des Kalzium-Scores ist aktuell nicht definiert. Die Variabilität der Koronarkalkmessung müsste in jedem Fall geringer sein als die physiologische Änderung der Koronarkalklast im Kontrollzeitraum. Die Zunahme an koronaren Verkalkungen wird mit 25-35% pro Jahr geschätzt, sodass eine signifikante Änderung der Koronarkalklast bei Kontrolluntersuchungen erst nach etwa 3–5 Jahren zu erwarten ist.

Von einigen Autoren wird das Kalzium-Scoring als Maßstab für die Auswertbarkeit der nachfolgenden CT-Koronarangiographie verwendet: Je nach Autor wird dabei bei einem AS von mehr als 400–1000 empfohlen, auf eine kontrastmittelverstärkte CT zu verzichten, da der positiv prädiktive Wert der CT-Koronarangiographie aufgrund falsch-positiver Beurteilungen zu gering wird. Ein klarer Schwellenwert des AS ist hierzu nicht definiert worden.

Bei adäquater Indikation für die CT-Koronarangiographie (▶ Kap. 6), d. h. bei geringer bis intermediärer Vortestwahrscheinlichkeit, ist keine hohe Koronarkalklast zu erwarten. Umgekehrt betrachtet sollte man bei einer hohen Koronarkalklast (z. B. AS>1000) die Indikation zur CT-Koronarangiographie überdenken, da der Patient eine hohe Vortestwahrscheinlichkeit hat.

Fazit

Die Herz-CT für die Bestimmung des Kalzium-Scores ist eine native CT-Untersuchung mit niedriger Dosis.

Von den verwendeten Messmethoden für koronare Verkalkungen bietet der Agatston-Score die längste Erfahrung und eine sehr gute Datenlage bezüglich kardiovaskulärer Risikostratifizierung des Patienten.

Neuere Messmethoden wie der Massen-Score und der Volumen-Score zeigen eine bessere Reproduzierbarkeit bei Wiederholungsmessungen, verfügen jedoch aktuell noch nicht über eine dem Agatston-Score vergleichbare Datenlage.

Die Koronarkalkmessung wird durch zahlreiche Einflussfaktoren bestimmt und zeigt dementsprechend eine gewisse Variabilität der Messergebnisse bei Wiederholungsmessung und bei Verwendung verschiedener CT-Systeme.

Weiterführende Literatur

Hoff JA, Chomka EV, Krainik AJ et al. Age and gender distributions of coronary artery calcium detected by electron beam tomography in 35,246 adults. Am J Cardiol 2001; 87: 1335–1339

O'Rourke R, Brundage B, Froelicher V et al. American College of Cardiology/American Heart Association expert consensus document on electron beam computed tomography for the diagnosis and prognosis of coronary artery disease. J Am Coll Cardiol 2000; 36: 326–340

Rumberger JA, Brundage BH, Rader DJ et al. Electron beam computed tomographic coronary calcium scanning: a review and guidelines for use in asymptomatic persons. Mayo Clin Proc 1999; 74: 243–252

Wexler L, Brundage B, Crouse J et al. Coronary artery calcification: pathophysiology, epidemiology, imaging methods, and clinical implications. A statement for gealth professionals from the American Heart Association Writing Group. Circulation 1996; 94: 1175–1192

Kontrastmittelprotokolle bei der CT-Koronarangiographie

Stephan Baumüller

H. Alkadhi et al. (Hrsg), *Praxisbuch Herz-CT*,
DOI 10.1007/978-3-642-35383-3,

Zum Einstieg

Fortschritte in der Entwicklung von hochmodernen, leistungsfähigen Computertomographen mit deutlich verbesserter zeitlicher und räumlicher Auflösung führten dazu, dass die Kontrastmittelapplikation ein zunehmend kritisches Element bei der kontrastmittelverstärkten CT-Koronarangiographie darstellt. So müssen die Kontrastmittelprotokolle mit jeder neuen Generation von Computertomographen angepasst werden, zumal eine optimale Kontrastierung des Herzens und der Koronararterien und somit eine perfekte zeitliche Abstimmung zwischen Kontrastmittelapplikation und Beginn der Bildakquisition für die erfolgreiche Durchführung einer CT-Koronarangiographie unverzichtbar sind.

5.1 Grundlagen der Kontrastmittelpharmakokinetik

Um die Effekte der anwenderabhängigen Kontrastmittelapplikation auf die arterielle Gefäßkontrastierung besser zu verstehen, folgt ein kurzer Überblick über die Pharmakokinetik der jodhaltigen Kontrastmittel während der Frühphase der arteriellen Kontrastierung.

Intravenös appliziertes Kontrastmittel in eine antekubitale Vene fließt über die brachialen Venen und die Vena cava superior ins rechte Herz, über den Truncus pulmonalis in die Lungen und ins linke Herz, bevor es zum ersten Mal den systemischen Kreislauf erreicht und als arterielle Kontrastmittelanreicherung in der Aorta ascendens detektiert werden kann. Dieser Zirkulationsablauf wird als »First-Pass« bezeichnet. Das Zeitintervall zwischen der Kontrastmittelanreicherung im Truncus pulmonalis und der arteriellen Kontrastmittelanreicherung in der Aorta ascendens wird als Transitzeit ($t_{Transit}$) bezeichnet (▶ Kap. 7).

Nachdem nun das Kontrastmittel durch den systemischen Kreislauf weitergeflossen ist, gelangt es erneut über die großen zuführenden Venen ins rechte Herz, durchfließt die Lungen und erscheint schließlich wiederum im systemischen Kreislauf. Diesen Vorgang nennt man Rezirkulation. Bei der Durchführung einer CT-Koronarangiographie trägt somit nicht nur der First-Pass, sondern auch die Rezirkulation zur Kontrastierung des Herzens und der Koronararterien bei (◘ Abb. 5.1). Eine Ausnahme stellt hier das neueste Niedrigdosisprotokoll mit prospektiver EKG-Synchronsiation, sog. Flash-Protokoll, dar, auf welches nachfolgend eingegangen wird.

Bei der CT-Koronarangiographie spielt zudem die Auswahl der Injektionsparameter des Kontrastmittels eine wichtige Rolle. Die Jod-Einbringungsrate [g Jod/s] (sog. Jod-Flux) sowie die Dauer der Kontrastmittelinjektion [s] bestimmen zusammen das Gesamtvolumen des applizierten Kontrastmittels bzw. die total applizierte Jodmenge. Die arterielle Anreicherung des Kontrastmittels ist direkt proportional zur Jod-Einbringungsrate:

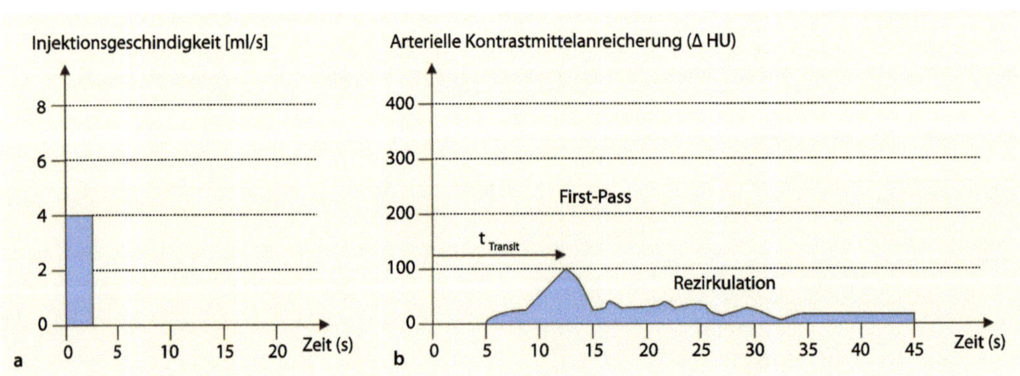

◘ **Abb. 5.1a, b** **a** Schematische Darstellung der Applikation eines Kontrastmittelbolus mit einem Volumen von 10 ml bei einer Injektionsrate von 4 ml/s während einer Zeit von 2,5 s. **b** Kurve der arteriellen Kontrastmittelanreicherung mit steilem Anstieg der arteriellen Kontrastierung entsprechend dem First-Pass des Kontrastmittelbolus sowie der wellenförmig verlaufenden Rezirkulationsphase. (Adaptiert nach Fleischmann D. Eur Radiol., 2003; 13: N39–43)

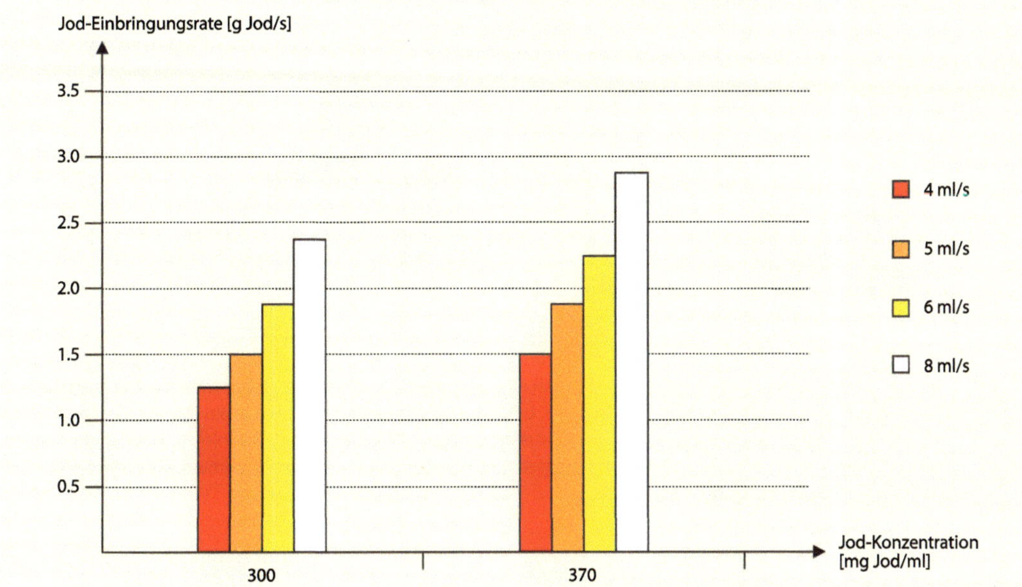

Abb. 5.2 Jod-Einbringungsrate bei zwei verschiedenen Kontrastmittelkonzentrationen. Die Jod-Einbringungsrate kann für eine gegebene Kontrastmittelkonzentration anhand der Injektionsgeschwindigkeit variiert werden. Hochkonzentrierte Kontrastmittel ermöglichen höhere Jod-Einbringungsraten bei gleicher Injektionsgeschwindigkeit. (Adaptiert nach Fleischmann D. Eur Radiol., 2003; 13: N39–43)

- Bei Verdoppelung der Jod-Einbringungsrate erhält man eine annähernd 2-fach stärkere arterielle Kontrastierung.
- Die Jod-Einbringungsrate kann entweder durch die Erhöhung der Injektionsgeschwindigkeit [ml/s] oder durch die Verwendung höher konzentrierter Kontrastmittel erreicht werden (Abb. 5.2).

Es ist zu beachten, dass gerade hochkonzentrierte Kontrastmittel eine höhere Viskosität aufweisen. Da diese Kontrastmittel bei höherer Temperatur verbesserte rheologische Eigenschaften aufweisen, sollten sie immer angewärmt (37°C) werden.

Bei Verlängerung der Dauer der Kontrastmittelinjektion müssen sowohl der First-Pass sowie die Rezirkulation berücksichtigt werden. Die Kontrastmittelapplikation mit einem Volumen von z. B. 80 ml kann als 8 »aufeinanderfolgende« Kontrastmittelboli von je 10 ml Volumen verstanden werden. In diesem Fall hat jeder dieser 8 Boli einen Effekt auf die arterielle Kontrastierung. Die kumulative arterielle Kontrastierung resultiert aus der totalen Kontrastmittelmenge und spiegelt somit die Summe der arteriellen Kontrastierung aller 8 »aufeinanderfolgenden« Kontrastmittelboli wider. Wie in Abb. 5.3 dargestellt, überlappen sich die Effekte der Rezirkulation und des First-Pass:

- Eine Verlängerung der Injektionsdauer führt zu einem kontinuierlichen Anstieg der arteriellen Kontrastmittelanreicherung mit einem verzögerten Maximum.

Tipps

- Die arterielle Anreicherung des Kontrastmittels ist direkt proportional zur Jod-Einbringungsrate (sog. Jod-Flux).
- Erhöhung der Injektionsgeschwindigkeit [ml/s] oder Verwendung hochkonzentrierter Kontrastmittel resultieren in einer höheren Jod-Einbringungsrate.
- Bei Verkürzung der Injektionsdauer ist für dieselbe arterielle Kontrastmittelanreiche-

▼

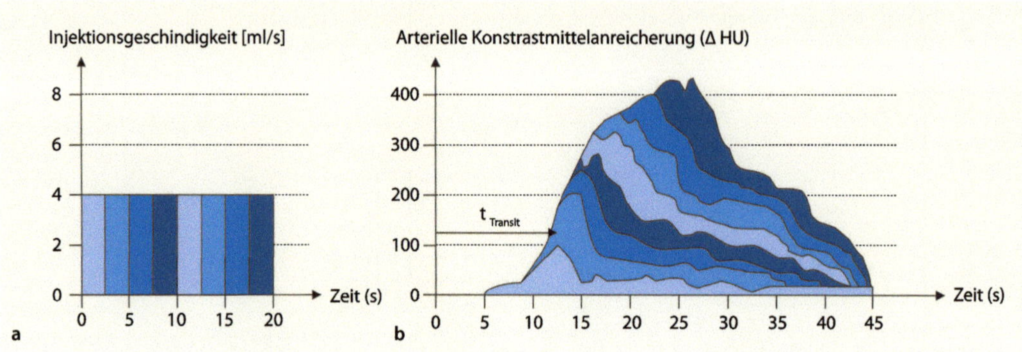

Abb. 5.3a, b **a** Schematische Darstellung der Applikation eines Kontrastmittelbolus mit einem Volumen von 80 ml bei einer Injektionsrate von 4 ml/s während einer Zeit von 20 s. **b** Additionskurve der kumulativen arteriellen Kontrastmittelanreicherung basierend auf 8 »aufeinanderfolgenden« Kontrastmittelboli. Die Verlängerung der Injektionsdauer führt zu einem kontinuierlichen Anstieg der arteriellen Kontrastmittelanreicherung mit verzögertem Maximum. (Adaptiert nach Fleischmann D. Eur Radiol., 2003; 13: N39–43)

rung eine Erhöhung der Jod-Einbringungsrate notwendig.
- Verlängerung der Injektionsdauer führt zu einem kontinuierlichen Anstieg der arteriellen Kontrastmittelanreicherung mit verzögertem Maximum.
- Verdoppelung der Jod-Einbringungsrate ergibt eine annähernd zweifach stärkere arterielle Kontrastierung.

5.2 Einflussfaktoren auf die arterielle Kontrastierung

5.2.1 Patientenspezifische Faktoren

Neben anwenderabhängigen Injektionsparametern haben auch patientenspezifische Faktoren wie Blutdruck, Herzfrequenz, Herzminutenvolumen und Körpergewicht einen Einfluss auf die Geometrie des Kontrastmittelbolus und somit auf die Kontrastierung des Herzens und der Koronararterien. Hierbei ist insbesondere das Herzminutenvolumen von entscheidender Bedeutung. Ein vermindertes Herzminutenvolumen führt zu einer geringeren Vermischung des Kontrastmittels durch nicht angereichertes Blut. Daraus resultiert eine höhere arterielle Kontrastmittelanreicherung. Deshalb ist die arterielle Kontrastierung bei Patienten mit einem niedrigeren Herzminutenvolumen höher als bei Patienten mit einem normalen oder gesteigerten Herzminutenvolumen.

Da das Körpergewicht direkten Einfluss auf das intravasale Blutvolumen sowie das Herzminutenvolumen hat und sich ebenfalls umgekehrt proportional zur Kontrastierung verhält, empfiehlt es sich, bei Protokollen mit retrospektiver EKG-Synchronisation sowie bei Niedrigdosisprotokollen mit prospektiver EKG-Synchronisation (▶ Kap. 9, ▶ Kap. 12) die Injektionsgeschwindigkeit und die Kontrastmittelmenge an die Konstitution des Patienten sowie an die Bildakquisitionszeit anzupassen (Tab. 5.1).

Im Gegensatz dazu sollte bei der Durchführung des neuesten Niedrigdosisprotokolls mit prospektiver EKG-Synchronisation, sog. Flash-Protokoll, unabhängig von patientenspezifischen Faktoren stets die gleiche Menge an Kontrastmittel (60 ml) bei gleicher Injektionsgeschwindigkeit (6 ml/s) appliziert werden. Begründet wird dies mit der Tatsache, dass bei diesem Protokoll die Datenakquisition des Herzens während nur einem Herzschlag, bzw. während nur einem RR-Interval, stattfindet und somit lediglich der First-Pass des Kontrastmittels zur Kontrastierung des Herzens benötigt wird.

5.2.2 Atemlage

Ein weiterer patientenspezifischer Einfluss auf die arterielle Kontrastmittelverteilung zeigt sich bei

Tab. 5.1 Übersicht über die Injektionsraten und Kontrastmittelmengen in Abhängigkeit des Körpergewichts und der Bildakquisitionszeit. Größeres Körpergewicht bedarf einer Erhöhung der Injektionsgeschwindigkeit sowie einer größeren Kontrastmittelmenge

	5 ml/s	5,5 ml/s	6 ml/s
Bildakquisitionszeit	BMI<25	BMI 25–30	BMI >30
7 s	65 ml	69 ml	73 ml
8 s	67 ml	70 ml	75 ml
9 s	69 ml	72 ml	80 ml
10 s	71 ml	74 ml	82 ml
11 s	73 ml	82 ml	92 ml
12 s	78 ml	90 ml	102 ml
13 s	83 ml	98 ml	110 ml
14 s	88 ml	104 ml	118 ml
15 s	93 ml	110 ml	126 ml

tiefer Inspiration des Patienten vor Beginn der Bildakquisition. Hierbei kommt es zu einer Steigerung des intrathorakalen Drucks mit temporärer Stauung des über die Vena cava superior einströmenden Kontrastmittels. Gleichzeitig findet eine Steigerung des intraabdominalen Drucks statt mit konsekutiver Flusssteigerung des nicht-kontrastierten Blutes über die Vena cava inferior. In der Folge erreicht vermehrt nicht-kontrastiertes Blut die pulmonale Zirkularisation und das Herz, was zu einer verminderten arteriellen Kontrastierung führt.

Tipps

- Anpassung der Kontrastmittelmenge und der Kontrastmittelkonzentration an das Körpergewicht sowie das Herzminutenvolumen des Patienten.
- Keine tiefe, sondern lediglich mittlere Inspiration vor Beginn der CT-Koronarangiographie.

5.3 Kontrastmittelprotokolle

5.3.1 Venöser Zugang

Die Kontrastmittelapplikation bei der CT-Koronarangiographie unterliegt einigen Besonderheiten, die sich hauptsächlich aus der Lage des Herzens ergeben. Sowohl die Nähe des Herzens zu den brachialen Gefäßen und somit zum Injektionszugang des Kontrastmittels, als auch die Lage des Herzens als Schaltstück zwischen dem pulmonalen und dem systemischen Kreislauf erfordern eine optimierte zeitliche Abstimmung der Kontrastmittelapplikation, um störende Hochkontrastartefakte zu verhindern. Für die hohe Bildakquisitionsgeschwindigkeit moderner CT-Systeme muss die Kontrastmittelgeometrie während der Aufnahmedauer optimale Bedingungen aufweisen. Zudem setzt der geringe Gefäßdurchmesser der Koronararterien eine rasche und hohe Kontrastmittelkonzentration für eine gute Beurteilbarkeit distaler Segmente und Seitenäste voraus.

Für ausreichend hohe Flussraten wird das Kontrastmittel in der Regel über eine periphere 18-G-Venenverweilkanüle in eine antekubitale Vene injiziert. Bei der Fragestellung nach der Beurteilung von Bypässen sollte die Kontrastmittelapplikation ausschließlich über antekubitale Venen der rechten Armbeuge erfolgen, da bei einer Kontrastmittelapplikation über den linken Arm Hochkontrastartefakte in der V. anonyma entstehen können.

Die Kontrastmittelapplikation über einen zentralen Venenverweilkatheter sollte unterbleiben, da hierdurch die Vermeidung von Hochkontrastartefakten und eine homogene Kontrastierung des Herzens praktisch nicht zu erreichen sind.

5.3.2 Monophasische Kontrastmittelapplikation

Bei der monophasischen Kontrastmittelapplikation (Abb. 5.4) erfolgt die Kontrastierung des Herzens durch eine einmalige Gabe eines Kontrastmittelbolus. Hierbei ist der Kontrastmittelbolus in der Regel weniger kompakt, da ein Teil in den brachialen Venen sowie in der Vena cava superior verbleibt.

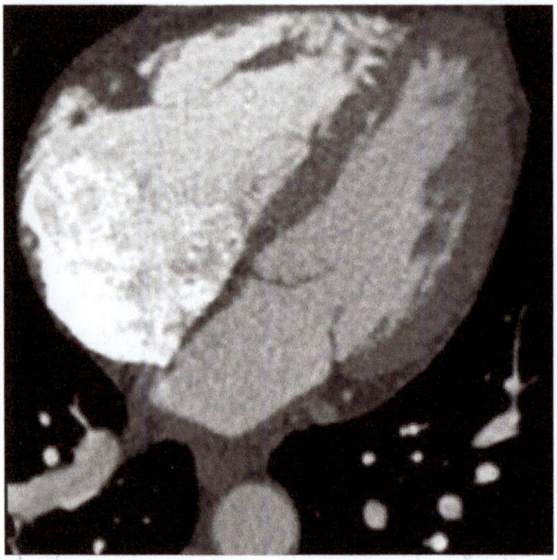

Abb. 5.4 Monophasische Kontrastmittelapplikation. Suboptimale Kontrastierungsverhältnisse bei zu geringer Kontrastierung des linken Herzens und hoher Kontrastierung des rechten Herzens

Die absolut benötigte Kontrastmittelmenge für eine adäquate Kontrastierung des Herzens wird dadurch größer. Zudem sammelt sich zu viel Kontrastmittel im rechten Herzen und den zuführenden Venen an, was das Auftreten von Hochkontrastartefakten begünstigt (Abb. 5.5).

5.3.3 Biphasische Kontrastmittelapplikation

Bei der biphasischen Kontrastmittelapplikation (Abb. 5.6) erfolgt im Anschluss an die Kontrastmittelgabe die Applikation eines NaCl-Bolus (30 ml). Einerseits erreicht man somit eine gute Kontrastierung des linken Herzens, während andererseits das rechte Herz eine zu geringe oder keine Kontrastierung mehr aufweist. Dies führt zu einer erschwerten Abgrenzbarkeit der rechtsventrikulären Strukturen sowie des interventrikulären und interatrialen Septums. Die Bestimmung von Ventrikelfunktionen und die Berechnung der Myokardmasse sind dann oft nicht mehr akkurat durchführbar.

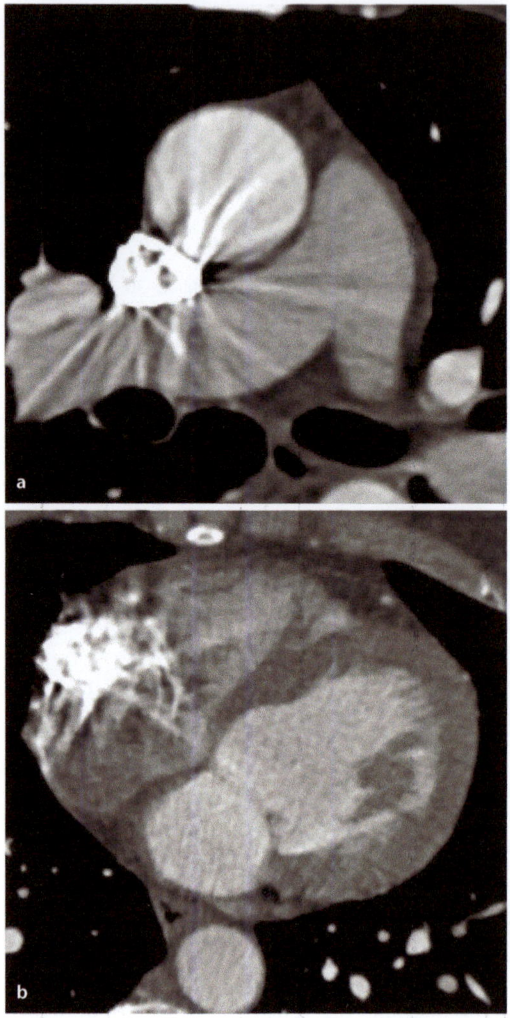

Abb. 5.5a, b Monophasische Kontrastmittelapplikation. Darstellung von Hochkontrastartefakten durch Kontrastmittel in der Vena cava superior (**a**) sowie im rechten Vorhof (**b**). Die Beurteilbarkeit benachbarter Strukturen wird dadurch deutlich eingeschränkt

5.3.4 Triphasische Kontrastmittelapplikation

Eine optimale Kontrastierung der CT-Koronarangiographie weist einen hohen Kontrast im linken Herz und den Koronararterien auf (ca. 300–400 HU), während das rechte Herz eine mäßig hohe (ca. 100–150 HU), homogene Kontrastierung besitzt.

Eine gute Kontrastierung zwischen dem rechten und dem linken Herz erhält man bei zusätzlicher

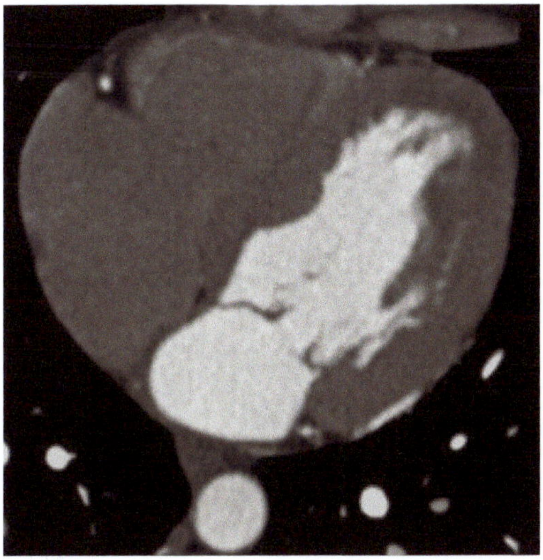

■ **Abb. 5.6** Biphasische Kontrastmittelapplikation. Gute Kontrastierung des linken Herzens bei ungenügender Kontrastierung des rechten Herzens. Erschwerte Abgrenzbarkeit der rechtsventrikulären Strukturen sowie des interventrikulären und interatrialen Septums

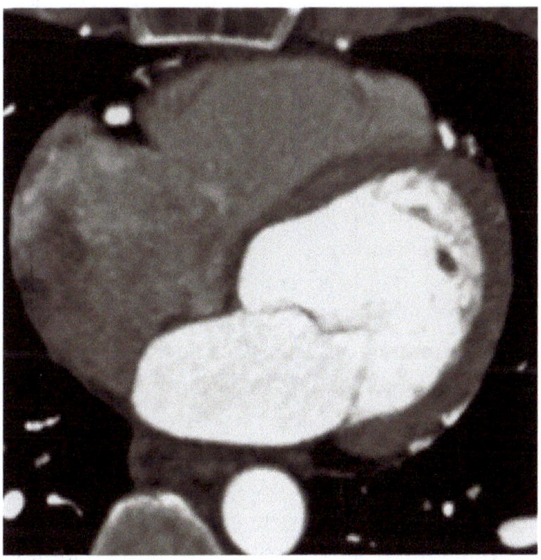

■ **Abb. 5.7** Triphasische Kontrastmittelapplikation. Optimale Kontrastierung des Herzens bei hohem Kontrast im linken Herz und den Koronararterien sowie mäßiger, homogener Kontrastierung im rechten Herz

Gabe eines weniger konzentrierten Kontrastmittel-NaCl-Gemisches (20% Kontrastmittel, 80% NaCl) im Anschluss an die hochkonzentrierte Kontrastmittelapplikation. Hierbei sollte das applizierte Volumen des Kontrastmittel-NaCl-Gemisches gleich dem Volumen der hochkonzentrierten Kontrastmittelapplikation sein. Zudem sollte das in der Brachialvene sowie der V. cava superior verbliebene Kontrastmittel eine möglichst geringe Konzentration aufweisen. Zu diesem Zweck erfolgt die Gabe eines NaCl-Bolus (30 ml) direkt nach der Kontrastmittelapplikation. Somit kann das Volumen dieses »Totraumes« (ca. 20–30 ml) zur verbesserten Kontrastierung des Herzens und der Koronararterien genutzt werden, während gleichzeitig störende Hochkontrastartefakte minimiert werden. Um diese optimalen Bedingungen der Herzkontrastierung zu erreichen, kommt die triphasische Kontrastmittelapplikation (■ Abb. 5.7) zur Anwendung. Hierbei empfiehlt sich die Verwendung eines Dualkopfinjektors zur direkten Mischung und Applikation von Kontrastmittel und NaCl-Lösung.

Tipps

- Zum Erzielen von ausreichend hohen Flussraten und guter arterieller Kontrastierung nur angewärmtes Kontrastmittel (37°C) über eine 18-G-Venenverweilkanüle in eine antekubitale Vene applizieren.
- Zur Beurteilung von Bypässen Kontrastmittel ausschließlich über eine antekubitale Vene der rechten Armbeuge applizieren.
- Keine Kontrastmittelapplikation über einen zentralen Venenverweilkatheter.
- Die triphasische Kontrastmittelapplikation ermöglicht eine optimale Herzkontrastierung.

5.4 Methoden zur zeitlichen Abstimmung der Kontrastmittelapplikation

Bei Patienten mit kardiovaskulären oder kardialen Erkrankungen kann das Zeitintervall ($t_{Transit}$) zwischen der Kontrastmittelanreicherung im Truncus pulmonalis und der arteriellen Kontrastmittelanreicherung in der Aorta ascendens stark variieren. Eine perfekte zeitliche Abstimmung zwischen der Kontrastmittelapplikation und dem Beginn der Bildakquisition ist daher für die erfolgreiche Durch-

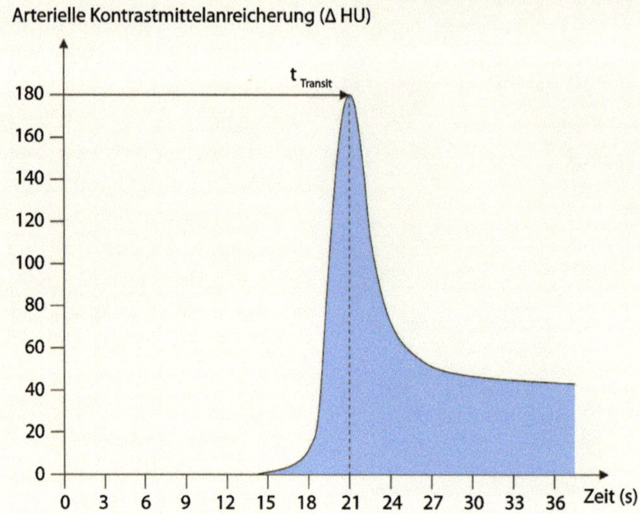

Abb. 5.8 Test-Bolus-Anreicherungskurve der Kontrastmittelkonzentration in der Aorta ascendens

führung der CT-Koronarangiographie unverzichtbar. Allerdings bleibt diese optimale zeitliche Abstimmung eine nicht zu unterschätzende Herausforderung. Auf der einen Seite besteht der Anspruch, Bilder von diagnostischer Qualität zu erzeugen, während andererseits die benötigte Kontrastmittelmenge zu begrenzen ist. Noch komplizierter gestaltet sich dieser Sachverhalt bei Berücksichtigung patientenspezifischer Faktoren.

5.4.1 Fixes Zeitintervall

Das früher oft verwendete fixe Zeitintervall zwischen der Kontrastmittelapplikation und dem Beginn der Bildakquisition eignet sich für die Durchführung der CT-Koronarangiographie nicht, da bei Patienten mit einem verminderten oder erhöhten Herzminutenvolumen die optimale Koordination zwischen der Kontrastmittelapplikation und dem Aufnahmestart der Untersuchung möglicherweise nicht gelingt.

5.4.2 Test-Bolus und Bolus-Tracking

Eine optimale zeitliche Abstimmung zwischen der Kontrastmittelapplikation und dem Beginn der Bildakquisition kann durch die Anwendung verschiedener Techniken erreicht werden. Die heutzutage meistverwendeten Techniken sind die Bestimmung der Transitzeit des Kontrastmittels durch den pulmonalen Kreislauf mit Hilfe des Test-Bolus und des Bolus-Trackings (Tab. 5.2).

Die Technik des Test-Bolus und des Bolus-Trackings basiert auf kontinuierlichen Messungen der Zunahme der Kontrastmittelanreicherung in der Aorta ascendens.

Test-Bolus

Die Bestimmung der Transitzeit des Kontrastmittels ($t_{Transit}$) anhand des Test-Bolus beruht auf dynamischen Messungen in der Aorta ascendens simultan zur Applikation eines Kontrastmittelbolus (ca. 10–20 ml, bzw. ca. 15–20% der gesamten Kontrastmittelmenge). Hierbei entsteht eine spezifische Anreicherungskurve der Kontrastmittelkonzentration in der Aorta ascendens (Abb. 5.8). Die für eine perfekte Kontrastierung des Herzens und der Koronararterien notwendige zeitliche Verzögerung des Beginns der Bildakquisition in Bezug auf die Kontrastmittelapplikation kann so bestimmt werden.

Bolus-Tracking

Das Bolus-Tracking basiert auf der Bestimmung der Kontrastmittelanreicherung in der Aorta ascendens

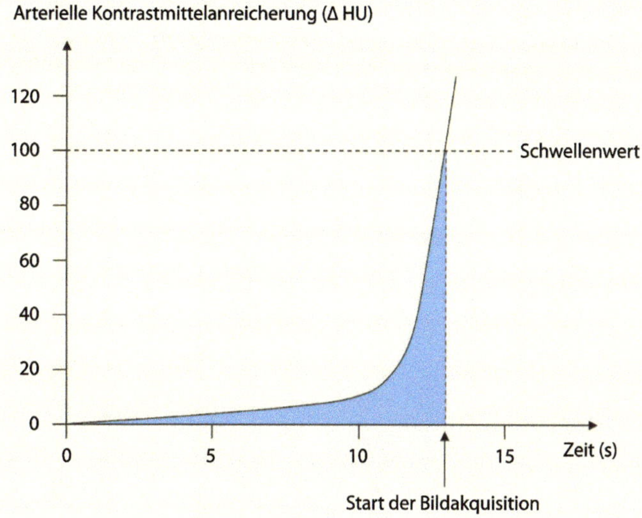

Abb. 5.9 Bolus-Tracking-Anreicherungskurve der Kontrastmittelkonzentration in der Aorta ascendens. Bei Erreichen eines festgelegten Schwellenwertes (z. B. 140 HU) erfolgt der Start der Bildakquisition

Tab. 5.2 Gegenüberstellung der Methoden zur zeitlichen Abstimmung der Kontrastmittelapplikation

	Test-Bolus	Bolus-Tracking
Technik	Bestimmung der Transitzeit des Kontrastmittels anhand einer Anreicherungskurve	Monitoring der arteriellen Kontrastmittelanreicherung in Echtzeit
Vorteile	Echtzeitanpassung der Kontrastmittelgabe an die Transitzeit des Patienten	Einfach und schnell Einsparung von Kontrastmittel Reduktion der Strahlendosis Geringere Anfälligkeit bei Arrhythmien

in Echtzeit. Bei Erreichen eines festgelegten Schwellenwertes (z. B. 140 HU) der Kontrastmittelkonzentration in der Aorta acsendens kann der Start der Bildakquisition manuell oder automatisch erfolgen (Abb. 5.9).

Tipps

- Das fixe Zeitintervall ist für eine gute Kontrastierung des Herzens nicht geeignet.
- Das Bolus-Tracking reduziert die Strahlendosis, spart Kontrastmittel und ist weniger anfällig bei Arrhythmien als die Test-Bolus-Technik.

Fazit

Die Herz-CT ist eine leistungsstarke, sich fortlaufend entwickelnde, immer schneller werdende Technologie. Kontrastmittelprotokolle stellen einen integralen Bestandteil dieser Entwicklung dar, welche kontinuierlich optimiert werden müssen, um aus der Technologie vollen Nutzen ziehen zu können.

Weiterführende Literatur

Bae KT, Heiken JP. Scan and contrast administration principles of MDCT. Eur Radiol 2005; 15 Suppl 5: E46–59

Cademartiri F, Nieman K, van der Lugt A et al. Intravenous contrast material administration at 16-detector row helical CT coronary angiography: test bolus versus bolus-tracking technique. Radiology 2004; 233: 817–823

Fleischmann D. High-concentration contrast media in MDCT angiography: principles and rationale. Eur Radiol 2003; 13 Suppl 3: N39–43

Gosselin MV, Rassner UA, Thieszen SL et al. Contrast dynamics during CT pulmonary angiogram: analysis of an inspiration associated artifact. J Thorac Imaging 2004; 19: 1–7

5

CT-Koronarangiographie: Genauigkeit und Indikationen

Hatem Alkadhi und Fabian Morsbach

H. Alkadhi et al. (Hrsg), *Praxisbuch Herz-CT*,
DOI 10.1007/978-3-642-35383-3,

Zum Einstieg

Der Referenzstandard zur Koronardiagnostik ist der invasive Herzkatheter. Dieser zeichnet sich durch eine bis heute im CT nicht erreichte, sehr hohe Ortsauflösung sowie eine sehr hohe zeitliche Auflösung aus. Die CT-Koronarangiographie bietet im Vergleich hierzu jedoch den Vorteil der fehlenden Invasivität, der kurzen Untersuchungszeit und zusätzlich der Möglichkeit, die Koronargefäße im morphologischen Bezug zu den umgebenden Strukturen zu beurteilen. Seit der Einführung der 64-Zeilen-CT-Geräte ist die CT-Koronarangiographie in der klinischen Routine angekommen.
Im Mittelpunkt jeder CT-Koronarangiographie steht die Beurteilung der Koronargefäße zur Diagnose oder zum Ausschluss von Stenosen. Von entscheidender Bedeutung für den Erfolg einer Herz-CT sind die genaue Kenntnis der Stärken und Schwächen der Modalität sowie die kritische Prüfung der Indikation zur nicht-invasiven Untersuchung.
In diesem Kapitel werden die diagnostische Genauigkeit der Methode sowie die wichtigsten, klinisch etablierten Indikationen der CT-Koronarangiographie diskutiert. Die CT-Untersuchung von Stents (▶ Kap. 16) und Bypässen (▶ Kap. 17) wird – ebenso wie die Rolle der CT-Koronarangiographie zur Abklärung von Koronaranomalien (▶ Kap. 3) – in separaten Kapiteln besprochen.

6.1 Diagnostische Genauigkeit

Die diagnostische Genauigkeit der CT-Koronarangiographie setzt sich aus verschiedenen Parametern (sog. Klassifikatoren) zusammen. Diese werden nachfolgend einzeln aufgeführt.

6.1.1 Sensitivität

Die Sensitivität bezeichnet die Wahrscheinlichkeit, eine tatsächlich exisitierende Koronarstenose durch die CT-Koronarangiographie also solche zu erkennen (◘ Abb. 6.1). Sie berechnet sich nach der Formel:

Anzahl der richtig-positiven/
(Anzahl der richtig-positiven
+ Anzahl der falsch-positiven Stenosen)

Bei der Herz-CT beträgt die Sensitivität in der Regel über 90% und steigt mit zunehmender Zahl der Detektoren an (◘ Tab. 6.1). Diese hohe Sensitivität wurde bereits mit der 4-Zeiler- und 16-Zeiler-CT erreicht, nur bestanden hier oftmals Einschränkungen der Bildqualität, welche zu einer erheblichen Zahl nicht-beurteilbarer Segmente führten.

6.1.2 Spezifität

Die Spezifität bezeichnet die Wahrscheinlichkeit, tatsächlich normale Herzkranzgefäße durch die CT-Koronarangiographie als solche zu erkennen. Sie berechnet sich nach der Formel:

Anzahl der richtig-negativen/
(Anzahl der richtig-negativen
+ Anzahl der falsch-positiven Stenosen)

Bei der CT-Koronarangiographie mit 64-Zeiler-CT sowie mit moderneren Geräten beträgt die Spezifität in der Regel ca. 80–90%, wobei grundsätzlich mit zunehmender Zahl von Detektoren die Spezifität der Methode zunimmt. Der Hauptgrund für den im Vergleich zur Sensitivität geringeren Wert liegt darin begründet, dass im CT gelegentlich signifikante Stenosen diagnostiziert werden, welche sich im Herzkatheter als nicht signifikant herausstellen. Daraus resultieren falsch-positive Beurteilungen bei der CT, welche (Formel s. oben) die Spezifität vermindern.

Insbesondere verkalkte Stenosen können im CT – bedingt durch das sog. »**blooming**« – überschätzt und somit das wahre Ausmaß der Obstruktion des Gefäßlumens falsch eingeschätzt werden (◘ Abb. 6.2). Zur Vermeidung solcher Fehleinschätzungen in der Herz-CT s. ▶ Kap. 15.

6.1.3 Positiver Vorhersagewert

Der positive Vorhersagewert bezeichnet die Wahrscheinlichkeit, dass der Nachweis einer Stenose mit der CT-Koronarangiographie tatsächlich richtig ist. Er berechnet sich nach der Formel:

Anzahl der richtig-positiven/
(Anzahl der richtig-positiven
+ Anzahl der falsch-positiven Stenosen)

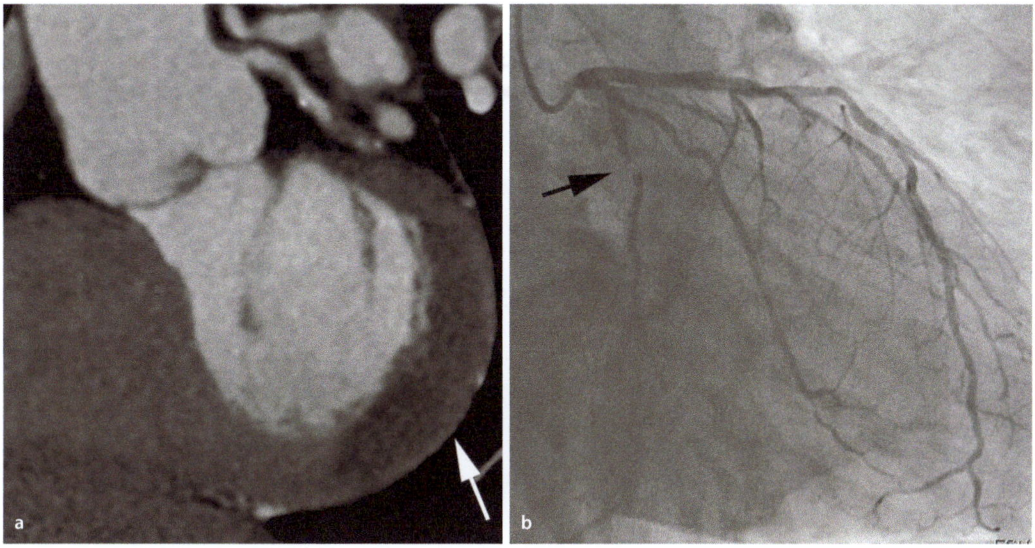

■ **Abb. 6.1a, b** CT-Koronarangiographie bei einem 59-jährigen Patienten mit atypischen Thoraxschmerzen und intermediärem kardiovaskulärem Risikoprofil. Die CT (**a**) zeigt einen Verschluss des proximalen RCX durch eine nicht-verkalkte Plaque sowie eine myokardiale Hypoperfusion des posterolateralen links-ventrikulären Myokards (Pfeil), welche im Herzkatheter (**b**) bestätigt wurde (Pfeil)

■ **Tab. 6.1** Literaturbeispiele über die diagnostische Genauigkeit der CT-Koronarangiographie zur Detektion signifikanter Koronarstenosen im Vergleich zum Herzkatheter

Erstautor	Anzahl Patienten	Sensitivität	Spezifität	PPV	NPV
Multicenterstudien					
Budoff (ACCURACY)	230	95	83	64	99
Meijboom	360	99	64	86	97
Chow	169	81	93	92	85
Miller (CORE-64)	291	85	90	91	83
Metaanalysen					
Abdulla	1740	98	91	93	97
von Ballmoos	960	100	89	–	–
Salavati	2303	99	89	–	–
Paech	3674	98	82	91	99
Schuetz	7516	97	87	–	–

PPV = positiver Vorhersagewert, NPV = negativer Vorhersagewert.

Vergleichbar mit der Spezifität liegen die Werte für den positiven Vorhersagewert der CT unter denjenigen der Sensitivität (■ Tab. 6.1). Der Grund hierfür ist wiederum die Tendenz in der CT-Koronarangiographie, insbesondere verkalkte Stenosen zu überschätzen und somit als falsch-positiv zu bewerten.

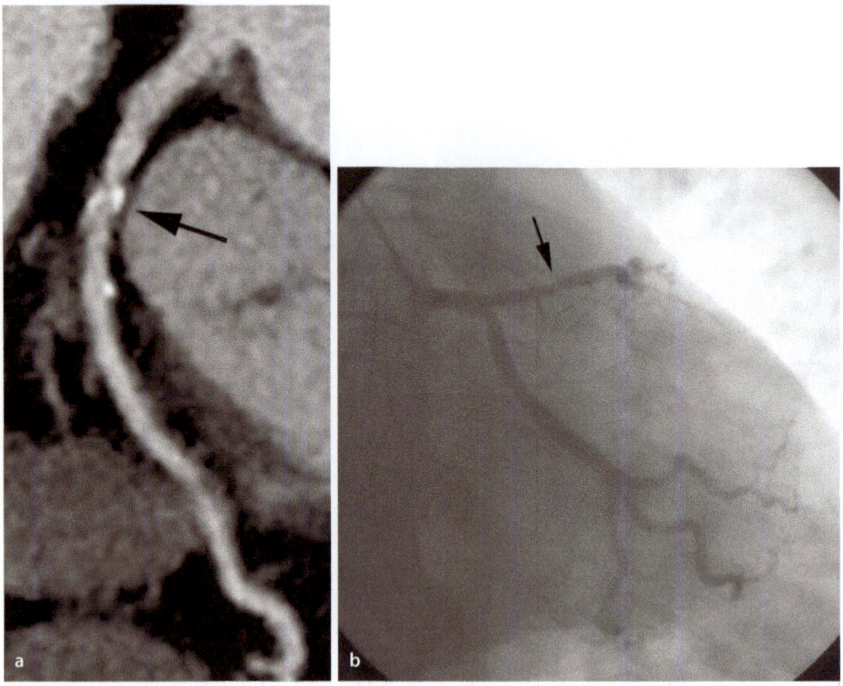

Abb. 6.2a, b CT-Koronarangiographie bei einer 58-jährigen Patientin mit atypischen Thoraxschmerzen und intermediärem kardiovaskulärem Risikoprofil. Die CT (**a**) zeigt eine verkalkte Plaque im mittleren RIVA (Pfeil) welche als signifikant stenosierend erachtet wurde. Der Herzkatheter (**b**) zeigte lediglich eine geringgradige Einengung des RIVA (Pfeil)

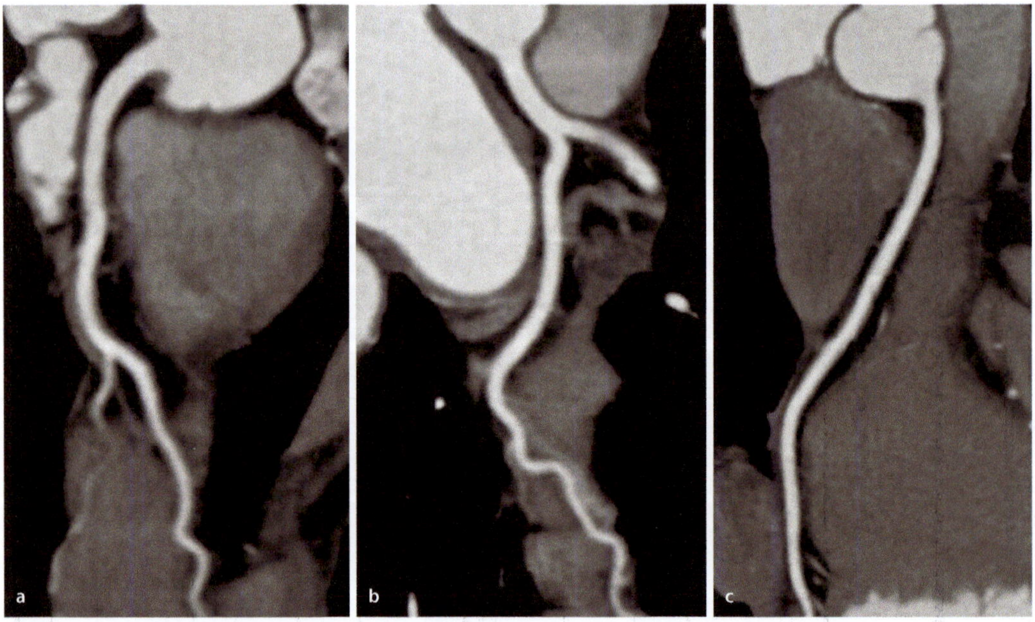

Abb. 6.3a–c CT-Koronarangiographie bei einer 48-jährigen Patientin mit rezidivierenden atypischen Thoraxschmerzen und niedrigem kardiovaskulärem Risikoprofil. Die CT zeigt eine regelrechte, glattwandige RIVA (**a**), RCX (**b**) und RCA (**c**) ohne Plaques oder Stenosen. Eine koronare Herzerkrankung ist somit ausgeschlossen

6.1.4 Negativer Vorhersagewert

Der negative Vorhersagewert bezeichnet die Wahrscheinlichkeit, dass der fehlende Nachweis von Stenosen in der Herz-CT tatsächlich richtig ist (▪ Abb. 6.3). Er errechnet sich nach der Formel:

Anzahl der richtig-negativen/
(Anzahl der richtig-negativen
+ Anzahl der falsch-negativen Stenosen)

Bei der CT-Koronarangiographie beträgt der negative Vorhersagewert praktisch 100%, und das unabhängig von der Gerätegeneration (▪ Tab. 6.1). Das bedeutet, dass mit der CT-Koronarangiographie auf nicht-invasive Weise eine koronare Herzerkrankung mit Sicherheit ausgeschlossen werden kann.

Tipps

- Klären Sie zunächst ab, ob sämtliche Koronarsegmente mit einer diagnostischen Bildqualität abgebildet wurden.
- Sind alle Segmente mit diagnostischer Bildqualität abgebildet, kann zur Diagnose übergegangen werden.
- Zeigt die CT-Koronarangiographie dann normale Herzkranzgefäße ohne Plaques oder Stenosen, kann eine koronare Herzerkrankung sicher ausgeschlossen werden.
- Ist ein Segment mit einer nicht-diagnostischen Bildqualität abgebildet (trotz Durchsicht verschiedener Rekonstruktionen) oder besteht Unklarheit über das Ausmaß einer Stenose, sollte dies im Befund explizit erwähnt werden, damit allenfalls – gemäß klinischer Situation – eine Weiterabklärung erfolgen kann.
- Eine koronare Herzerkrankung kann nicht sicher ausgeschlossen werden, wenn nicht alle Koronarsegmente (► Kap. 3, ► Kap. 22) mit diagnostischer Bildqualität abgebildet wurden.

6.1.5 Quantitative Stenosegradierung mit der CT

Die quantitative Einteilung einer Stenose gelingt mit der CT im Vergleich zum quantitativen Herzkatheter (QCA) mit einer nur mäßigen Genauigkeit. Dies liegt u. a. an der ungleichen Art der Bildakquisition (Projektionsmodalität Herzkatheter versus Querschnittmodalität CT). Da eine quantitative Gradierung von Koronarstenosen ohnehin einen nur limitierten klinischen Wert besitzt, wird daher empfohlen, sich bei der CT-Koronarangiographie auf eine semiquantitative Gradierung zu beschränken.

Tipps

Es empfiehlt sich eine Einteilung der Stenosegrade im CT vergleichbar mit derjenigen im Herzkatheter:
- 0–25%ige Stenose,
- 25–50%ige Stenose,
- 50–75%ige Stenose,
- 75–99%ige Stenose und
- Verschluss.

Im Allgemeinen werden alle Durchmesserstenosen von über 50% als »signifikant« bezeichnet. Es muss jedoch beachtet werden, dass die direkte Folgerung von der Morphologie (d. h. vom Stenosegrad) auf die Funktion (d. h. der hämodynamischen Signifikanz einer Stenose) unzulässig ist. Dennoch ist dieser Schluss im klinischen Alltag weit verbreitet. Grundsätzlich kann festgehalten werden, dass bei einer normalen CT-Koronarangiographie ohne Stenosen und Plaques eine myokardiale Ischämie praktisch sicher ausgeschlossen werden kann, während eine Stenose kein guter Prädiktor für eine Ischämie ist.

6.2 Indikationen

Die Indikationen zur CT-Koronarangiographie werden von verschiedenen nationalen wie internationalen Fachgesellschaften der Radiologie und Kardiologie definiert und regelmäßig aktualisiert.

Die wichtigste Indikation der CT-Koronarangiographie ist zweifelsfrei die Frage nach einer

Tab. 6.2 Klinisch etablierte Indikationen zur CT-Koronarangiographie in Anlehnung an die Appropriateness Criteria 2010

	Indikationen, Symptome	Kommentare
1	Unklarer Thoraxschmerz, stabiler Patient	Niedrig bis intermediäre Vortestwahrscheinlichkeit, EKG inkonklusiv oder nicht interpretierbar, Belastungstest inkonklusiv oder nicht durchführbar
2	präoperative Abklärung vor nicht-koronarer Herzoperation	z. B. vor Klappen- oder Tumorchirurgie, niedrig bis intermediäre Vortestwahrscheinlichkeit
3	Alternative zum Herzkatheter, falls dieser ein erhöhtes Risiko darstellt	z. B. bei Patienten mit akuter Endokarditis
4	Koronarien nicht oder unvollständig im Herzkatheter abgebildet	z. B. bei Patienten mit Aortendissektionen
5	Abklärung von Koronaranomalien	CT als Methode der Wahl (s ► Kap. 3)
6	Planung minimal-invasiver Herzklappenchirurgie	
7	Planung von perkutanem oder transapikalem Klappenersatz	Siehe ► Kap. 18
8	Venenmapping	Vor ablativen Interventionen
9	Klärung der Ätiologie einer Kardiomyopathie	Ischämisch vs. nicht-ischämisch
10	Beurteilung der Koronarien nach Herz-TPL	Allograft-Vaskulopathie
11	Akuter Thoraxschmerz, initiales EKG und initiale kardiale Biomarker normal	CT optimiert die Triage und reduziert Kosten

Ausgenommen sind in der Tabelle die CT zur Beurteilung von Bypässen und Stents sowie die CT mit simultaner Darstellung der Koronarien, Aorta und Pulmonalarterien beim sog. Chest-Pain oder Triple Rule-Out Protokoll (► Kap. 7, 15, 16).

koronaren Herzerkrankung bei einem symptomatischen Patienten mit einem niedrigen bis intermediären Risikoprofil, bei dem das EKG inkonklusiv bzw. nicht interpretierbar oder ein Belastungstest inkonklusiv oder nicht durchführbar ist (Tab. 6.2).

Tipps

- Die CT-Koronarangiographie ist keine Screening-Untersuchung für asymptomatische Patienten.
- Sie sollte ebenso nicht für sog. »Check-up«-Untersuchungen bei asymptomatischen Individuen angewendet werden.

Weitere Indikationen der CT-Koronarangiographie ist die präoperative Abklärung der Herzkrankgefäße vor Herzklappeneingriffen, wiederum bei entsprechendem Risikoprofil. Bewährt hat sich die CT-Koronarangiographie ebenfalls bei Patienten mit intermittierender, unklarer Arrhythmie, sowie bei Patienten, bei denen der Herzkatheter ein erhöhtes Risiko darstellt (z. B. bei einer floriden Endokarditis) oder nicht vollständig bzw. inkonklusiv (z. B. aufgrund anomaler Koronarabgänge) ist. Zudem ist die CT-Koronarangiographie eine wichtige Modalität zur Planung von minimal-invasiven oder Transkatheter-Klappeninterventionen.

Eine weitere wichtige Indikation der CT-Koronarangiographie ist die Abklärung des Patienten mit einem akuten Thoraxschmerzereignis, sofern dieser nicht für ein akutes Koronarsyndrom typische EKG-Veränderungen sowie keine positiven kardialen Biomarker (Troponin, CK-MB) aufweist. Zahlreiche Studien haben eindrucksvoll belegt, dass die CT-Koronarangiographie bei diesen Patienten eine wichtige Modalität zur Optimierung der Triage beiträgt.

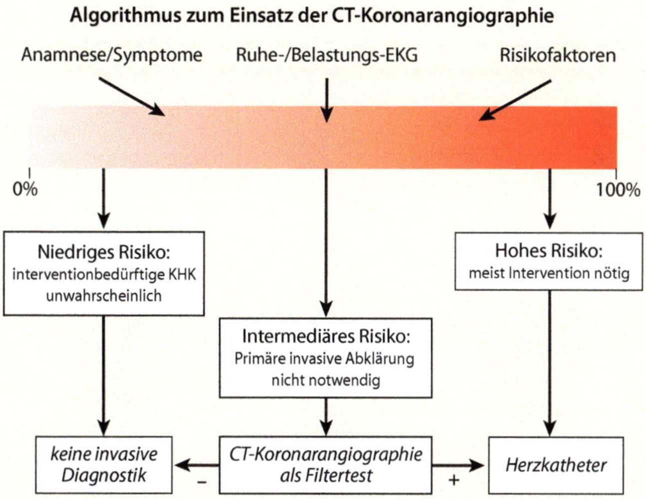

Abb. 6.4 Algorithmus zum Einsatz der CT-Koronarangiographie

Tipp

Die CT-Koronarangiographie sollte nicht angewendet werden, wenn der Verdacht auf ein akutes Koronarsyndrom basierend auf typischen EKG-Veränderungen und positiven kardialen Biomarkern besteht.

Die Vortestwahrscheinlichkeit des Patienten für eine koronare Herzerkrankung ergibt sich aus der Kombination verschiedener kardiovaskulärer Risikofaktoren. Hierzu gehören u. a.:

- Diabetes mellitus,
- arterielle Hypertonie,
- Hyperlipidämie bzw. Hypercholesterinämie,
- Nikotinabusus,
- Adipositas,
- positive Familienanamnese,
- Alter,
- männliches Geschlecht.

Tipps

- Die Klärung des Risikoprofils zur Einschätzung der Vortestwahrscheinlichkeit des Patienten soll vor jeder CT-Koronarangiographie erfolgen.
- Ein asymptomatischer Patient mit geringem kardiovaskulärem Risiko ist in der Regel kein Kandidat für eine CT-Koronarangiographie.
- Ein symptomatischer Patient mit einem schweren kardiovaskulären Risiko ist ebenfalls kein Kandidat für eine CT-Koronarangiographie.
- Die Klärung des Risikoprofils hilft nicht nur, die nicht-invasive Methode optimal und bei den dafür geeigneten Patienten einzusetzen, sondern hilft auch, CT-Koronarangiographien mit nicht-diagnostischer Bildqualität zu verhindern: Ein Patient mit einer hohen Vortestwahrscheinlichkeit für eine KHK wird in der Regel eine hohe koronare Kalklast besitzen (Abb. 6.4). Somit ist die Wahrscheinlichkeit hoch, dass die CT-Koronarangiographie bei diesem Patienten Koronarsegmente mit nicht-diagnostischer Bildqualität aufweisen wird.

6

Fazit

Die CT-Koronarangiographie ist eine exzellente Methode zur nicht-invasiven Abklärung der Koronarien. Die genauen Kenntnisse der Stärken und Schwächen der Methode sind essenziell, um sie optimal einsetzen zu können. Hierzu gehört ebenfalls die kritische Prüfung der Indikation der Untersuchung, welche für den Erfolg der nicht-invasiven Abklärung entscheidend ist.

Die hohe Sensitivität und insbesondere der exzellente negative Vorhersagewert erlauben den Einsatz der Methode als Filtertest bei Patienten mit einem niedrigen bis intermediären kardivoaskulären Risikoprofil.

Ein Patient mit normalen Koronararterien in der Herz-CT benötigt in der Regel keine weitere invasive Abklärung mittels Herzkatheter.

Zeigt die CT-Koronarangiographie signifikante Stenosen oder sind ein oder mehrere Koronarsegmente mit nicht-diagnostischer Bildqualität abgebildet, sollte – je nach klinischem Kontext – eine Weiterabklärung erfolgen.

Weiterführende Literatur

Achenbach S, Goroll T, Seltmann M et al. Detection of coronary artery stenoses by low-dose, prospectively ECG-triggered, high-pitch spiral coronary CT angiography. JACC Cardiovasc Imag 2011; 4 (4): 328–337

Hoffmann U, Truong QA, Schoenfeld DA et al. Coronary CT Angiography versus standard evaluation in acute chest pain. N Engl J Med 2012; 367 (4): 299–308

Leschka S, Alkadhi H, Plass A et al. Accuracy of MSCT coronary angiography with 64-slice technology: first experience. Eur Heart J 2005; 26: 1482–1477

Ropers U, Ropers D, Pflederer T et al. Influence of heart rate on the diagnostic accuracy of dual-source computed tomography coronary angiography. J Am Coll Cardiol 2007; 50: 2393–2398

Taylor AJ, Cerqueira M, Hodgson JM et al. ACCF/SCCT/ACR/AHA/ASE/ASNC/NASCI/SCAI/SCMR 2010 Appropriate Use Criteria for Cardiac Computed Tomography. A Report of the American College of Cardiology Foundation Appropriate Use Criteria Task Force, the Society of Cardiovascular Computed Tomography, the American College of Radiology, the American Heart Association, the American Society of Echocardiography, the American Society of Nuclear Cardiology, the North American Society for Cardiovascular Imaging, the Society for Cardiovascular Angiography and Interventions, and the Society for Cardiovascular Magnetic Resonance. Circulation 2010; 122 (21): e525–55 [Epub 2010 Oct 25]

von Ballmoos MW, Haring B, Juillerat P, Alkadhi H. Meta-analysis: diagnostic performance of low-radiation-dose coronary computed tomography angiography. Ann Intern Med 2011; 154 (6): 413–420

Triple-Rule-Out-CT: Wann und Wie?

Fabian Bamberg

H. Alkadhi et al. (Hrsg), *Praxisbuch Herz-CT*,
DOI 10.1007/978-3-642-35383-3, © Springer-Verlag Berlin Heidelberg 2013

7

Zum Einstieg

Klinisch ist der akute Thoraxschmerz ein häufiges Symptom in der Nofallversorgung und stellt eine große diagnostische Herausforderung dar, da es darum geht, mehrere wichtige Diagnosen auszuschließen. Trotz der Häufigkeit des akuten Thoraxschmerzes bleibt die frühzeitige Triage meist erschwert, da die Anamnese, initiale Bluttests (kardiale Biomarker oder D-Dimere) und das EKG häufig keine konklusive Aussage über die Ätiologie der Beschwerden erlauben. Entsprechend ist eine sichere Entlassung des Patienten ohne weitere Abklärung nur eingeschränkt möglich.

Durch technologischen Fortschritt hat sich in diesem Setting die CT-Angiographie als diagnostische Methode zunehmend etabliert. Die neuen Generationen der 64-Zeilen- und (schnellen) Dual-Source-CTs besitzen eine ausreichend hohe zeitliche und räumliche Auflösung, um die zugrundeliegenden Pathologien sicher zu erkennen bzw. auszuschließen. Durch die enge Anbindung der Bildgebung an die Akutversorgung gelingt es zunehmend, Patienten mit akutem Thoraxschmerz schnell und nicht-invasiv zu untersuchen.

Unter Verwendung von adaptierten Kontrastmittelprotokollen kann eine ausreichende Kontrastierung der thorakalen Gefäße erzielt werden, und somit können gleichzeitig die pulmonal-arterielle Strombahn, die thorakale Aorta und die Koronararterien dargestellt werden.

Für dieses kombinierte Untersuchungsverfahren hat sich die Bezeichnung »Triple-Rule-Out-CT« (TRO) zunehmend etabliert, da hier zuverlässig lebensbedrohliche Ursachen eines akuten Thoraxschmerzes ausgeschlossen bzw. diagnostiziert werden können: die Lungenarterienembolie, die Aortendissektion und das Vorliegen eines akuten Koronarsyndroms.

7.1 Theoretische Grundlagen

Tipps

Das Triple-Rule-Out ist ein EKG-synchronisiertes CT-Protokoll des Thorax, das eine simultane Kontrastierung der Pulmonalarterien, der thorakalen Aorta und der Koronararterien erlaubt.

▼

Mit einer einzigen Untersuchung können schnell und sicher lebensbedrohliche vaskuläre und nicht-vaskuläre Ursachen eines akuten Thoraxschmerzes diagnostiziert bzw. ausgeschlossen werden.

In der Notfallmedizin ist der akute Thoraxschmerz ist ein häufiges Krankheitsbild, das nicht selten zu diagnostischen Schwierigkeiten führt. Anamnese, Symptomatik und Bluttests sind in vielen Fällen nicht konklusiv, sodass eine adäquate Triage bei Patienten mit akutem Thoraxschmerz oft misslingt. Das Resultat sind unnötige Untersuchungen, unnötige Krankenhausaufenthalte und folglich eine hohe Belastung des Gesundheitssystems.

Neben lebensbedrohlichen Erkrankungen wie der Lungenembolie, der Aortendissektion oder des akuten Koronarsyndroms kommt differenzialdiagnostisch eine Vielzahl nicht oder weniger lebensbedrohlicher Erkrankungen in Frage. Um therapeutische Maßnahmen ohne Verzug einleiten zu können, ist eine schnelle, zuverlässige und nicht-invasive Diagnostik vaskulärer und nicht-vaskulärer Pathologien somit wünschenswert.

In der bildgebenden Praxis stellt sich regelmäßig das Problem, dass eine genaue Fragestellung an die CT nicht möglich ist und mehrere Verdachtsdiagnosen im Raum stehen (aufgrund laborchemischer Tests, apparativer Diagnostik wie EKG oder der klinischen Untersuchung). Dies erschwert die Arbeit des Radiologen, da gerade bei vaskulären Thoraxpathologien ein spezifisches CT-Protokoll (mit oder ohne EKG-Synchronisation) gewählt werden muss, um bewegungsartefaktfreie Bilder generieren zu können. Je nach Fragestellung ist des Weiteren ein spezifisches KM-Applikationsprotokoll zu wählen, das eine optimale und diagnostische Kontrastierung des zu untersuchenden Gefäßterritoriums liefert (▶ Kap. 5).

Optimal wäre demnach eine Mixtur aus unterschiedlichen Thorax-CT- und KM-Applikationsprotokollen, um möglichst vielen Fragestellungen an die CT gerecht werden zu können. Das TRO-Protokoll stellt ein solches diagnostisches Werkzeug dar, welches es ermöglicht, mit hoher diagnostischer Zuverlässigkeit sämtliche thorakalen vas-

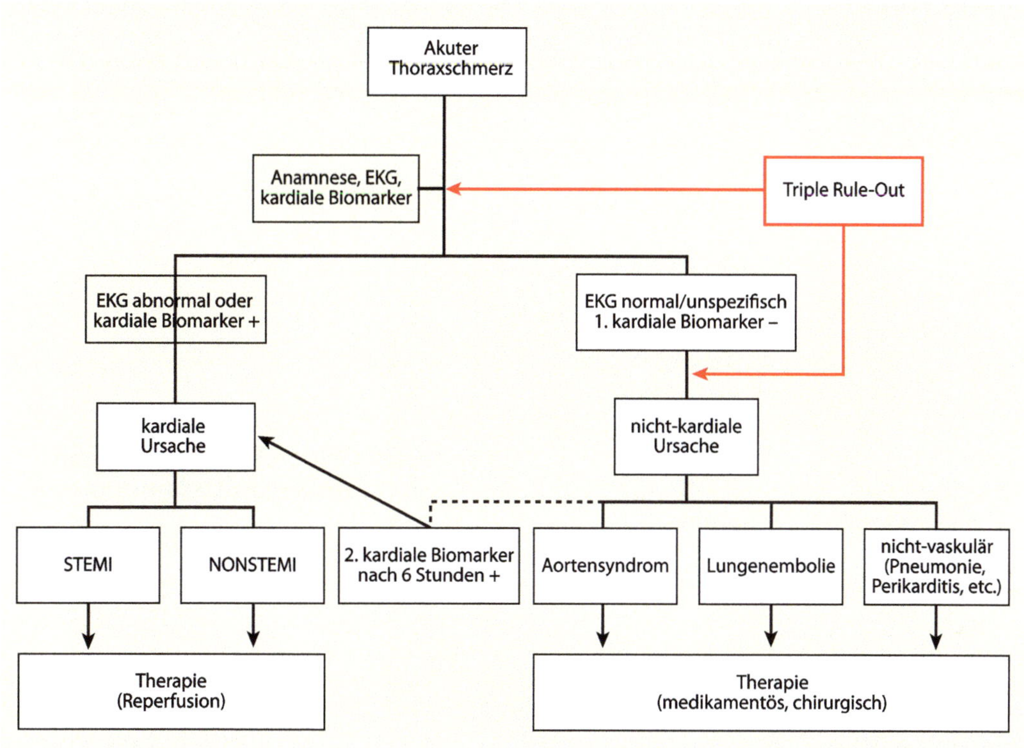

Abb. 7.1 Die exakte Bedeutung und der Zeitpunkt der CT-Diagnostik bei Patienten mit akutem Thoraxschmerz sind noch nicht eindeutig definiert. Unumstritten ist die Rolle der CT-Diagnostik bei nicht-kardialen Ursachen des akuten Thoraxschmerzes (Aortendissektion, Lungenembolie und nicht-vaskuläre Pathologien). Ein möglichst früher Einsatz des Triple-Rule-Out-Protokolls könnte die Diagnosestellung beschleunigen und so den Zeitpunkt des Beginns einer adäquaten Therapie vorverlegen. (Aus Schertler 2009)

kulären und nicht-vaskulären Strukturen bei Patienten mit akutem Thoraxschmerz zu untersuchen. Der Vorteil eines solchen CT-Protokolls liegt neben den bereits genannten darin, dass in vielen Fällen auf eine weitere Bildgebung verzichtet werden kann.

7.2 Triage

Eine Herausforderung beim Einsatz der CT-Bildgebung bei Patienten mit akutem Thoraxschmerz liegt in der korrekten Indikationsstellung und der Eingliederung in die zeitlichen Algorithmen. Die Indikationsstellung sollte berücksichtigen, welche Patienten von der Untersuchung profitieren und welche Patienten sich primär für andere diagnostische Verfahren eignen. Die Symptomatik, Labor, EKG, Alter und Geschlecht des Patienten spielen in der Diagnosefindung beim akuten Thoraxschmerz eine entscheidende Rolle und mögen in vielen Fällen eine Festlegung auf eine Verdachtsdiagnose, z. B. die Aortendissektion, erlauben. In einigen Fällen jedoch gelingt dies nicht, da einzelne Laborparameter auffällig sind (z. B. D-Dimer) oder das EKG/die Symptome nicht eindeutig erscheinen und hier mehrere Verdachtsdiagnosen gleichzeitig ausgeschlossen werden müssen (Abb. 7.1). In diesem Fall erscheint der Einsatz des TRO-Protokolls zunächst sinnvoll. Hieraus resultiert sicherlich auch die hohe Nachfrage der Untersuchung seitens der Kliniker.

Tipps

Der Zeitpunkt der Durchführung eines TRO-Protokolls ist idealerweise frühzeitig zu wählen, um einerseits schnell zu einer Diagnose zu gelangen und um andererseits unnötige, teils invasive und strahlenintensive Zusatzuntersuchungen zu vermeiden.
Auch ist bekannt, dass Laborparameter wie das Troponin erst eine hohe Sensitivität nach ca. 6–8 h entwickeln und die CT-Bildgebung hier schon vor den im Serum nachweisbaren Auffälligkeiten die Diagnose liefern kann.

7.3 Wissenschaftliche Evidenz

Insgesamt ist die wissenschaftliche Evidenz für den Einsatz eines TRO-Protokolls eingeschränkt. Trotz der insgesamt sinnvollen diagnostischen Fragestellung beschränken sich die publizierten Ergebnisse vornehmlich auf Aspekte der Dosisreduktion, Kontrastmittelapplikation und kleinere, prospektive Kohortenstudien, welche die technische Durchführbarkeit demonstrieren. Aktuell gibt es 2 größere Studien, die das Outcome nach Verwendung eines TRO-Scans untersuchen und keinen signifikanten Nutzen aufweisen.

Madder et al. (2011) verglichen bei 2068 Patienten den Einsatz eines TRO-Scans (bei 10% der Patienten) mit einer kardialen CT-Untersuchung (90%) und stellten dabei fest, dass sich kein diagnostischer Vorteil (Anteil der positiven Befunde) oder Einsparung von weiteren Untersuchungen beim TRO-Protokoll gegenüber der herkömmlichen CT-Angiographie ergibt, jedoch eine höhere Strahlendosis appliziert wird. In einer kleinen randomisierten Studie (59 Studienteilnehmer) zeigten auch Rogers et al. (2011), dass sich in Hinblick auf die Hospitalisierungsdauer, weitere Untersuchungen und Kosten kein Unterschied zwischen der Verwendung eines TRO-Protokolls und den standardisierten, etablierten Protokollen ergibt. In dieser Studie wurden Patienten randomisiert, die zum CT zum Ausschluss von Aortendissektion, akutem Koronarsyndrom oder Lungenarterienembolie überwiesen worden waren.

Tipp

Das TRO-Protokoll ist nicht für den breiten Einsatz bei allen Patienten mit thorakalen Beschwerden geeignet, da hier bisher kein Vorteil dieses Ansatzes belegt ist. Allerdings scheint die Verwendung des TRO-Protokolls sinnvoll, sobald klinisch der Verdacht auf 2 der 3 Hauptverdachtsdiagnosen besteht (Aortendissektion, akutes Koronarsyndrom oder Lungenarterienembolie).

7.4 Triple Rule-Out-CT: Protokoll und Kontrastmittelapplikation

7.4.1 Protokoll

Bei der Durchführung eines Triple-Rule-Out-Protokolls (s. ▶ Kap. 12) kann ein 64-Zeilen-CT, ein Dual-Source-CT oder eine schnelles Dual-Source-CT verwendet werden. Das Triple-Rule-Out-Protokoll besteht aus einer einzigen Spirale mit EKG-Synchronisation, wobei der gesamte Thorax von der Lungenspitze bis zur Herzspitze untersucht wird, um sämtliche vaskulären und nicht-vaskulären Thoraxstrukturen abzubilden. Aufgrund der schnellen Volumenabdeckung der CT gelingt es, die Untersuchung in ca. 13 s durchzuführen. Bei der Verwendung eines schnellen Dual-Source-CT ergibt sich zusätzlich die Option des sog. »high pitch« Scannens, wobei durch einen schnellen Tischvorschub Untersuchungszeiten von ca. 1–2 s sowie eine deutliche Reduktion der Strahlendosis erreicht wird. Es besteht der Nachteil, dass eine artefaktfreie Darstellung der Koronarien nur bis zu einer Herzfrequenz von ca. 60 bpm erreichbar ist.

Während der Untersuchung, die mit Atemkommando eingeleitet wird, werden die Patienten gebeten, den Atem anzuhalten, was erfahrungsgemäß gut möglich ist. Wichtig ist zu beachten, dass die Bildakquisition in Atemmittellage und nicht bei forcierter Inspiration durchgeführt wird (▶ Kap. 5). Eine forcierte Inspiration kann durch das Valsalva-Manöver eine insuffiziente und nicht-diagnostische Kontrastierung der thorakalen Gefäße verursachen.

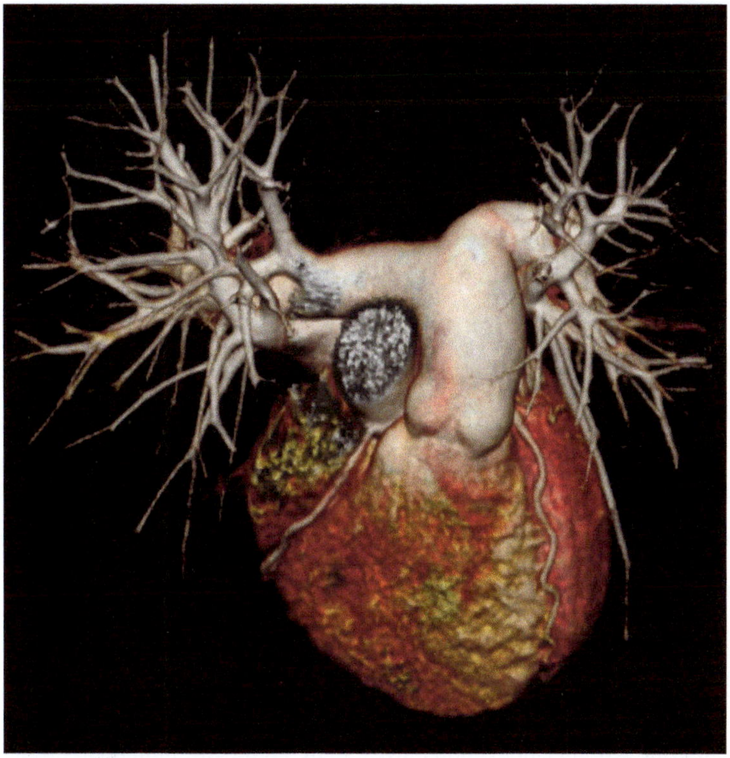

Abb. 7.2 VR-Darstellung des Herzens und der großen thorakalen Gefäße. Die diagnostische Kontrastierung der Lungenarterien, der Aorta und der Koronararterien erlaubt eine zuverlässige Dianostik oder, wie im vorliegenden Beispiel, einen Ausschluss lebensbedrohlicher vaskulärer Pathologien. (Aus Schertler 2009)

Die vorgängige Gabe von β-Blockern ist beim TRO speziell zu prüfen, da eine Kontraindikation beim Vorliegen einer Lungenarterienembolie besteht. Hier hat sich eine direkte Abstimmung und Dokumentation mit den klinischen Kollegen bewährt. Die Untersuchung wird in kranio-kaudaler Richtung durchgeführt.

Die relativen und absoluten Ausschlusskriterien und **Kontraindikationen** für ein Triple-Rule-Out-Protokoll sind identisch zu anderen KM-verstärkten Röntgenuntersuchungen: Nephropathie und bekannte allergische Reaktion auf jodhaltige Kontrastmittel. Relative Kontraindikationen sind: Alter <40 Jahre und Schwangerschaft. Beim TRO-Protokoll gelten zusätzlich erhöhte initiale Herzenzyme, auf ein akutes Koronarsyndrom verdächtige EKG-Veränderungen (ST-Streckenhebungen) sowie hämodynamische Instabilität als relative Kontraindikationen.

Tipps

Cave: Die Verwendung von β-Blockern ist mit den klinischen Kollegen im Vorfeld abzustimmen, da der Einsatz z. B. beim Vorliegen einer Lungenarterienembolie kontraindiziert ist.

7.4.2 Kontrastmittelapplikation

Der Kontrastmittelapplikation kommt beim TRO-Protokoll eine zentrale Bedeutung zu. Erst die zeitliche Koordination von Datenakquisition und Kontrastmittelapplikation ermöglicht eine synchrone und diagnostische Abbildung der Pulmonalarterien, der Aorta und der Koronararterien. Es werden Dichtewerte von mindesten 250 HU in den einzelnen Gefäßterritorien empfohlen (Abb. 7.2).

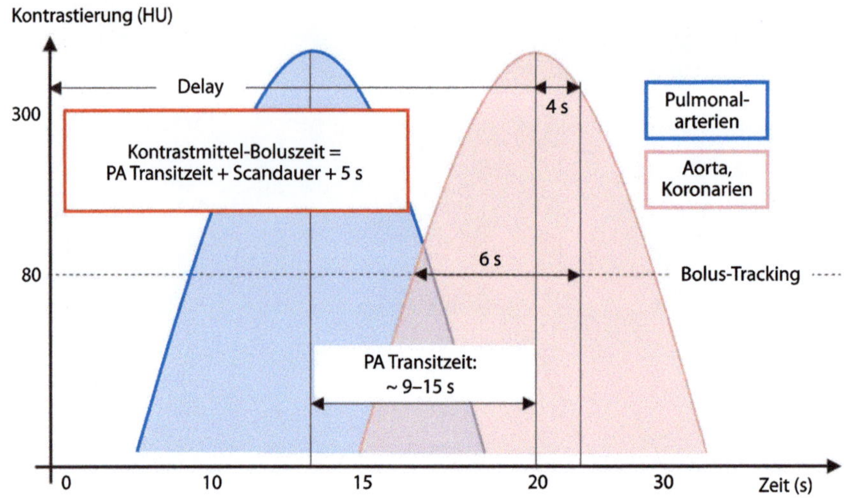

Abb. 7.3 Für ein Triple-Rule-Out-CT wird ein spezifisches Kontrastmittelprotokoll verwendet. Bei Verwendung eines Test-Bolus kann das Protokoll individuell angepasst werden. Dabei wird der Scan ca. 4 s nach maximaler Kontrastierung der Aorta ascendens initiiert (Delay). Die Länge des Kontrastmittelbolus ergibt sich aus der pulmonal-aortalen Transitzeit (PA Transitzeit), der Scandauer und einem Sicherheitsfenster von ca. 5 s. Bei einer Boluszeit von insgesamt 20 s werden bei einer Injektionsrate von 4 ml/s entsprechend 80 ml Kontrastmittel benötigt. Beim Bolus-Tracking wird der Beginn automatisch mit einer Verzögerung von 6 s initiiert (Schwellenwert: 100 HU in der Aorta ascendens)

Zur optimalen Kontrastmittelapplikation müssen 3 Variablen bestimmt werden, um eine adäquate Kontrastierung der verschiedenen vaskulären Territorien zu erreichen:

- Beginn der Bildakquisition nach Kontrastmittelinjektion,
- Dauer des Kontrastmittelbolus und
- Akquisitionsdauer.

Die Verwendung einer Test-Bolus- und die Bolus-Tracking-Technik sind nach heutigem Wissensstand gleichwertig, wobei beim Test-Bolus eine individualisiertere Kontrastmittelapplikation erreicht wird und die zugrundeliegenden Prinzipien deutlich werden (▶ Kap. 5).

So lässt sich unter Verwendung des **Test-Bolus** einfach der Zeitpunkt der maximalen Kontrastierung der Aorta ascendens bestimmen und sich daraus der Zeitpunkt des Akquisitionsbeginns nach Kontrastmittelapplikation festlegen (Zeitpunkt der maximalen Kontrastierung + 4 s). Auch ergibt sich durch den Test-Bolus der Zeitpunkt der maximalen Kontrastierung des Truncus pulmonalis. Die Differenz aus dem Zeitpunkt der maximalen Kontrastierung des Truncus pulmonalis und der Aorta ascendens ergibt die pulmonal-aortale Transitzeit. In dieser pulmonal-aortalen Transitzeit (zwischen 8 und 14 s) + der Scandauer (abhängig vom CT) und einem Sicherheitsfenster (ca. 5 s) gilt es, nach Akquisitionsbeginn einen Kontrastmittelbolus aufrechtzuerhalten (Abb. 7.3).

Tipps

- Exemplarisch ergibt sich bei einer pulmonal-aortalen Transitzeit von 10 s ein Kontrastmittelbolus von 20 s (incl. 5 s Scandauer und 5 s Sicherheitsfenster). Unter Verwendung einer Injektionsrate von 4 ml/s entspricht dies 80 ml Kontrastmittel.
- Im Anschluss an das Kontrastmittel werden etwa 30–60 ml Kochsalzlösung mit derselben Flussgeschwindigkeit als Flush appliziert.

Beim **Bolus-Tracking** empfiehlt dich ein tieferer Schwellenwert von 100 HU in der »region of interest« (ROI) in der Aorta ascendens. Die Bildakquisition soll nach einer Verzögerung von 6 s

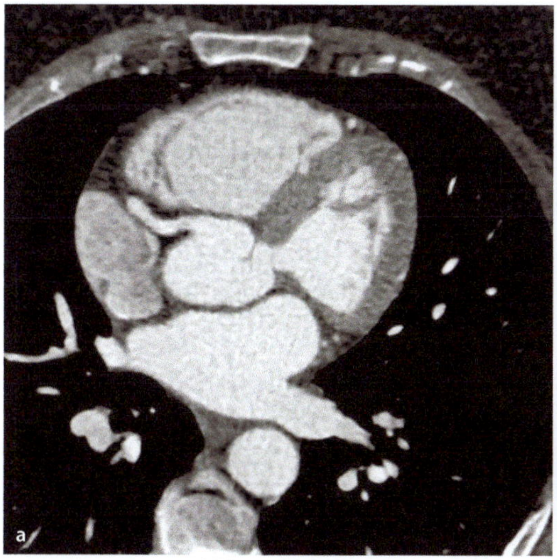

0,75 mm / 0,5 mm
B26f / FoV etwa 180–200 mm

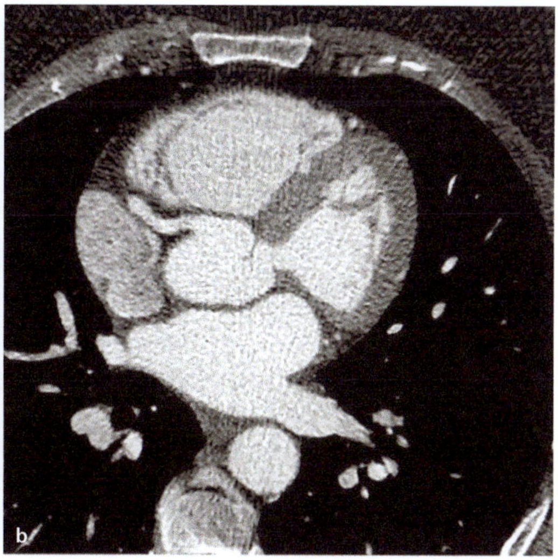

0,75 mm / 0,5 mm
B46f / FoV etwa 180–200 mm

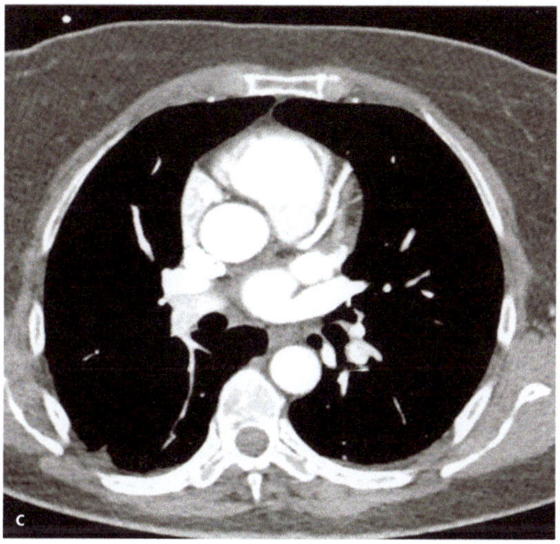

2,0 mm / 1,5 mm
B30f / FoV etwa 400 mm

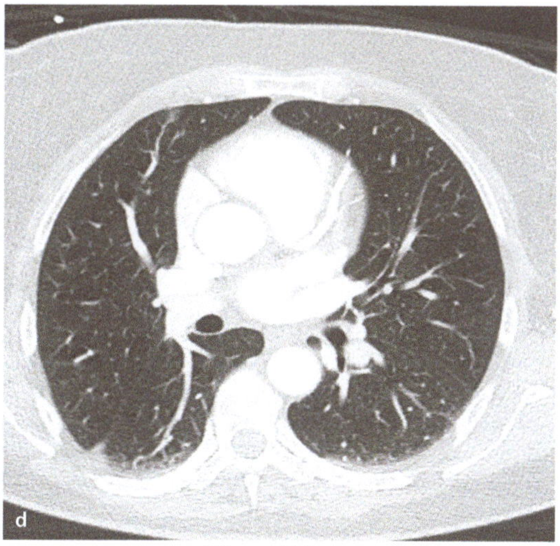

2,0 mm / 1,5 mm
B60f / FoV etwa 400 mm

Abb. 7.4 a–d Bildrekonstruktionen beim Triple-Rule-Out-Protokoll. Standardmäßig werden Datensätze mit kleinerem FOV von ca. 200 mm für die Koronardiagnostik (**a** weicher Filter, **b** kantenanhebender Filter) und Datensätze mit einem FOV von ca. 400 mm für das Mediastinum, Pulmonalarterien und Aorta (**c** weicher Filter) wie auch für das Lungenparenchym (**d** kantenanhebender Filter) rekonstruiert. (Aus Schertler 2009) automatisch erfolgen. Rund 100–120 ml KM werden mit einer Flussgeschwindigkeit von 4 ml/s appliziert, gefolgt von 30 ml Kochsalzlösung mit derselben Flussgeschwindigkeit.

Tipps

- Der TRO-Scan sollte ca. 4 s nach maximaler Kontrastierung der Aorta begonnen werden.
- Entscheidend ist der Kontrastmittelbolus, welcher mit Hilfe eines Test-Bolus angepasst werden kann.
- Die notwendige Dauer des Kontrastmittelbolus ergibt sich aus: pulmo-aortaler Transitzeit + Scandauer + Sicherheitsfenster (ca. 5 s).
- Dauer des Kontrastmittelbolus × Injektionsrate (4–5 ml/min) = zu injizierendes Kontrastmittelvolumen.

7.5 Bildrekonstruktionen

Die Bildrekonstruktionen werden wie bei der CT-Koronarangiographie durchgeführt (▶ Kap. 15). Beim Triple-Rule-Out-Protokoll wird ebenso der gesamte Thorax sowohl mit einem weichen als auch mit einem kantenanhebenden Filter rekonstruiert [»field of view« (FOV) ca. 400 mm, vorzugsweise in der Mid-Diastole]. Beide Rekonstruktionen können mit einer Schichtdicke von 2 mm und einem Inkrement von 1,5 mm rekonstruiert werden (◘ Abb. 7.4).

7.6 Strahlendosis

Ein wichtiger Aspekt beim TRO-Protokoll ist die Strahlendosis. Das EKG-synchronisierte TRO-Protokoll bedeutet im Vergleich zu nicht-EKG-synchronisierten Standardprotokollen des Thorax oder zum reinen Herz-CT eine höhere Strahlendosis für den Patienten (▶ Kap. 9). Die geschätzte durchschnittliche effektive Strahlendosis beim Triple-Rule-Out-Protokoll liegt mit 9–17 mSv über dem Wert von CT-Standardprotokollen für den Thorax. Durch die Verwendung von sog. High-Pitch-Protokollen kann mit der letzten Generation von Dual-Source-CTs eine Reduktion der Strahlenexposition auf ca. 3–5 mSv erreicht werden.

In Anbetracht der Tatsache, dass mit einem TRO-Protokoll potenziell zusätzliche strahlenintensive Folgeuntersuchungen, wie beispielsweise die Koronarangiographie, vermieden werden können, relativiert sich die höhere Strahlendosis. Nichtsdestotrotz sollten die klinische Indikation und der Einsatz der TRO-Untersuchung vorsichtig gestellt werden, um unnötige Strahlendosis zu vermeiden und um einen klinischen Nutzen bei Patienten mit akutem Thoraxschmerz erzielen zu können.

Fazit

- Das Triple-Rule-Out-Protokoll erlaubt eine schnelle und nicht-invasive Diagnostik vaskulärer und nicht-vaskulärer Strukturen bei Patienten mit akutem Thoraxschmerz.
- Spezielle Kenntnisse über das dezidierte KM-Protokoll sind essenziell, um eine diagnostische Bildqualität sämtlicher thorakaler Gefäßterritorien sowie eine diagnostische Bildqualität nicht-vaskulärer thorakaler Strukturen zu erreichen.
- Nicht jeder Patient mit akutem Thoraxschmerz qualifiziert sich für ein Triple-Rule-Out-Protokoll, und die wissenschaftliche Evidenz ist limitiert.
- Der Einsatz erscheint sinnvoll bei Patienten mit mindestens 2 der 3 wichtigen Verdachtsdiagnosen (Aortendissektion, akutes Koronarsyndrom oder Lungenarterienembolie).
- Eine exakte Indikationsstellung ist essenziell, um einerseits unnötige Strahlendosis zu vermeiden und andererseits das diagnostische Potenzial dieser Methode gezielt einsetzen zu können.
- Die Bildakquisition soll nicht mit forcierter Inspiration, sondern in Atemmittellage erfolgen.

Weiterführende Literatur

Johnson TR, Nikolaou K, Wintersperger BJ et al. Optimization of contrast material administration for electrocardiogram-gated computed tomographic angiography of the chest. J Comput Assist Tomogr 2007; 31: 265–271

Madder RD, Raff GL, Hickman L et al. Comparative diagnostic yield and 3-month outcomes of «triple rule-out" and standard protocol coronary CT angiography in the evaluation of acute chest pain. J Cardiovasc Comput Tomogr. 2011; 5 (3): 165–171 [Epub 2011 Mar 16]

Rogers IS, Banerji D, Siegel EL et al. Usefulness of comprehensive cardiothoracic computed tomography in the evaluation of acute undifferentiated chest discomfort in the emergency department (CAPTURE). Am J Cardiol 2011; 107 (5): 643–650

Rogg JG., De Neve JW, Huang C et al. The triple work-up for emergency department patients with acute chest pain: how often does it occur? J Emerg Med 2008; Sep 12. [Epub ahead of print]

Schertler T, Scheffel H, Frauenfelder T et al. Dual-source computed tomography in patients with acute chest pain: feasibility and image quality. Eur Radiol 2007; 17: 3179–3188

Quellenangaben

Schertler T. Triple Rule-Out-CT: Wann und Wie? In: Alkadhi H, Leschka S, Marincek B, Flohr T (Hrsg) Praxisbuch Herz-CT, Kap 7, S 67–73. Springer, Berlin Heidelberg New York

Myokardperfusion und Ischämiediagnostik

Robert Götti

H. Alkadhi et al. (Hrsg), *Praxisbuch Herz-CT*,
DOI 10.1007/978-3-642-35383-3,

Zum Einstieg
Obwohl die CT-Koronarangiographie sich für die Diagnose der koronaren Herzkrankheit und Quantifizierung von Stenosen der Koronararterien etablieren konnte, bleibt die hämodynamische Signifikanz von entdeckten Stenosen oft unklar. Die CT-Koronarangiographie liefert detaillierte, dreidimensionale anatomische Informationen, für die funktionelle Ischämiediagnostik kommen jedoch in der Regel nuklearmedizinische Methoden oder die Magnetresonanztomographie zur Anwendung.
Die Myokardperfusions-CT ist eine neue Methode zur Ischämiediagnostik, welche gegenüber anderen Modalitäten den Vorteil bietet, dass sie in einer Untersuchung mit der CT-Koronarangiographie durchgeführt werden kann und somit eine schnelle, kombinierte Evaluation von anatomischer und funktioneller Information ermöglicht. Die Myokardperfusions-CT wurde bereits in mehreren Studien mit vielversprechenden Resultaten untersucht. Allerdings handelt es sich noch um eine junge Methode und bis zur breiten klinischen Anwendung müssen die Protokolle optimiert und die Methode in größeren Multicenterstudien validiert werden.

8.1 Grundlagen der Myokardperfusions-CT

Bei der Myokardperfusions-CT werden 2–3 Sequenzen akquiriert. Wie bei der magnetresonanztomographischen Perfusionsbildgebung wird eine Akquisition unter pharmakologischer Belastung, die zweite unter Ruhebedingungen durchgeführt. So können reversible, d. h. nur unter Belastung vorhandene Ischämien dargestellt werden. Die pharmakologische Belastung erfolgt in der Regel mit Adenosin, welches über eine Interaktion mit Adenosinrezeptoren zu einer Dilatation der Koronararterien führt.

Die Darstellung einer reversiblen Ischämie erfolgt über ein sog. Steal-Phänomen: Eine signifikante Stenose reduziert die Perfusionsreserve des betroffenen Gefäßes, also dessen Fähigkeit, unter Adenosinbelastung adäquat zu dilatieren, und führt somit in seinem Versorgungsgebiet zu einer relativen Minderperfusion gegenüber den Versorgungsgebieten der übrigen Gefäße.

Falls ein Perfusionsdefizit auch in Ruhe vorliegt, kann zur Klärung der Frage, ob es sich um infarziertes Gewebe handelt, zusätzlich eine weitere, späte Akquisition zur Evaluation des sog. Delayed Enhancement durchgeführt werden. Dieses späte Enhancement beruht auf der verlängerten Auswaschphase von Kontrastmittel in infarziertem Gewebe (◘ Abb. 8.1).

8.2 Durchführung

8.2.1 Patientenvorbereitung

Als Erstes muss evaluiert werden, ob Kontraindikationen für die kontrastmittelverstärkte CT-Untersuchung im Allgemeinen – eingeschränkte Nierenfunktion, Schilddrüsenüberfunktion, Kontrastmittelallergie, Schwangerschaft – und für die Myokardperfusions-CT unter Adenosinbelastung im Speziellen – instabile Angina pectoris, akuter Myokardinfarkt, hochgradige Aortenklappenstenose, Hypotonie, höhergradiger AV-Block (>IIa), Asthma, COPD – bestehen. Vor der Untersuchung ist somit ein 12-Kanal-EKG anzufertigen, um das Vorliegen eines höhergradigen AV-Blockes auszuschließen.

Zudem muss der Patient darauf aufmerksam gemacht werden, am Tag der Untersuchung keine koffeinhaltigen Getränke zu sich zu nehmen, da Koffein durch Bindung an denselben Rezeptor die Wirkung des Adenosins beeinträchtigt und somit zu einem falsch-negativen Resultat führen kann. Typische Nebenwirkungen des Adenosins (Schwindel, Atembeschwerden) sowie die Tatsache, dass diese nach dem Unterbrechen der Adenosinzufuhr rasch abklingen, sollen dem Patienten erläutert werden, damit er sich auf den Ablauf der Untersuchung einstellen kann und ein frühzeitiger Abbruch der Untersuchung durch den Patienten vermieden werden kann.

Die Belastung mit Adenosin muss unter Monitoring mittels EKG, regelmäßiger Blutdruckmessung sowie Pulsoxymetrie stattfinden, um möglicherweise auftretende Rhythmusstörungen oder Blutdruckabfälle rasch zu erkennen und die notwendigen Maßnahmen einzuleiten. In der Regel genügt bei Auftreten von Komplikationen die Un-

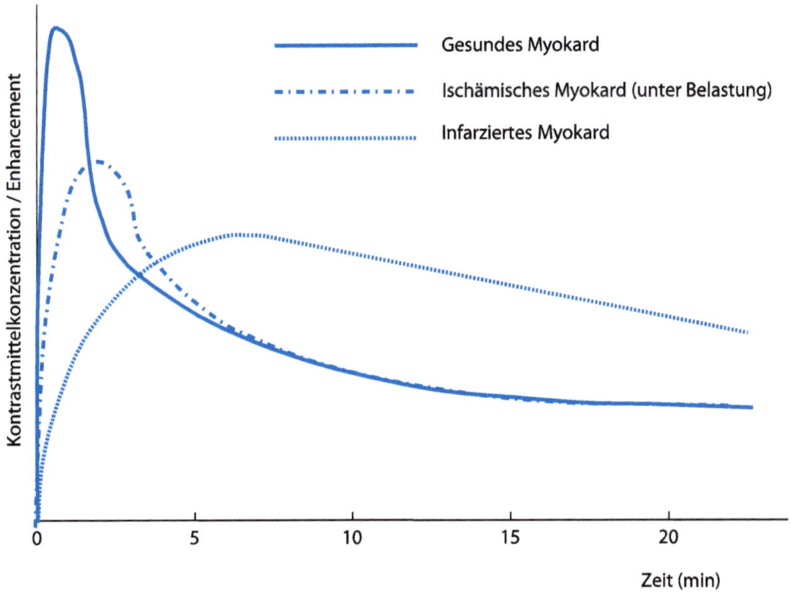

Abb. 8.1 Schematische Darstellung der Kontrastmittelkinetik im gesunden, ischämischen und infarzierten Myokard. Das ischämische Myokard zeigt unter Adenosinbelastung ein reduziertes Anfluten des Kontrastmittels im Vergleich zum gesunden Myokard (aufgrund der verminderten Perfusionsreserve des zuführenden Gefäßes). Das infarzierte Myokard zeigt eine deutlich verzögerte Kontrastmittelanreicherung und eine verlängerte Auswaschphase, welche ein erhöhtes Enhancement mit einer maximalen Differenz zum gesunden Myokard 10–15 min nach Kontrastmittelgabe zeigt (»delayed enhancement«)

terbrechung der Adenosinzufuhr, da diese Substanz im Blut eine sehr kurze Halbwertszeit von wenigen Sekunden hat. In seltenen Fällen können allerdings weitergehende Maßnahmen (Verabreichung von Atropin bei hämodynamisch wirksamem, höhergradigem AV-Block) oder gar eine kardiopulmonale Reanimation notwendig werden, weshalb die Belastung mit Adenosin nur durch entsprechend geschultes ärztliches Personal durchgeführt werden soll.

Leichtes Unwohlsein, Schwindel und Dyspnoe sind übliche Nebenwirkungen des Adenosins und erfordern keinen Abbruch der Untersuchung. **Abbruchkriterien** sind das Auftreten eines Bronchospasmus, einer schweren Angina pectoris, eines symptomatischen Blutdruckabfalls, einer schweren Hypertonie, eines höhergradigen AV-Blockes oder von Rhythmusstörungen wie einer supraventrikulären Tachykardie, Vorhofflimmern, Vorhofflattern oder repetitiver ventrikulärer Rhythmusstörungen.

Zur gleichzeitigen Verabreichung von Adenosin und jodhaltigem Kontrastmittel wird dem Patienten an beiden Armen je ein intravenöser **Zugang** gelegt. Die Verabreichung des Kontrastmittels über den gleichen Zugang wie das Adenosin muss unbedingt vermieden werden, da ansonsten bei der Bolusinjektion des Kontrastmittels ein erhöhter Adenosinfluss erzeugt wird, der das Entstehen eines AV-Blockes begünstigt.

Dos and Don'ts

- Kontraindikationen der Adenosinbelastung beachten und im Zweifelsfall mit einem Kardiologen besprechen! Kontraindikationen sind:
  - instabile Angina pectoris,
  - akuter Myokardinfarkt,
  - hochgradige Aortenklappenstenose,
  - Hypotonie,
  - höhergradiger AV-Block (>IIa),
  - Asthma/COPD.
- Informieren Sie den Patienten über zu erwartende Nebenwirkungen des Adenosins (Schwindel, Atembeschwerden) vor der Untersuchung sowie die Tatsache, dass diese nach Beendigung der Adenosinverabreichung rasch wieder abklingen.

- Die Anfertigung eines 12-Kanal-EKGs vor der Untersuchung zum Ausschluss eines höhergradigen AV-Blocks sowie die Überwachung von Puls, Blutdruck und EKG während der Untersuchung sind zwingend.

8.2.2 Durchführung der Akquisition unter Adenosinbelastung

Die Akquisition unter Adenosinbelastung soll als Erstes erfolgen, um falsch-negative Resultate durch einen möglichen Delayed-Enhancement-Effekt des Kontrastmittels der Voruntersuchung zu vermeiden. Falls die Untersuchung in Ruhe zuerst erfolgt, ist eine Wartezeit von mindestens 30 min vor der Akquisition unter Adenosinbelastung einzuhalten, um ein Auswaschen des Kontrastmittels der ersten Untersuchung zu ermöglichen.

Unter Monitoring mittels EKG, Pulsoxymetrie und regelmäßigen Blutdruckmessungen (alle 30–60 s) wird dem Patienten mittels eines Perfusors Adenosin in einer Dosis von 140 µg/kg KG/min infundiert. Es werden keine β-Blocker und kein Nitroglyzerin verabreicht. Nach 3 min der kontinuierlichen Adenosininfusion wird das jodhaltige Kontrastmittel über die zweite Leitung mit einer Flussgeschwindigkeit von 5 ml/s verabreicht und die Myokardperfusions-CT-Akquisition unter Belastung durchgeführt. Die gleichzeitige Adenosinzufuhr wird erst bei Beendigung des Scans unterbrochen.

Die CT-Akquisitionsparameter der Myokardperfusions-CT sind identisch zu denjenigen der CT-Koronarangiographieprotokolle (s. ▶ Kap. 12 »Untersuchungsprotokolle«). Für die Untersuchung unter Belastung kann entweder ein Protokoll mit retrospektivem EKG-Gating und Röhrenstrommodulation verwendet werden oder, falls ein geeignetes Dual-Source-CT verfügbar ist, ein High-Pitch-Protokoll mit prospektivem EKG-Triggering, was eine deutliche Reduktion der Strahlendosis ermöglicht. Da die Daten der Akquisition unter Belastung lediglich für die Evaluation des Myokards und nicht für die Beurteilung der Koronararterien verwendet werden, ist die mögliche nicht-diagnostische Darstellung der Koronararterien bei hoher Herzfrequenz und Verwendung eines High-Pitch Protokolls kein limitierender Faktor. Prospektiv EKG-getriggerte sequenzielle Protokolle (»step and shoot«) sollen jedoch aufgrund des möglichen Auftretens von Stufenartefakten in der Kontrastierung des Myokardes für die Akquisition unter Belastung vermieden werden.

Tipps

- Adenosindosis: 140 µg/kg KG/min.
- Aufgrund des geringen, jedoch nicht vernachlässigbaren Risikos schwerer Komplikationen soll die Untersuchung unter Adenosinbelastung immer durch entsprechend geschultes ärztliches Personal durchgeführt werden.

Dos and Don'ts

- Adenosin und Kontrastmittel sind unbedingt über 2 separate intravenöse Zugänge zu verabreichen, da die Verabreichung des Kontrastmittelbolus über die gleiche Leitung zu einer massiven Erhöhung der Adenosindosisrate führt.
- Abbruchkriterien der Adenosinbelastung beachten! Dies sind:
  - Bronchospasmus,
  - schwere Angina pectoris,
  - symptomatischer Blutdruckabfall,
  - schwere Hypertonie,
  - höhergradiger AV-Block,
  - Rhythmusstörungen.

8.2.3 Durchführung der Akquisition in Ruhe

Die Akquisition in Ruhe wird 5 min nach der Untersuchung unter Belastung, nach Abklingen der Adenosinwirkung, wie eine übliche CT-Koronarangiographie durchgeführt (s. ▶ Kap. 12). Um zur bestmöglichen Darstellung der Koronararterien die Herzfrequenz tief zu halten sowie die Wahl eines Niedrigdosisprotokolls zu ermöglichen, können für die Akquisition in Ruhe auch β-Blocker verabreicht werden. Auf die Gabe von Nitroglyzerin sollte jedoch aufgrund dessen Einflusses auf die Myokardperfusion verzichtet werden.

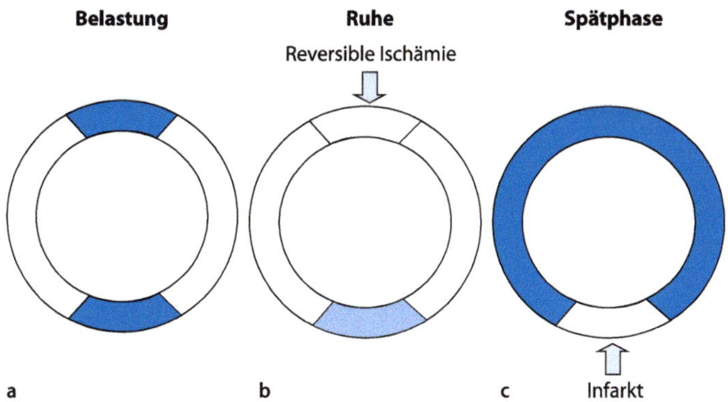

Abb. 8.2a–c Schematische Darstellung eines Kurzachsenschnittes des Herzens mit den Erscheinungsbildern einer reversiblen Ischämie (oben, anteriores Segment) und eines Infarktes (unten, inferiores Segment). Die reversible Ischämie zeigt lediglich unter Adenosinbelastung ein Perfusionsdefizit (hypodens). Der Infarkt zeichnet sich sowohl unter Adenosinbelastung als auch in Ruhe durch ein Perfusionsdefizit aus, wobei dieses bereits in der Ruheakquisition durch beginnendes Delayed Enhancement weniger stark ausgeprägt sein kann. In der Spätphase zeigt sich der Infarkt hyperdens zum gesunden Myokard (»delayed enhancement«)

8.2.4 Durchführung der Spätphasenakquisition (Delayed Enhancement)

Zusätzlich kann zur Klärung der Frage, ob irreversibel geschädigtes, infarziertes Myokard vorliegt, ein weiterer Scan, ca. 10 min nach der Akquisition in Ruhe durchgeführt werden. Infarziertes Myokard zeigt neben der verzögerten Kontrastmittelanreicherung auch eine deutlich längere Auswaschphase (Abb. 8.1), d. h. das infarzierte Myokard wird in einer Akquisition ohne weitere Kontrastmittelgabe, idealerweise nach 10 min, ein vermehrtes »enhancement« gegenüber dem gesunden Myokard zeigen (sog. »delayed enhancement«).

Für die Spätphasenakquisition soll, wann immer möglich, ein Niedrigdosisprotokoll verwendet werden (s. ▸ Kap. 12). Die Röhrenspannung wird unabhängig vom Habitus des Patienten 100 kVp betragen, um den Jodkontrast im Myokard zu verstärken.

8.3 Auswertung

8.3.1 Nachverarbeitung

An einer geeigneten Workstation werden aus den Datensätzen der Akquisitionen unter Belastung, in Ruhe und, falls vorhanden, der Spätphase multiplanare Reformationen in der Kurzachse sowie im 2- und 4-Kammer-Blick angefertigt. Eine Schichtdicke von 5 mm sowie ein relativ schmales Fenster (Richtwerte: Level 100 HU, Window 100–200 HU) erlauben die optimale Beurteilung des Myokards. Die Daten der Ruheakquisition werden zudem nach üblichem Vorgehen für die CT-Koronarangiographie rekonstruiert.

8.3.2 Befundinterpretation

Die Reformationen der verschiedenen Akquisitionen sollen in Zusammenschau beurteilt werden.

- Die Erscheinungsbilder der reversiblen Ischämie sowie des Infarktes sind schematisch in Abb. 8.2 dargestellt.
- Die reversible Ischämie zeigt in der Untersuchung unter Belastung ein hypodenses Perfusionsdefizit, in der Ruhephase (sowie in der Spätphase) ist sie isodens zum gesunden Myokard (Abb. 8.3).
- Der Infarkt zeigt in der Untersuchung unter Belastung sowie in Ruhe ein hypodenses Perfusionsdefizit. Dieses kann jedoch in der Ruhephase aufgrund eines beginnenden Delayed-Enhancement-Effektes bereits etwas weniger stark ausgeprägt erscheinen. In der Spätphase zeigt sich der Infarkt hyperdens gegenüber

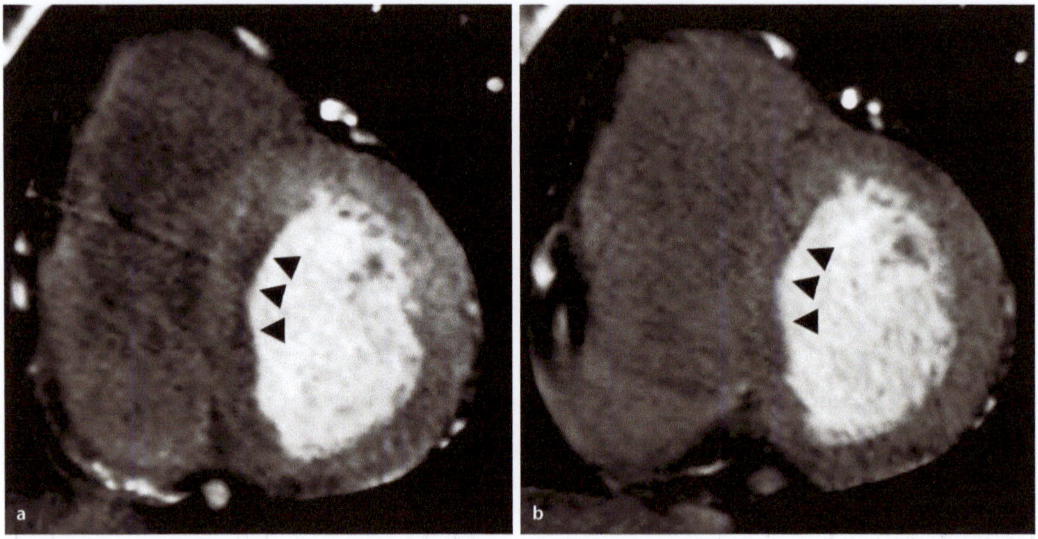

Abb. 8.3a, b Kurzachsenreformationen der Akquisitionen unter Adenosinbelastung (**a**) und in Ruhe (**b**) zeigen eine nicht-transmurale, reversible Ischämie der anteroseptalen Wand (schwarze Pfeilspitzen)

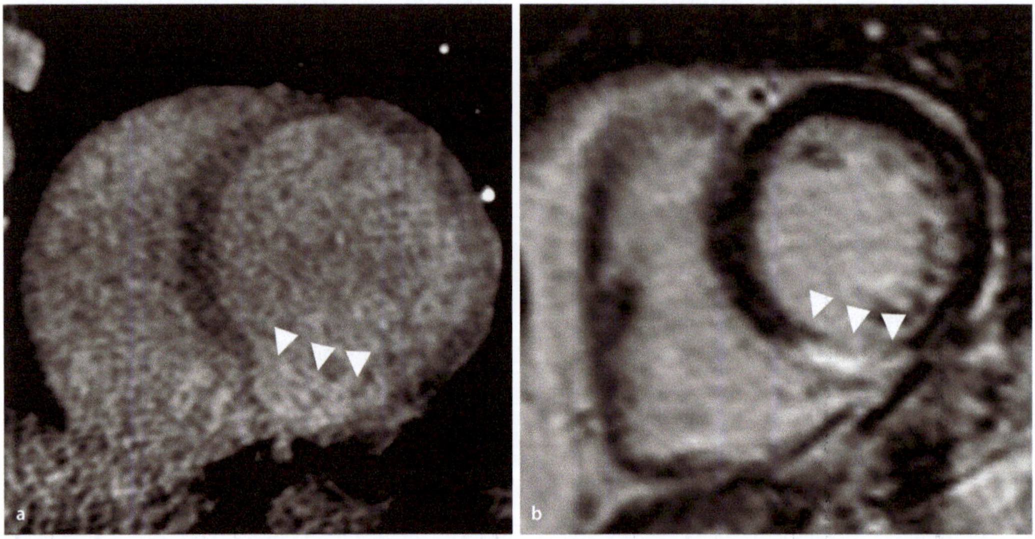

Abb. 8.4a, b Kurzachsenreformation der Spätphasenakquisition (**a**) sowie einer korrespondierenden MRT-Untersuchung desselben Patienten in der Spätphase mittels Inversion-Recovery-Sequenz (**b**), zeigen eine transmurale Narbe mit Delayed Enhancement der inferoseptalen Wand (weiße Pfeilspitzen)

dem gesunden, sowie dem unter Belastung ischämischen, nicht irreversibel geschädigten Myokard (▣ Abb. 8.4).

Die Koronargefäße werden aus den Daten der Ruheakquisition separat nach üblichem Vorgehen beurteilt und die Befunde mit denjenigen der Perfusionsbildgebung korreliert.

8.3.3 Vermeidung von falsch-negativen und falsch-positiven Resultaten

Falsch-negative Resultate können bei inadäquater Adenosinbelastung durch eine ungenügende Dosis, frühzeitigen Abbruch der Adenosinzufuhr sowie bei Konsum koffeinhaltiger Getränke durch den Patienten am Untersuchungstag (verminderte Adenosinwirkung) auftreten.

Des Weiteren können falsch-negative Befunde auftreten, wenn die Akquisition unter Belastung nach der Ruheuntersuchung erfolgt und ein beginnendes Delayed Enhancement das Perfusionsdefizit in einem Infarkt maskiert.

Falsch-positive Befunde können durch Aufhärtungsartefakte entstehen. Dies gilt insbesondere für das basale inferolaterale Segment, aufgrund dessen Nähe zur Aorta descendens. Aufhärtungsartefakte können in der Regel durch ihre typische Lokalisation und fehlende Korrelation mit einem vaskulären Versorgungsgebiet oder einer Koronarstenose erkannt werden.

Dos and Don‹ts

- Beschreiben Sie die Lokalisation von ischämischen und infarzierten Arealen gemäß dem 17-Segment-Modell der American Heart Association.
- Neben der Lokalisation ist auch die Transmuralität der Ischämie und insbesondere des Infarktes von großer Bedeutung, da bei myokardialen Infarkten mit mehr als 50% Transmuralität keine Besserung der Kontraktilität nach Revaskularisierung zu erwarten ist.
- Suchen und beschreiben Sie die Befunde der versorgenden Koronargefäßsgemente ischämischer und infarzierter Myokardareale.

8.4 Weitere Entwicklungen

Wie bereits erwähnt, ist die Myokardperfusions-CT eine junge Methode, und die optimalen Protokolle sind weiterhin Gegenstand der Forschung. Neben der in diesem Kapitel erläuterten Vorgehensweise sind auch folgende Methoden in Evaluation:

- Dynamische, mehrphasige Myokardperfusions-CT, mittels »Shuttle-Modus« (abwechselnde Abbildung zweier Myokardblöcke mit 64- oder 128-Zeilen-Scannern, deren Detektorbreite nicht die Abdeckung des gesamten Myokards ermöglicht) oder Volumen-CT (mit 320-Zeilen-Scannern, welche das gesamte Myokard abdecken). Vorteil solcher Protokolle ist die Möglichkeit der Evaluation der zeitlichen Dynamik der Perfusion, ähnlich wie in der magnetresonanztomographischen Untersuchung. Nachteil ist die deutlich höhere Strahlenbelastung der dynamischen Akquisition.
- Dual-Energy-Myokardperfusions-CT, welche durch simultane Untersuchung mit zwei verschiedenen Röhrenspannungen und 3-Material-Dekompositionsalgorithmen die selektive Darstellung von Jod – und somit der Perfusion des Myokards – ermöglicht. Der Nachteil dieser Methode liegt in der geringeren zeitlichen Auflösung im Vergleich mit der Dual-Source-Akquisition auf dem gleichen Gerät.

Fazit

Die Myokardperfusions-CT ist eine vielversprechende neue Applikation zur Ischämiediagnostik, welche neben der Erkennung von Koronarstenosen auch die Beurteilung von deren hämodynamischer Konsequenz in derselben Untersuchung erlaubt und somit als Basis für gezielte Revaskularisationsmaßnahmen dienen kann. Die optimalen Protokolle dieser noch jungen Untersuchungsmethode sind Gegenstand weiterer Forschung.

Weiterführende Literatur

Ambrose MS, Valdiviezo C, Mehra V et al. CT perfusion: ready for prime time. Curr Cardiol Rep 2011; 13: 57–66

Cury RC, Techasith T. stress myocardial ct perfusion: an update and future perspective. JACC Cardiovasc Imag 2011; 4: 905–916

Feuchtner G, Goetti R, Plass A et al. adenosine stress high-pitch 128-slice dual-source myocardial computed tomography perfusion imaging of reversible myocardial ischemia: comparison with magnetic resonance imaging. Circ Cardiovasc Imaging 2011; 4: 540–549

Goetti R, Feuchtner G, Stolzmann P et al. Delayed enhancement imaging of myocardial viability: low-dose high-pitch CT versus MRI. Eur Radiol 2011; 21: 2091–2099

8

Strahlenexposition bei der Herz-CT: Tipps zur Dosisminimierung

Paul Stolzmann

H. Alkadhi et al. (Hrsg), *Praxisbuch Herz-CT*,
DOI 10.1007/978-3-642-35383-3,

Zum Einstieg

Die Computertomographie geht mit einer im Vergleich zu anderen diagnostischen Röntgenuntersuchungen höheren Strahlenexposition pro Untersuchung einher. Die CT stellt insgesamt den größten Anteil an ionisierender Strahlung in der medizinischen Anwendung, obwohl sie nur ca. 4% aller Röntgenuntersuchungen ausmacht.

»As low as reasonably achievable« gilt als grundlegendes Prinzip (»ALARA«-Prinzip) zur Optimierung der Strahlenexposition. Dieses Prinzip muss auch bei Herz-CT-Untersuchungen berücksichtigt werden. Die Kenntnis der Dosisparameter und Zusammenhänge mit der Bildqualität ist Grundlage für den radiologischen Strahlenschutz.

Wichtige Strategien zur Dosisbegrenzung in der Herz-CT beinhalten die strenge Prüfung der Indikation (► Kap. 6), die Protokollwahl, die Elektrokardiographie (EKG)-basierte Röhrenstrommodulation sowie die Röhrenstrom- und Spannungsreduktion. Weitere Möglichkeiten zur Dosisminimierung sind die Herzfrequenz-Pitch-Adaptation und die Einstellung frei wählbarer Pulsingfenster. Eine weitere Strategie beinhaltet die Verwendung iterativer Rekonstruktionsalgorithmen.

9.1 CT-Dosisparameter

9.1.1 Computed Tomography Dose Index (CTDI)

- Parameter der absorbierten Dosis, Einheit Gray (Gy).
- Radiation-Dose-Profile – Integral für Aufnahme eines computertomographischen Bildes.
- Idealerweise rechteckige Form, jedoch seitlicher Überhang.

9.1.2 Volume Computed Tomography Dose Index ($CTDI_{vol}$)

- Berücksichtigt die örtliche Separation der einzelnen Radiation dose Profile.
- Örtliche Separation ist abhängig vom Pitch; ergo $CTDI_{vol}$ ist abhängig vom Pitch.
- Anzeige auf Konsole ermöglicht Protokollvergleich.
- Parameter der absorbierten Dosis, Einheit Gray (Gy).
- Unterschätzt die Dosis bei Kindern und schlanken Patienten, überschätzt die Dosis bei adipösen Patienten.

9.1.3 Dosis-Längen-Produkt (DLP)

- DLP Dosisintegral ($CTDI_{vol}$) entlang der z-Achse.
- DLP berücksichtigt die Scanlänge.
- Einheit mGy × cm.

Dos and Don‹ts

- Reduzieren Sie die Scanlänge, um das Dosis-Längen-Produkt zu minimieren!
- Beginnen Sie bei der Adjustierung der Scanlänge für die Herz-CT ca. 1–2 cm unterhalb der Carina.
- Überprüfen und adjustieren Sie die Scanlänge der CT-Koronarangiographie mit Hilfe des durchgeführten Kalzium-Scoring-Datensatzes!

9.1.4 Effektive Dosis ($Dose_{eff}$)

- Parameter beschreibt das Risiko eines biologischen Schadens.
- Setzt die Strahlenbelastung einer Teilkörperbestrahlung in Relation zu einer Ganzkörperbestrahlung.
- Monte Carlo Simulationen sind die Grundlage zur Abschätzung der Organdosis unter Berücksichtigung des jeweiligen Bestrahlungsrisikos.
- Einheit Sievert (Sv).
- Approximation der effektiven Dosis durch DLP und Konversionskoeffizienten κ:

Für Thorax-CT-Untersuchungen ist κ = 0,017 mSv/(mGy × cm)

$$Dose_{eff} = \kappa \times DLP$$

Dos and Don'ts

- Berechnen Sie die effektive Dosis ihres Herz-CT-Protokolls durch die Multiplikation des

Dosis-Längen-Produkts (DLP) mit dem Konversionsfaktor für den Thorax κ=0,017 mSv/(mGy × cm).

9.1.5 Pitch

- Pitch ist der dimensionslose Parameter der örtlichen Separation.
- Quotient aus Tischvorschub pro Rotation und Detektorbreite im Spiral-CT.

Tipp

Für die Herz-CT gilt: Je niedriger der Pitch, desto höher die Dosis.

9.2 Herz-CT – Was ist besonders?

Die Herz-CT benötigt eine hohe zeitliche Auflösung zur Vermeidung von Bewegungsartefakten. Die Datenakquisition muss mit dem EKG synchronisiert werden (▶ Kap. 6). Zusätzlich ist eine hohe Ortsauflösung essenziell, um kleinste Koronarsegmente isotrop aufgelöst darstellen zu können. Die Zusammenhänge zwischen der Auflösung und der Dosis werden im Folgenden erläutert.

9.2.1 Zeitliche Auflösung

- Je besser die zeitliche Auflösung, desto weniger Bewegungsartefakte.
- Keine redundanten Daten aus mehreren Projektionen, weil das Mitteln der Daten die zeitliche Auflösung verschlechtert.
- Die minimal nötige Datenmenge für die Rekonstruktion eines Bildes beträgt 180° (»partielle Rekonstruktionstechnik«), daher entspricht die zeitliche Auflösung ca. der Hälfte der Rotationszeit.
- Zeitliche Auflösung proportional zur Rotationsgeschwindigkeit der Röhre, daher kurze Rotationszeiten gefordert.
- Akquisition der 180° kann während eines (»single-segment«) oder mehrerer (»multi-segment«) Herzzyklen erfolgen.

Multisegment-Rekonstruktionen

- Daten werden während verschiedener Herzschläge akquiriert.
- Daten aus bis zu vier Herzzyklen können bei Multisegment-Rekonstruktion benutzt werden und erhöhen die zeitliche Auflösung bei dezidierten Herzfrequenzen.
- Multisegment-Rekonstruktionen bei der 64-Zeilen-CT verbessern die Bildqualität bei Herzfrequenzen >65 bpm im Vergleich zu Single-Segment-Rekonstruktionen, jedoch nicht die diagnostische Genauigkeit.
- Mögliche Missregistrationen verschlechtern die Bildqualität, daher limitieren unregelmäßige Herzraten die Anwendung von Multisegment-Rekonstruktionen.
- Niedriger Pitch ist Voraussetzung und verursacht eine hohe Dosis.

Tipps

- Kurze Rotationszeiten erfordern einen niedrigen Pitch zur kontinuierlichen Datenakquisition.
- Der Preis für die hohe zeitliche Auflösung ist eine höhere Strahlendosis.

9.2.2 Räumliche Auflösung

- Je höher die benötigte räumliche Auflösung, desto kleiner muss auch die Kollimation sein.
- Je kleiner die Kollimation, desto weniger Photonen treffen auf das einzelne Detektorelement.
- Je weniger Photonen pro Detektorelement, desto höher ist das Bildrauschen.
- Daher ist die Erhöhung des Röhrenstroms oder der Spannung erforderlich, um gleiches Bildrauschen zu generieren.

Tipps

- Erhöhtes Bildrauschen durch kleine Detektorkollimationen muss durch einen höheren Photonenflux kompensiert werden.
- Der Preis für eine hohe räumliche Auflösung ist eine höhere Strahlendosis.

9.3 Strategien zur Dosisreduktion

Grundlegende Strategien zur Dosisreduktion beinhalten die korrekte Indikationsstellung (▶ Kap. 6), um die Strahlenexposition zu rechtfertigen. Der Nutzen der Herz-CT-Untersuchung für den Patienten muss stets das assoziierte potenzielle Risiko überwiegen. Der Optimierungsansatz bedeutet zudem, dass alle Maßnahmen ergriffen werden sollen, um die Dosis zu minimieren.

9.3.1 Topogramm

- Der Beitrag des Topogramms zur Strahlenbelastung einer CT wird in der Regel ignoriert.
- Das »ALARA«-Prinzip (»as low as reasonably achievable«) ist auch hier gefordert.
- Die Strahlenbelastung durch das Topogramm mit Standardeinstellungen der Hersteller kann ein Mehrfaches einer konventionellen Thoraxaufnahme betragen.

Dos and Don'ts

Reduzieren Sie die Dosis des Topogramms!

1. Wählen Sie die niedrigste Röhrenspannung (maximal 80 kV),
2. erniedrigen Sie den Röhrenstrom und
3. orientieren Sie den Strahlengang posteroanterior.

Der postero-anteriore Strahlengang wird durch eine Untertischposition der Röntgenröhre erreicht. Die Röntgenstrahlen durchdringen dann zuerst den Tisch (und Patienten), sodass niedrigenergetische Photonen absorbiert werden. Diese Röntgenröhrenposition bei 180° hat keinen Einfluss auf die Bildqualität, aber reduziert die Patientendosis (und insbesondere die Mammadosis).

9.3.2 Protokolle mit retrospektiver EKG-Synchronisation

Bei der Verwendung von retrospektiver EKG-Synchronisation erfolgt die Datenakquisition kontinuierlich während einer Spirale. Die folgenden Techniken minimieren dabei die Patientendosis:

EKG-basierte Röhrenstrommodulation

- Definiert als die Verminderung auf 4–25% des nominalen Röhrenstroms während der Systole, sog. EKG-basierte Röhrenstrommodulation (▫ Abb. 9.1).
- Ermöglicht eine Dosisreduktion um bis zu 50%.
- Die Verwendung der EKG-basierten Röhrenstrommodulation hat keinen Einfluss auf die diagnostische Aussagekraft der Untersuchung (▶ Kap. 6).
- Das RR-Intervall, in dem der volle Röhrenstrom appliziert wird (sog. Pulsingfenster) kann – herstellerabhängig – frei durch den Untersucher eingestellt werden.

Dos and Don'ts

- Adaptieren Sie das Pulsingfenster an die Herzfrequenz des Patienten (▫ Tab. 9.1)!

Bei einer hohen zeitlichen Auflösung des Scanners können Single-Segment-Rekonstruktionen auch bei hohen Herzfrequenzen angefertigt werden. Der Pitch kann dann mit steigenden Herzfrequenzen erhöht werden. Trotz breiterer Pulsingfenster bei höheren Herzfrequenzen sinkt dann die effektive Dosis für den Patienten. Angemerkt werden muss, dass dabei das Bildrauschen konstant bleibt und nicht durch den Pitch beeinflusst wird.

Röhrenstrom- und Spannungsreduktion

Reduktionen der Röhrenspannung und des Röhrenstroms sind sehr effektive Strategien zur Dosisminimierung, denn die **Dosis** ist

- proportional zum Quadrat der Röhrenspannung und
- linear proportional zum Röhrenstrom.

▫ Tab. 9.1 Adaptation der Pulsingfenster an die individuelle Herzfrequenz.

Herzfrequenz (bpm)	<60	60–70	70–80	>80
Pulsing (%)	60–70	60–80	55–80	30–80

Angaben in Prozent des RR-Intervalls.

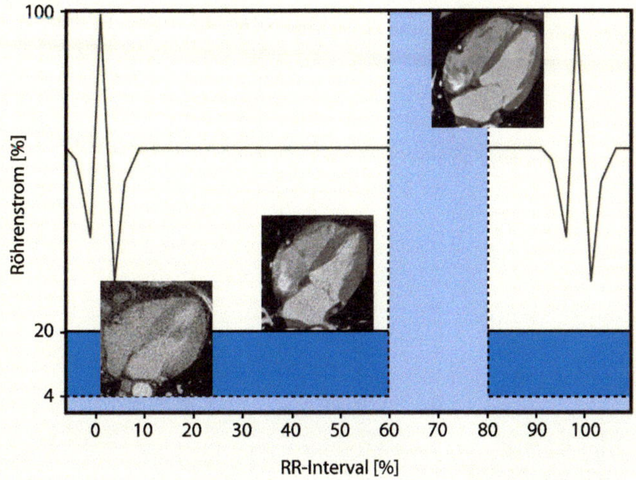

Abb. 9.1 EKG-basierte Röhrenstrommodulation. Bei der Verwendung der EKG-basierten Röhrenstrommodulation wird der Röhrenstrom auf 20% oder 4% (MinDose) des nominalen Röhrenstroms außerhalb des eingestellten Pulsingfensters (hier 60–80% des RR-Intervalls) gesenkt. Daraus resultiert ein unterschiedliches Rauschen in den CT-Bildern bei 4%, 20% und 100% des Röhrenstroms (von links). Die Absenkung des Röhrenstroms auf 20% erlaubt die Durchführung einer Funktionsanalyse, hingegen sind bei 4% die Bilder für die Funktionsanalyse nicht mehr geeignet

Tipp

Eine Reduktion der Röhrenspannung geht mit einem erhöhten Bildkontrast einher. Besonders ausgeprägt ist dieser Effekt für Stoffe mit einer hohen Atomzahl wie jodhaltiges Röntgenkontrastmittel. Verursacht wird dies durch den höheren Anteil des photoelektrischen Effekts an der Gesamtschwächung bei niedrigeren kV-Werten, welcher stärker als der Comptom-Effekt von der Atomzahl abhängt (Abb. 9.2).

Reduktionen der Röhrenspannung und des -stroms gehen einher mit

- signifikant erhöhtem Kontrast,
- signifikant erhöhtem Bildrauschen in Patienten mit gleichem Körperquerschnitt (d. h. Body-Mass-Index, BMI),
- signifikant höherem Kontrast-zu-Rausch-Verhältnis,
- signifikant reduzierter Dosis,
- kein Unterschied in der diagnostischen Bildqualität.

Dos and Don'ts

Wählen Sie für Protokolle mit **retrospektiver EKG-Synchronisation** (Abb. 9.3) für

- normalgewichtige Patienten mit einem BMI <25 kg/m^2 eine Röhrenspannung von **100 kV**,
- übergewichtige Patienten mit einem BMI >25 kg/m^2 eine Röhrenspannung von **120 kV.**

9.3.3 Niedrigdosisprotokolle mit prospektiver EKG-Synchronisation

Niedrigdosisprotokolle mit prospektiver EKG-Synchronisation können entsprechend der Akquisitionstechnik in zwei Gruppen unterteilt werden: Bei der sequenziellen Datenakqusisition (sog. »step and shoot«, »Cardio Sequenz«, SnapShot Pulse etc.) erfolgt die Datenakquisition schrittweise. Dabei ist der Patiententisch während der Akquisition stationär und bewegt sich nur zwischen den Aufnahmen schrittweise zur nächsten z-Position. Andererseits stehen Protokolle mit schnellem Tischvorschub, sog. High-Pitch-Protokolle (sog. »flash«), zur Datenakquisition zur Verfügung. Dabei wird – Voraussetzung

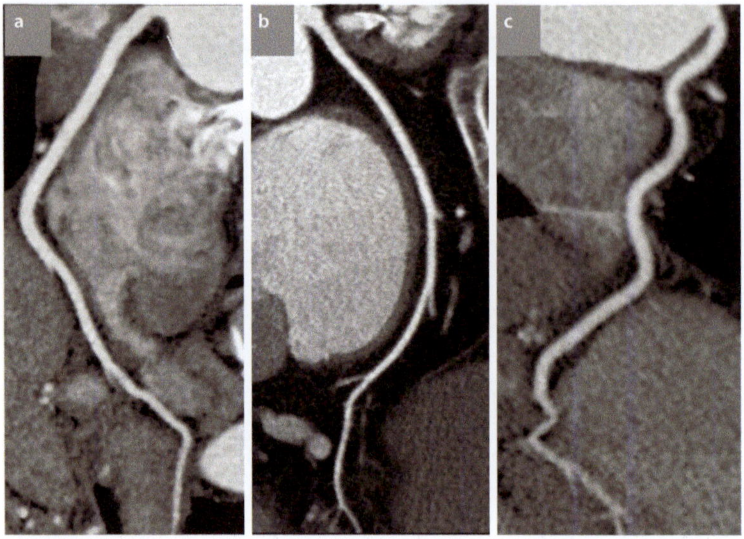

Abb. 9.2a–c Gekrümmte multiplanare Reformation (MPR) der rechten Koronararterie bei drei Patienten mit drei verschiedenen Niedrigdosisprotokollen mit prospektiver EKG-Synchronisation. **a** Bei diesem Patienten mit einem BMI von 27,3 kg/m² konnten signifikante Koronarstenosen unter der Verwendung von 120 kV sicher ausgeschlossen werden (2,9 mSv). **b** Die Reduktion der Röhrenspannung auf 100 kV bei dieser Patientin mit einem BMI von 24,1 kg/m² ermöglichte die Untersuchung mit 1,7 mSv und nahezu gleichem Bildrauschen, aber signifikant erhöhter Gefäßkontrastrierung als mit 120 kV. **c** Dieser Patient mit einem BMI von 21,3 kg/m² wurde bei 100 kV mit 1,2 mSv und einer gleichzeitig um 20% reduzierten Kontrastmittelmenge untersucht. Dieser Algorithmus erzielt bei Patienten mit einem BMI <25 kg/m² eine zu 120 kV vergleichbare Kontrastierung

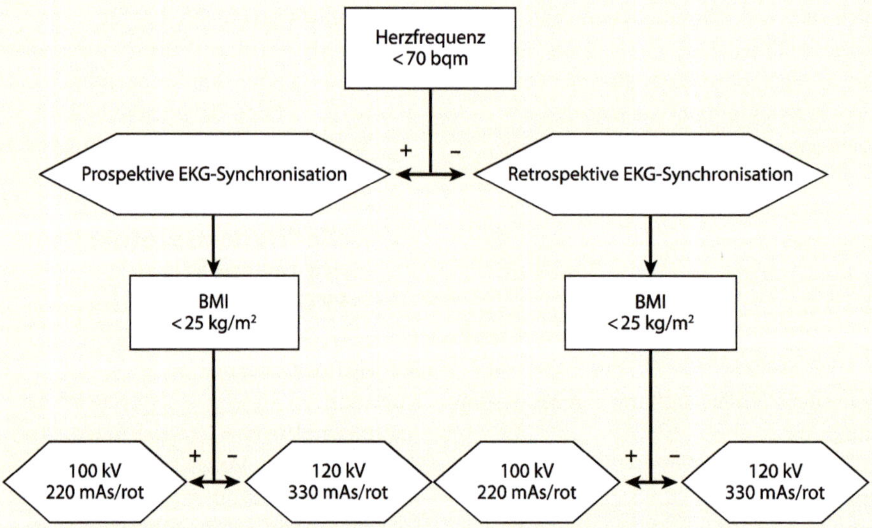

Abb. 9.3 Entscheidungsbaum zur Protokoll- und Parameterwahl. Grundlegend für die Protokollwahl ist die Herzfrequenz: Patienten mit regelmäßigen Herzfrequenzen <70 bpm können mit Niedrigdosisprotokollen mit prospektiver EKG-Synchronisation untersucht werden. Bei Herzfrequenzen >70 bpm kommt die retrospektive EKG-Synchronisation zur Anwendung. Mit der 64-Zeiler-CT sollte diese Herzfrequenzschwelle von 70 bpm auf 60 bpm erniedrigt werden. In einem zweiten Schritt bestimmt der BMI des Patienten die Scanparameter: Unabhängig von der Art der EKG-Synchronisation sollte eine Röhrenspannung von 100 kV bei Patienten mit einem BMI<25 kg/m² und 120 kV mit einem BMI>25 kg/m² ausgewählt werden

ist die Verwendung einer Dual-Source-CT – das gesamte Herz in einer einzigen Diastole abgebildet (d. h. 12 cm in 0,27 s). Die zur Rekonstruktion eines Bildes notwendigen 180° Projektionsdaten pro z-Position werden mit zwei Röntgenröhren bereits während ¼ Röhrenumdrehung (d. h. 90° × 2 Röhren) akquiriert. Dieses Protokoll ermöglicht die schnelle Datenakquisition mit einem Pitch von maximal 3,4 und eine weitere signifikante Dosisreduktion.

Beiden Protokollgruppen mit prospektiver EKG-Synchronisation ist gemeinsam, dass der Aufnahmezeitpunkt innerhalb des RR-Intervalls vorgängig durch den Untersucher festgelegt wird. Durch die im Vergleich zu Protokollen mit retrospektiver EKG-Synchronisation kürzere Aufnahmezeit wird die Dosis reduziert. Es stehen jedoch im Gegensatz zur Spiralakquisition in der Regel keine weiteren Rekonstruktionen zur Evaluation der Koronarien (▶ Kap. 6), der Ventrikelfunktionen (▶ Kap. 20) oder der Klappenfunktion (▶ Kap. 18) zur Verfügung.

Tipps

Um alle Koronarsegmente gleichzeitig diagnostisch abzubilden,

- benutzen Sie Niedrigdosisprotokolle mit **sequenzieller Datenaktion**:
  - mit der 64-Zeiler-CT nur bei regelmäßigen Herzfrequenzen <60 bpm; wählen Sie 65% des RR-Intervalls als Aufnahmezeitpunkt;
  - mit der Dual-Source-CT nur bei **regelmäßigen Herzfrequenzen <70 bpm**; wählen Sie 70% des RR-Intervalls als Aufnahmezeitpunkt;
- benutzen Sie Niedrigdosisprotokolle mit **schnellem Tischvorschub**:
  - mit der Dual-Source-CT nur bei regelmäßigen Herzfrequenzen <63 bpm oder
  - falls ein vorherig angefertigtes Kalzium-Scoring – ebenfalls mit schnellem Tischvorschub – keine Artefakte aufweist. Der positive prädiktive Wert für das Gelingen der anschließenden Koronarangiographie ist nahezu 100% und unabhängig von der Herzfrequenz oder der Variabilität.

Diese Bedingungen gewährleisten eine diagnostische Bildqualität nahezu aller Koronarsegmente (ca. 98%).

Röhrenstrom- und Röhrenspannungsreduktion

Auch bei Verwendung der prospektiven EKG-Synchronisation kann eine Röhrenspannungsreduktion zur Dosisminimierung genutzt werden (▫ Abb. 9.2).

Tipp

Wählen Sie den Röhrenstrom und die Röhrenspannung bei Niedrigdosisprotokollen mit **prospektiver EKG-Synchronisation** identisch wie bei Protokollen mit retrospektiver EKG-Synchronisation nach dem BMI des Patienten (▫ Abb. 9.3).

Dos and Don'ts

- Reduzieren Sie die Kontrastmittelmenge um ca. 20% bei **Protokollen mit 100 kV**.
- Halten Sie dabei die Injektionsdauer konstant. Reduzieren Sie den Injektionsfluss um 20%.

Ein Nachteil der reduzierten Strahlendosis ist das erhöhte Bildrauschen. Um Verluste in der Bildqualität zu kompensieren, können iterative Bildrekonstruktionsverfahren eingesetzt werden. Dabei werden die gemessenen Schwächungswerte und deren räumliche Verteilungen mittels eines mathematischen Algorithmus und gemäß theoretischen Annahmen verbessert. Stimmt der gemessene Datensatz nicht mit den theoretischen Überlegungen überein, wird dieser iterativ korrigiert. Mittels dieses Verfahrens wird

- das Bildrauschen reduziert und
- die **Auflösung** von Regionen mit insbesondere hohen Schwächungswerten verbessert (▫ Abb. 9.4).

9.4 Dosiswerte

Die effektive Dosis der Herzuntersuchung hängt vom Scannertyp (64-Zeilen-CT vs. Dual-Source-CT) und vom ausgewählten Protokoll ab (▫ Tab. 9.2).

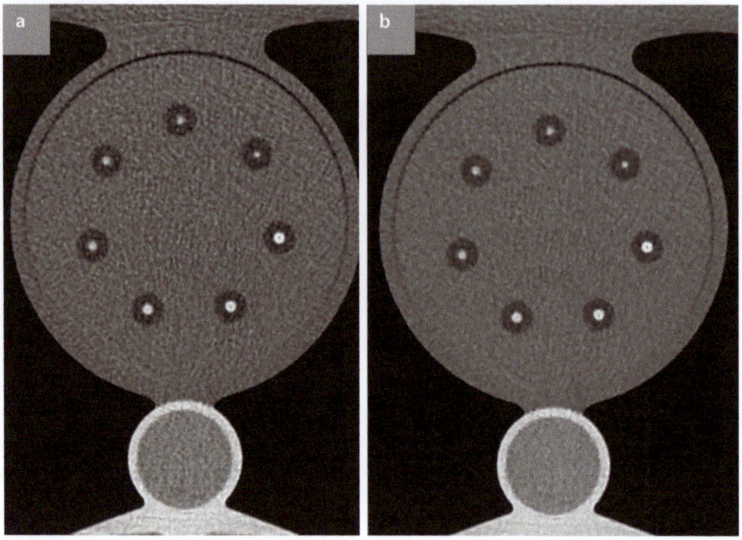

Abb. 9.4a, b Koronarphantom rekonstruiert mittels Filtered Back Projection (a) und iterativer Rekonstruktion (b). Mittels der iterativen Rekonstruktion wird das Bildrauschen reduziert und die Auflösung von insbesondere hohen Schwächungswerten verbessert (vgl. die unterschiedlichen Plaquedichten)

Fazit

Um dem »ALARA«-Prinzip gerecht zu werden – also die Dosis »so niedrig wie möglich und so hoch wie nötig« zu halten – muss primär die Indikation zur Herz-CT korrekt gestellt sein. Die Optimierung der Scanparameter beginnt bei der Akquisition des Topogramms. Die Scanlänge muss immer so kurz wie möglich geplant und ggf. nach einem Kalzium-Scoring erneut justiert werden. Anschließend bestimmen die Protokoll- und Scanparameterwahl die effektive Dosis der CT-Koronarangiographie: Die Auswahl von prospektiver oder retrospektiver EKG-Synchronisation wird durch die Herzfrequenz des Patienten bestimmt. Parallel und unabhängig vom ausgewählten Protokoll erlaubt die Auswahl der richtigen Scanparameter nach dem BMI des Patienten eine signifikante Dosisreduktion. Bei Protokollen mit retrospektiver EKG-Synchronisation wird zusätzlich die EKG-basierte Röhrenstrommodulation angewendet. Die iterative Rekonstruktion kann verwendet werden, um bei gleichbleibender Bildqualität zusätzliche Strahlendosis zu sparen.

Tab. 9.2 Dosiswerte für die Koronarangiographie

	$Dose_{eff}$ (mSv)
64-Zeiler-CT (retrospektive EKG-Synchronisation)*	9–15
Dual-source-CT	
Prospektive EKG-Synchronisation 100 kV	0,5–3
Prospektive EKG-Synchronisation 120 kV	1–4
Retrospektive EKG-Synchronisation 100 kV*	4–6
Retrospektive EKG-Synchronisation 120 kV*	7–11
Invasiver diagnostischer Herzkatheter	2–23

$Dose_{eff}$=effektive Dosis, mSv=Milli-Sievert, *mit EKG-basierter Röhrenstrommodulation.

Weiterführende Literatur

Hausleiter J, Meyer T, HAdamitzky M et al. Radiation dose estimates from cardiac multislice computed tomography in daily practice: impact of different scanning protocols on effective dose estimates. Circulation 2006; 113: 1305–1310

Leschka S, Stolzmann P, Schmid FT et al. Low kilovoltage cardiac dual-source CT: attenuation, noise, and radiation dose. Eur Radiol 2008; 18: 1809–1817

Primak AN, McCollough CH, Bruesewitz MR et al. Relationship between noise, dose, and pitch in cardiac multi-detector row CT. Radiographics 2006; 26: 1785–1794

Stolzmann P, Leschka S, Scheffel H et al. Dual-source CT in step-and-shoot mode: noninvasive coronary angiography with low radiation dose. Radiology 2008a; 249: 71–80

Stolzmann P, Scheffel H, Schertler T et al. Radiation dose estimates in dual-source computed tomography coronary angiography. Eur Radiol 2008b; 18: 592–599

Datennachverarbeitung: MPR, MIP und VR

Thomas Frauenfelder

H. Alkadhi et al. (Hrsg), *Praxisbuch Herz-CT*,
DOI 10.1007/978-3-642-35383-3,

Zum Einstieg

Die Vielzahl an Herz-CT-Untersuchungen sowie die dabei anfallende Datenmenge verlangen nach einfachen, zeitsparenden und für den Untersucher wie auch Betrachter geeigneten Methoden.
Heute steht eine Vielzahl von Datennachverarbeitungsmethoden zur Verfügung. Vor allem multiplanare Reformationen (MPR), Maximum- (Minimum-) Intensitätsprojektionen (MIP/MinIP) und Volumendarstellungen (VR) werden zur verbesserten Diagnostik und Präsentation von kardialen Pathologien verwendet. Jede dieser Darstellungsarten hat – basierend auf den technischen Grundlagen – spezifische Einsatzbereiche in der Herz-CT-Bildgebung (◘ Tab. 10.1).
Während MPR und MIP universal einsetzbare Methoden für die Befundung der Koronarien, Herzklappen und des Herzens sind, hat die VR ihre wichtigste Bedeutung bei der Planung herzchirurgischer Eingriffe sowie zur Übersicht der Anatomie nach Bypassoperationen (▶ Kap. 17).
Der Einsatz dieser Nachverarbeitungsmethoden bedarf spezifischer Software und Hochleistungsrechnern, da zusätzlich zur räumlichen Darstellung auch die vierte Dimension »Zeit« bei der Beurteilung von Herz-CT-Bildern eine wichtige Rolle spielt.

10.1 Grundlagen der Datennachverarbeitung

Die Grundlage jeder Datennachverarbeitung bildet die Einzelreformation in den verschiedenen Herzphasen. Nur mittels dünner Schichten mit isotroper Voxelgröße können qualitativ gleichartige Bilder in allen gewünschten Ebenen erstellt werden (▶ Kap. 15). Diese Voxel bilden einen Volumendatensatz, der für die Nachverarbeitungen verwendet wird.

Eine optimale Durchführung der Untersuchung sowie ein anschließendes, allfälliges Editieren des EKGs reduzieren Artefakte und verbessern die Qualität der Datennachverarbeitung (▶ Kap. 14).

10.2 2D-Nachverarbeitungsmethoden

10.2.1 Gerade multiplanare Reformation (MPR)

MPR ist definiert als die Darstellung der Pixel in einer Ebene im 3D-Volumendatensatz. Diese Ebene kann frei gewählt werden. Die Schichtdicke ist auf das Minimum festgelegt.

Aufgrund der anatomischen Lage des Herzens und des Verlaufes der Koronararterien ist eine Befundung mittels MPR unabdingbar. In der täglichen Routine werden die Koronarien, Herzklappen und Herzkammern mittels gezieltem Legen von Ebenen in den Verlauf der Strukturen betrachtet (▶ Kap. 15). Für die Beurteilung der Koronarien werden meistens zwei Ebenen, welche senkrecht zueinander stehen, benötigt, wobei eine Ebene im Verlauf und eine Ebene senkrecht zum Gefäß gelegt wird. Dies erlaubt eine genaue Abschätzung der Morphologie

◘ **Tab. 10.1** Stärken und Schwächen der Nachverarbeitungsmethoden. (Adaptiert nach Budoff u. Shinbane 2006)

Methode	Anatomisch Korrekte 3D-Darstellung	Fähigkeit, Kalk oder Stent von Kontrast zu unterscheiden	Fähigkeit der Darstellung von Thromben	Hohe Sensitivität und Spezifität	Genaue Messungen von Strukturen und Gefäßlumen	Gesamtes Gefäß in einem Bild
Axiale Schichten	–	+++	+++	+++	++	–
Gerade MPR	–	+++	+++	+++	+++	–
Gekrümmte MPR	–	+++	+++	++	++	+++
MIP	+	++	+	++	+	++
VR	+++	–	–	+	–	+++

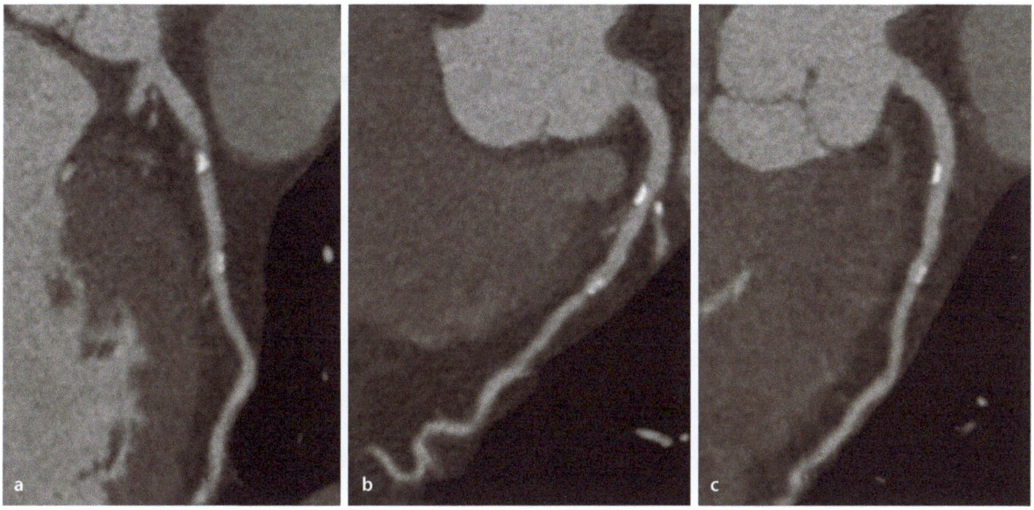

Abb. 10.1a–c Gekrümmte multiplanare Reformation (MPR) entlang des RIVA. Erst in einer dritten Projektion ist der reale Stenosegrad sichtbar

und des Ausmaßes von Stenosen. Da die Orientierung der Schicht vom Untersucher frei gewählt werden kann, ist es möglich, dass es zu unterschiedlichen Interpretationen zwischen zwei Untersuchern kommen kann. Daher müssen spezifische Gefäßabschnitte immer mittels Ebenen aus verschiedenen Blickwinkeln beurteilt werden.

10.2.2 Gekrümmte MPR

Eine spezielle Art der MPR ist die gekrümmte MPR, welche es ermöglicht, die gesamte Koronararterie in einer Ebene darzustellen. Diese Ebene entspricht dem gewundenen Verlauf des Gefäßes durch das 3D-Volumen. Gekrümmte MPR sollten nach der Beurteilung der axialen Bilder mittels konvenionellen MPR erstellt werden. Hierzu wird diejenige Einzelrekonstruktion der Herzphasen gewählt, welche den maximalsten Durchmesser der Gefäße und den geringsten Anteil an Bewegungsartefakten aufweist. Die Mittellinie des Gefäßes kann entweder manuell markiert oder mittels einer speziellen Pfaderkennungssoftware automatisch berechnet werden. Die Applikation erstellt gekrümmte MPR parallel zur Gefäßmittellinie, welche sich zusätzlich um diese Mittellinie rotieren lassen (Abb. 10.1). Gewisse Hersteller kombinieren diese Applikation mit der automatischen Erkennung der Gefäßmittellinie und erlauben eine kombinierte Ansicht senkrecht zum Gefäßverlauf und Gefäßdurchmesser.

Tipps

- Bei jeder Untersuchung sollte zuerst eine Durchsicht der axialen Schichten erfolgen (► Kap. 15).
- Relevante Stellen sollten immer in zwei zueinander senkrechten Schichten beurteilt werden.
- Gekrümmte MPR sollte nicht als einziges Reformationsverfahren verwendet werden.

10.3 3D-Nachverarbeitungsmethoden

10.3.1 Maximum-Intensitätsprojektion (MIP)

Bei dieser Nachverarbeitungsmethode werden nur die Punkte mit dem höchsten Dichtewert innerhalb des Datensatzes dargestellt. Das generierte Bild ist insofern ähnlich einer konventionellen Angiographie, da auch hier Gefäße übereinander projiziert werden. Zur Erstellung einer MIP wird eine Projek-

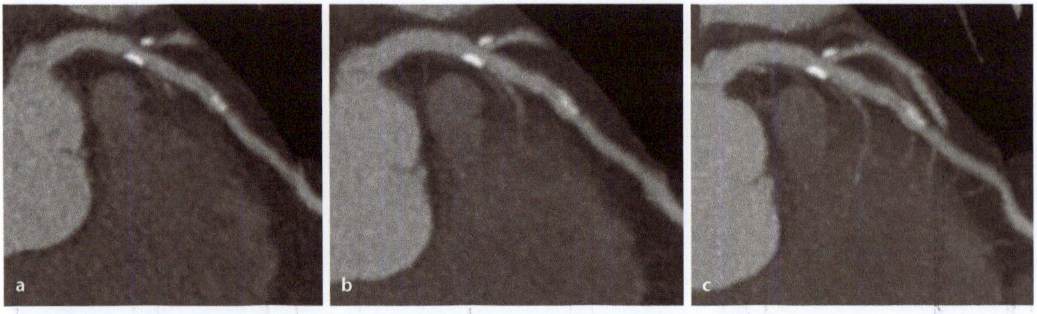

■ **Abb. 10.2a–c** 1 mm dicke gekrümmte multiplanare Reformation (MPR) sowie 2 mm und 4 mm gekrümmte Maximum-Intensitätsprojektion (MIP) des RIVA. Die zunehmende Dicke erlaubt eine bessere Charakterisierung der Plaques, jedoch können Stenosen vorgetäuscht werden

tionsdarstellung aus dem gewünschten Blickwinkel gebildet, indem nur die Pixel, welche den gewählten Schwellenwert übersteigen, angezeigt werden.

Zur verbesserten Darstellung der kardialen Strukturen können angrenzende Gefäße und Knochen manuell entfernt werden. Die meisten kommerziell erhältlichen Programme unterstützen den Betrachter bei der Nachverarbeitung und erlauben eine automatische Isolierung des Herzens.

Durch eine weiterführende Segmentierung der kontrastmittelgefüllten Ventrikel kann eine der invasiven Koronarangiographie sehr ähnliche Darstellung erreicht werden, in welcher nur das Gefäßlumen sichtbar ist.

MIP sind für die Darstellung der Koronararterien über eine längere Distanz hilfreich. Da Strukturen in Abhängigkeit von ihrer Dichte abgebildet werden, können Kalkplaques und Stents sehr einfach vom Gefäßlumen abgegrenzt werden. Bedingt durch die Tatsache, dass es sich hier um eine Projektionsdarstellung handelt, erlaubt diese Methode jedoch keine Beurteilung von Stenosegraden, da Kalkplaques über das Lumen projiziert werden können und somit hochgradige Stenosen vortäuschen (■ Abb. 10.2).

Der Vorteil der MIP liegt in der visuellen Wiedergabe der CT-Dichtwerte, welche eine Unterscheidung der verschiedenen Materialien, wie z. B. zwischen weichen und harten Plaques, erlaubt. Verglichen mit Volume-Rendering entspricht die Maximum-Intensitätsprojektion eher einer dickschichtigen MPR. So weist die MIP keine Tiefenschärfe auf und erlaubt keine räumliche Abgrenzung Gefäße zueinander.

10.3.2 Minimum-Intensitätsprojektion (MinIP)

Das Gegenteil der MIP ist die Minimum-Intensitätsprojektion (MinIP; ■ Abb. 10.3). Diese Methode stellt jeweils die tiefsten Dichtewerte eines ausgewählten Datensatzes dar. MinIP wird heute v. a. zur Darstellung von pulmonalen Strukturen verwendet. Um ein brauchbares Bild zu bekommen, müssen dünne Schichten durch das Datenvolumen ausgewählt werden (3 bis maximal 5 mm). In der kardialen Bildgebung dient diese Methode v. a. zur besseren Darstellung der Herzklappen, indem die Klappenränder, welche sehr tiefe Dichtewerte aufweisen, stärker betont werden. Dadurch lassen sich Klappenpathologien, insbesondere bei Echtzeitbetrachtungen, besser darstellen.

Tipps

- MIP sollten zur Koronardiagnostik nie mit Schichten dicker als 5 mm verwendet werden.
- MIP können wichtige Informationen zur Plaquecharakterisierung liefern.
- MinIP verbessern die Darstellung der Herzklappen.

10.3.3 Volumendarstellung (VR)

Die VR (■ Abb. 10.4) gilt heute als der Standard in der 3D-Bildgebung. Diese Methode bildet das gesamte Datenvolumen ab, indem jedem Dichtewert

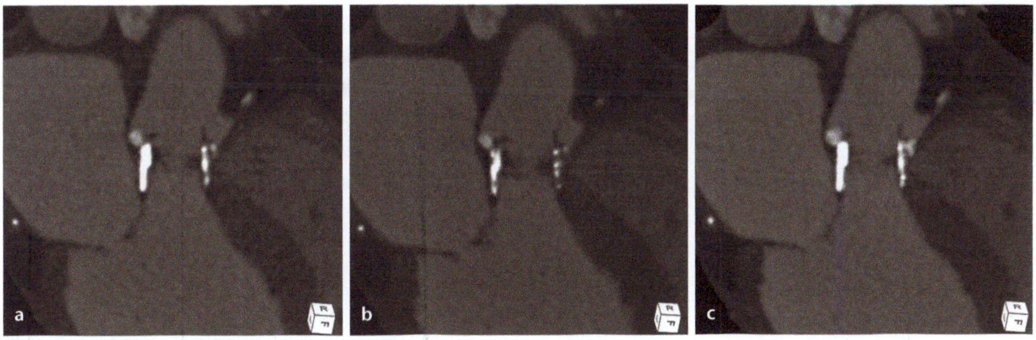

Abb. 10.3a–c Vergleichende Darstellung eines Thrombus in einer künstlichen Klappe in der MPR-Technik (**a**), in der MIP-Technik (**b**) und in der MinIP-Technik (**c**). Während der Thrombus in der MIP kaum sichtbar ist, liefert die MinIP die gesamte Ausdehnung des Thrombus

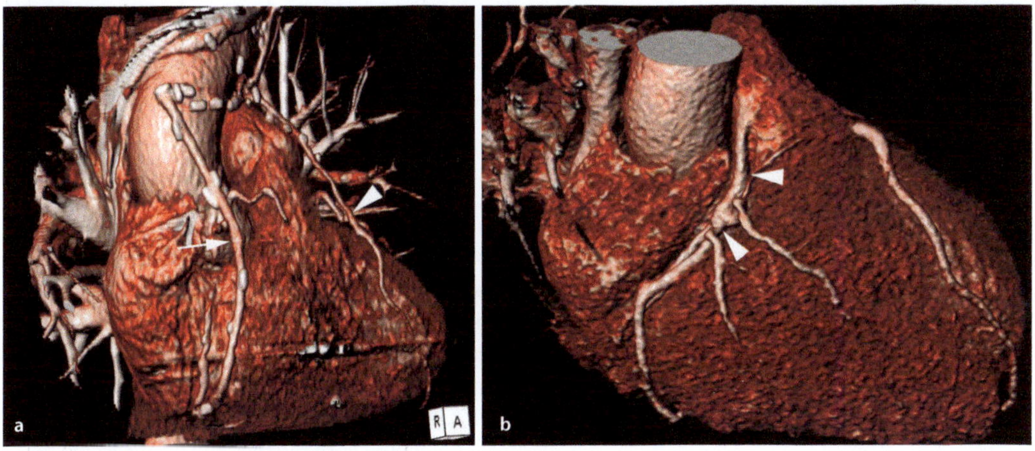

Abb. 10.4a, b Volumendarstellung eines Venenbypasses auf die RCA und eines LIMA-Bypasses auf die RIVA (**a**) sowie einer Koronaranomalie mit Ursprung der rechten Koronararterie aus der Pulmonalarterie (**b**)

eine Farbe und eine Transparenz zugeteilt werden. In einem zweiten Schritt wird die Helligkeit der einzelnen Voxel durch die Berechnung einer virtuellen Lichtquelle festgelegt. Im Gegensatz zu den anderen 3D-Methoden wird bei der VR der gesamte Datensatz abgebildet.

Die VR findet durch ihre große Variabilität und Flexibilität eine breite Anwendung in der 3D-Bildgebung. In der kardialen Bildgebung hat die VR bezüglich der Diagnostik eine geringe Bedeutung. Sie dient v. a. der Darstellung des anatomischen Verlaufes der Koronararterien und Bypässe. Bezüglich Stenosegrad und Wandbeschaffenheit der Gefäße liefert die VR keine Informationen.

Im klinischen Alltag werden mittels der VR Anomalien und Varianten der Koronargefäße und der genauen Lokalisation von Bypassanastomosen dargestellt. Diese Informationen sind für den Chirurgen von großem Wert. Denn gerade die Fähigkeit der VR, anatomische Strukturen exakt in 3 Dimensionen wiederzugeben, ermöglicht die Entwicklung und Einführung neuer herzchirurgischer Verfahren. So erleichtern VR-Darstellungen zusammen mit räumlichen Messungen die Durchführung minimal-invasiver Eingriffe an Koronarien und Klappen.

Die Workstation der meisten Hersteller ermöglichen das Laden der Einzelrekonstruktionen aller Herzphasen. Dadurch ist es möglich, kritische Stellen bei gleichbleibender Einstellung in verschiedenen Herzphasen zu beurteilen. Zudem können mittels speziellen »4D Cine-Viewer« spezifische

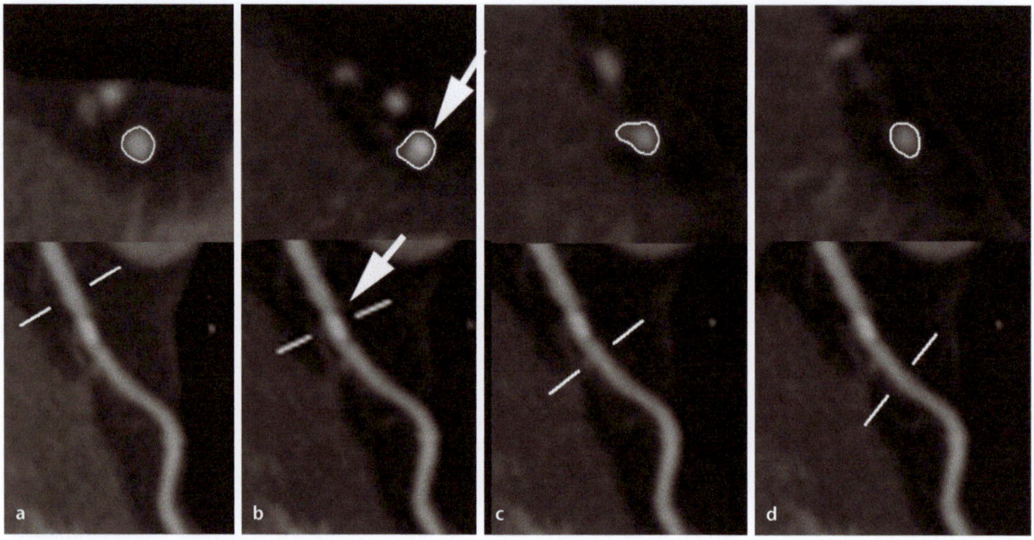

Abb. 10.5a–d Semiautomatische Segmentation einer Stenose. Aufgrund des geringen Kalkgehaltes im Plaque (Pfeil) wurde die Stenose vom System nicht erkannt

Regionen dynamisch betrachtet werden. Diese Echtzeitdarstellungen der Herzbewegung sind mit jeder der hier beschriebenen Nachverarbeitungsmethoden möglich.

Tipps

- VR darf nie zur Diagnostik von Stenosen oder Plaques verwendet werden.
- Für den ungeübten Betrachter ist VR eine wichtige Stütze, da sie eine Übersicht über die kardiale Anatomie bietet. Dies gilt v. a. für die komplexe Anatomie nach Bypass-Operationen.
- VR soll zur klinischen Präsentation von Befunden herangezogen werden.
- VR sind für das Erkennen von Artefakten hilfreich.

10.4 Hilfsmittel

Workstations verschiedener Hersteller erlauben heute eine automatische Erkennung der Koronararterien. Gefäße und Seitenäste werden automatisch bis in die Peripherie segmentiert. Diese automatische Pfaderkennung ist jedoch nur in qualitativ guten Untersuchungen möglich. D. h. es bedarf einer optimalen Kontrastierung der Gefäße ohne Artefakte. In allen anderen Fällen ist eine manuelle Korrektur des Pfades notwendig. Bedenken Sie immer, dass trotz all dieser Hilfsmittel eine Beurteilung der Koronargefäße auf den axialen Schichbildern und MPR unabdingbar ist.

Ein häufig vorhandenes Hilfsmittel ist die semiautomatische Quantifizierung des Stenosegrades von Koronararterien. Nach der Positionierung von zwei Markern in einen verengten und einen benachbarten normalkalibrigen Gefäßabschnitt berechnet der Computer den Stenosegrad, basierend auf der automatischen Segmentation der Querschnittfläche des Gefäßes. Diese Messung ist mit Vorsicht zu genießen, da eine Vielzahl von Faktoren die Messungen beeinflussen. So führt eine zu schwache Kontrastierung des Gefäßes zu einer Unterschätzung der Querschnittsfläche (Abb. 10.5). Gewisse Hersteller erlauben die Anpassung der Schwellenwerte für die Gefäßlumensegmentierung, was wiederum zu Fehlern bzw. einer verminderten Reproduzierbarkeit führt. Zudem kann es vorkommen, dass Kalkplaques, welche sehr häufig die Ursache für Stenosen sind, in die Querschnittflächenberechnung mit eingeschlossen werden und so zu einer Unterschätzung des Stenosegrades führen.

Tipps

- Die semi-automische Stenosequantifizierung ist mit Vorsicht zu genießen.
- Die Methode hat eine hohe Fehleranfälligkeit und ist ganz erheblich von einer guten Untersuchungsqualität abhängig.
- Sie kann ergänzend – jedoch nicht alleinig – zur Quantifizierung von Stenosen verwendet werden.

Fazit

- Die Datennachverarbeitung spielt im Rahmen der Herz-CT-Bildgebung eine sehr wichtige Rolle.
- Jede der aktuell verfügbaren Datennachverarbeitungsmethoden hat ihr Haupteinsatzgebiet.
- Ein gezielter Einsatz der verschiedenen Methoden erhöht die Genauigkeit und Sicherheit der Beurteilung.
- Eine gute Kenntnis der verschiedenen kommerziell erhältlichen Diagnostikhilfsmittel ist unabdingbar, um deren Schwächen und Stärken in die Beurteilung mit einzuschließen.
- Die Herz-CT-Untersuchung muss primär mittels multiplanarer Reformation (MPR) beurteilt werden.
- Maximum-Intensitätsprojektion (MIP) dient der besseren Charakterisierung der Gefäßwand.
- Minimum-Intensitätsprojektion (MinIP) spielt eine Rolle bei der Beurteilung der Herzklappen.
- Weder die gekrümmte MPR noch die VR dienen der primären Diagnose von Koronarstenosen.

Weiterführende Literatur

Calhoun PS, Kuszyk BS, Heath DG, et al. Three-dimensional volume rendering of spiral CT data: theory and method. Radiographics 1999; 19: 745–764

Dodd JD, Ferencik M, Liberthson RR et al. Congenital anomalies of coronary artery origin in adults: 64-MDCT appearance. AJR 2007; 188: W138–146

Ferencik M, Ropers D, Abbara S et al. Diagnostic Accuracy of Image Postprocessing Methods for the Detection of Coronary Artery Stenoses by Using Multidetector CT. Radiology 2007; 243: 696–702

Pannu HK, Flohr TG, Corl FM et al. Current concepts in multidetector row CT evaluation of the coronary arteries: principles, techniques, and anatomy. Radiographics 2003; 23: S111–125

Quellenangaben

Budoff M, Shinbane J. Cardiac CT imaging. London: Springer Verlag 2006; chapter 4, p 50

Teil 2 Durchführung

Patientenvorbereitung

Sebastian Leschka

H. Alkadhi et al. (Hrsg), *Praxisbuch Herz-CT*,
DOI 10.1007/978-3-642-35383-3,

Zum Einstieg

Eine Herz-CT-Untersuchung besteht im Allgemeinen aus folgenden Schritten:

1. Aufklärungs- und Informationsgespräch,
2. Patientenvorbereitung,
3. evtl. Prämedikation mit β-Blockern und/oder Nitroglycerin,
4. native und/oder kontrastmittelverstärkte Herz-CT,
5. Nachverarbeitung der Bilddaten,
6. Interpretation der Bilddaten und
7. Mitteilung der Untersuchungsergebnisse an den Zuweiser.

Eine optimale Untersuchungsqualität ist der Schlüsselfaktor für die richtige Beurteilung der Untersuchung. Darüber hinaus reduziert eine gute Bildqualität die benötigte Zeitdauer der Befundung. Daher sollte ein großes Augenmerk darauf liegen, jeden einzelnen Schritt zu optimieren. Den Grundstein für eine optimale Bildqualität legt man, bevor die eigentliche Datenakquisition beginnt.

11.1 Aufklärungs- und Informationsgespräch

Eine optimale Bildqualität der Herz-CT setzt eine aktive Mitarbeit des Patienten voraus. Daher sollte vor der Untersuchung eine umfassende Information des Patienten zum Ablauf und Anweisungen zum korrekten Verhalten während der Untersuchung erfolgen. Das Informationsgespräch sollte die folgenden Punkte enthalten:

- Aufklärung des Patienten über die Art der Untersuchung,
- Erhebung von BMI und Herzfrequenz für die Auswahl des CT-Protokolls,
- Vervollständigung der klinischen Angaben (kardiovaskuläre Risikofaktoren, kardiale und extrakardiale Erkrankungen, thorakale Operationen, vorgängige kardiale Diagnostik),
- Abklärung von Kontraindikationen für die etwaige Applikation von i.v.-Kontrastmittel, β-Blocker und Nitroglycerin.

11.2 Patientenvorbereitung

Die Patientenvorbereitung umfasst die korrekte Lagerung des Patienten auf dem CT-Tisch, Anlegen der EKG-Elektroden und das Legen einer peripheren Venenverweilkanüle.

Obwohl das Auftreten von Bewegungsartefakten bei der Verwendung moderner CT-Systeme gering ist, bleibt eine niedrige und gleichmäßige Herzfrequenz eine der Hauptvoraussetzungen für eine gute Beurteilungsqualität der Koronararterien. Daher sollte jede Herz-CT-Untersuchung in einer möglichst ruhigen und bequemen Atmosphäre durchgeführt werden, um einer Beeinträchtigung des Herzrhythmus durch Angst oder Beunruhigung des Patienten vorzubeugen. Patienten sollten exakte Anweisungen zum Atmen erhalten. Der Patient wird darüber hinaus über die Möglichkeit eines Wärmegefühls und eines metallischen Geschmackes während der Kontrastmittelgabe informiert. Das Wissen um mögliche typische Empfindungen vermindert die Beunruhigung des Patienten während der Untersuchung.

Tipps

- Die Compliance des Patienten ist von entscheidender Bedeutung für das Gelingen der Untersuchung: Die Mitarbeit des Patienten setzt eine ausreichende Information über den Untersuchungsablauf voraus.
- Üben der korrekten Einatemtechnik in mittlerer Inspiration ohne Pressen sollte vor der Untersuchung etwa 2–3 × mit dem Patienten praktiziert werden.

11.3 Korrekte Lagerung des Patienten

Der Patient wird auf dem CT-Tisch in Rückenlage positioniert. Das Herz sollte möglichst exakt in der Mitte der Gantry platziert werden, da sich die beste Auflösung bei der CT im Rotationszentrum befindet. Daher sollte die Position des Patienten nicht unmittelbar in der Mittellinie des CT-Tisches sein, sondern um einige Zentimeter nach rechts versetzt. Häufig schwierig ist die korrekte Einstellung der Höhe des CT-Tisches (◻ Abb. 11.1).

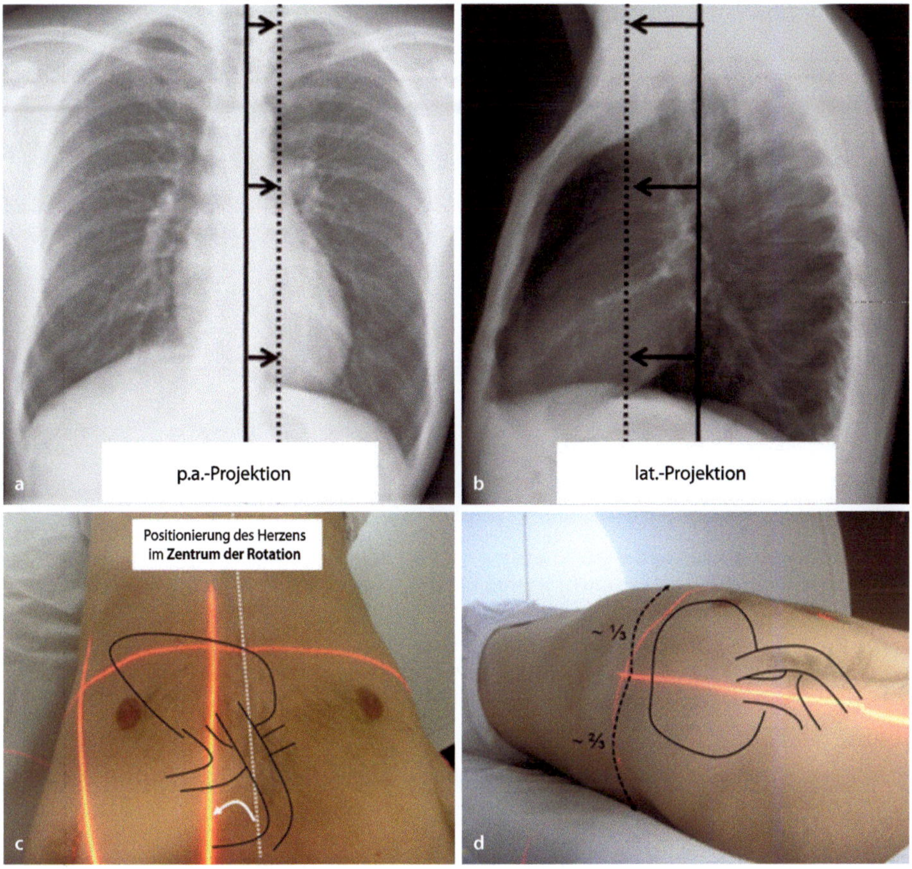

Abb. 11.1a–d Korrekte Lagerung des Patienten in der Frontalansicht und Einstellung der Tischhöhe. Wie aus dem Thoraxröntgen bekannt, ist die Herzmitte in der p.a.-Projektion um einige Zentimeter gegenüber der Körpermittellinie nach links (**a**) bzw. in der Seitprojektion nach anterior verlagert (**b**). Daher sollte der Patient von der Mittellinie (rote Linie) um wenige Zentimeter nach rechts (gestrichelte Linie) auf dem CT-Tisch liegen, um das Herz genau im Rotationszentrum zu positionieren (**c**). Die Tischhöhe sollte so eingestellt werden, dass das Herz sich im Mittelpunkt der Gantry befindet. Üblicherweise befindet sich die Mitte des Herzens in der Seitansicht auf der oberen Drittellinie (gestrichelte Linie) bei Einteilung in antero-posteriorer Richtung (**d**)

Tipps

Für die korrekte Lagerung des Patienten auf dem CT-Tisch gelten folgende Faustregeln:

- Frontalansicht: Die Mitte der Gantry sollte etwa auf der Hälfte zwischen Sternum und linker Medioklavikularlinie des Patienten zentriert sein.
- Seitansicht: Wenn man die Seite des Patienten in ein oberes, mittleres und unteres Drittel einteilt, projiziert sich die Mitte des Herzens auf die obere Drittellinie.

11.4 Platzierung der EKG-Elektroden

Die EKG-Elektroden sollten außerhalb des Scanbereiches angelegt werden. Äußerste Sorgfalt sollte auf die Lage des EKG-Adapters gerichtet werden; dieser sollte unbedingt außerhalb des Scanbereiches liegen, um Artefakte zu vermeiden (Abb. 11.2).

11.5 Legen einer Venenverweilkanüle

Der bevorzugte Zugang für die intravenöse Kontrastmittelgabe ist eine 18-G-Venenverweilkanüle in

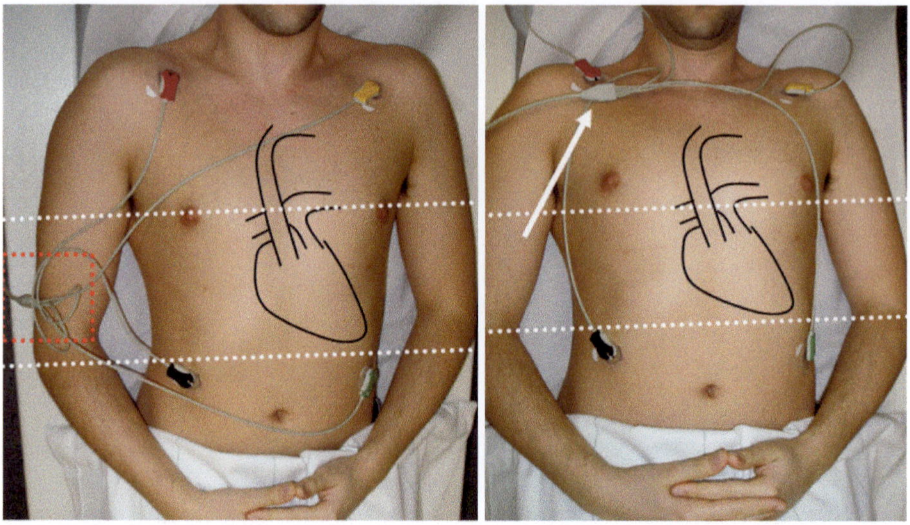

Falsche Positionierung des EKG-Adapters innerhalb des Scanfeldes, wodurch Artefakte verursacht werden können
a

Korrekte Positionierung des EKG-Adapters außerhalb des Scanfeldes
b

Abb. 11.2a, b Korrekte Positionierung des EKG-Adapters. **a** Der EKG-Adapter (roter Kasten) befindet sich innerhalb des beim Herz-CT zu erwartenden Scanbereichs (gestrichelte weiße Linien), wodurch möglicherweise Artefakte beim Scan entstehen. **b** Korrekte Lage des EKG-Adapters (weißer Pfeil) außerhalb des Scanbereiches

einer rechtsseitigen antekubitalen Vene, um Hochkontrastartefakte durch unverdünntes Kontrastmittel in der linken V. brachiocephalica zu vermeiden. Um das Risiko einer Kontrastmittelextravasation zu reduzieren, sollte der Zugang immer durch rasches Injizieren physiologischer NaCl-Lösung getestet werden (▶ Kap. 5).

11.6 Prämedikation

Als Medikamente können bei der Herz-CT β-Blocker und/oder Glyceroltrinitrat appliziert werden.

11.6.1 Gabe eines β-Blockers zur Herzfrequenzkontrolle

Dual-Source-CT

Moderne Dual-source-CT verfügen über eine hohe zeitliche Auflösung und können selbst bei einer Herzfrequenz bis etwa 120/min eine diagnostische Abbildungsqualität der Koronararterien bieten. Eine Herzfrequenzkontrolle mittels β-Blockern ist daher bei Verwendung eines Dual-Source-CT-Systems nicht notwendig.

64-Zeilen-CT

Bei Verwendung eines 64-Zeilen-CT ist dagegen eine recht strenge Herzfrequenzkontrolle empfehlenswert. Eine Prämedikation mit β-Blockern sollte in Erwägung gezogen werden, wenn die Herzfrequenz über 65/min beträgt oder wenn der Herzrhythmus unregelmäßig ist. Bevor β-Blocker gegeben werden, sollte man zunächst die Herzfrequenz während der Inspiration überprüfen. Häufig kommt es zu einer Abnahme und Regularisierung der Herzfrequenz, sodass sich die Gabe von β-Blockern evtl. erübrigt. Die Gabe von β-Blockern ist nur nach vorherigem Ausschluss der Kontraindikationen zulässig. Zudem sollten entsprechende Notfallmedikamente und -instrumente im CT-Untersuchungsraum vorhanden sein.

Zur Gabe von β-Blockern hat sich in der Praxis folgendes **Schema** bewährt (Abb. 11.3):

1. Schritt: Überprüfung der initialen Herzfrequenz

- Bei regelmäßiger Herzfrequenz <65/min ist keine β-Blocker-Gabe notwendig.

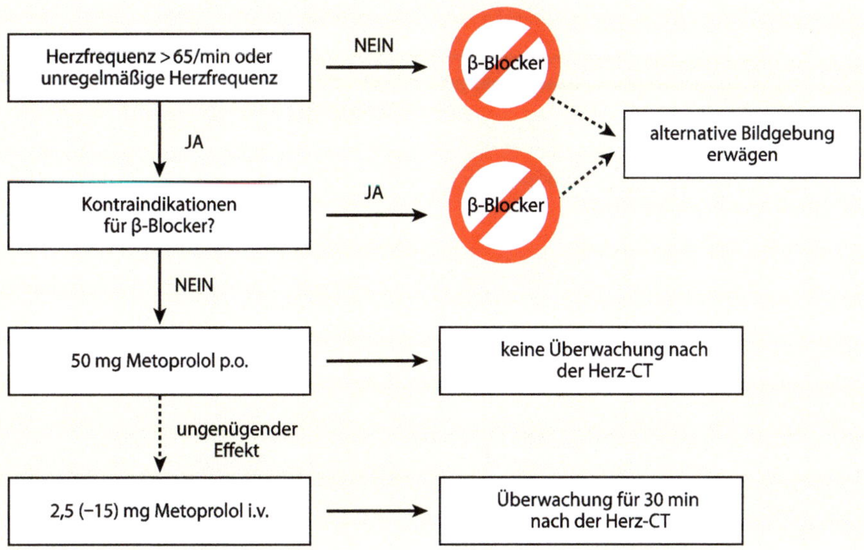

Abb. 11.3 Schema zur Gabe von β-Blockern zur Herzfrequenzkontrolle bei der 64-Zeilen-CT

- Bei Herzfrequenz >65/min oder bei Sinusarrhythmie sollten β-Blocker gegeben werden.
- Zunächst Probe einer Atemanhaltephase unter Kontrolle der Herzfrequenz; bei suffizienter Senkung und Stabilisierung der Herzfrequenz ist keine β-Blocker-Gabe notwendig.

2. Schritt: Ausschluss von Kontraindikationen für die β-Blocker-Gabe
- Dekompensierte Herzinsuffizienz.
- Asthma bronchiale.
- Allergie gegen β-Rezeptor-Antagonisten.
- systolischer Blutdruck <100 mmHg.
- Herzfrequenz <60/min.
- Einnahme von Medikamenten mit Verlängerung der AV-Überleitungszeit (z. B. Verapamil, Diltiazem, Digoxin).

3. Schritt: Zunächst Gabe eines oralen β-Blockers
- Wahl eines β_1-selektiven Medikamentes (z. B. 50 mg Metoprolol p.o.).
- Wirkungseintritt bei Metropolol p.o. nach etwa 30–60 min.
- Alle 15 min soll eine Blutdruck- und Herzfrequenzkontrolle erfolgen.
- Bei ängstlichen Patienten evtl. zusätzlich Gabe eines Anxiolytikums (z. B. 2 mg Lorazepam p.o.).

4. Schritt: Bei insuffizienter Herzfrequenzkontrolle Gabe eines β-Blockers i.v.
- Gesamtdosis: 2,5 mg (−15 mg) Metoprolol i.v.
- Langsame Applikation des β-Blockers i.v. unter ständiger Herzfrequenzkontrolle.
- Initiale Dosis von 2,5 mg Metoprolol i.v.
- Bei ungenügendem Effekt nach 5 min weitere Injektionen bis zu einer Gesamtdosis von 15 mg (vor jeder Gabe Herzfrequenz- und Blutdruckkontrolle):

  2,5 mg → *(5 min)* → 2,5 mg → *(5 min)* → 5 mg → *(5 min)* → 5 mg

5. Schritt: Überwachung nach der Gabe des β-Blockers
- Bei alleinig oraler Applikation keine Überwachung notwendig.
- Bei intravenöser Applikation weitere Überwachung für mindestens 30 min nach der Untersuchung (alle 10 min Blutdruck- und Herzfrequenzkontrolle).
- Entsprechende Interventionsmedikamente sind im Überwachungsraum bereit zu halten (z. B. **inhalative β_2-Agonisten** bei Bronchospasmus, **Atropin** bei Bradykardie <45/min).

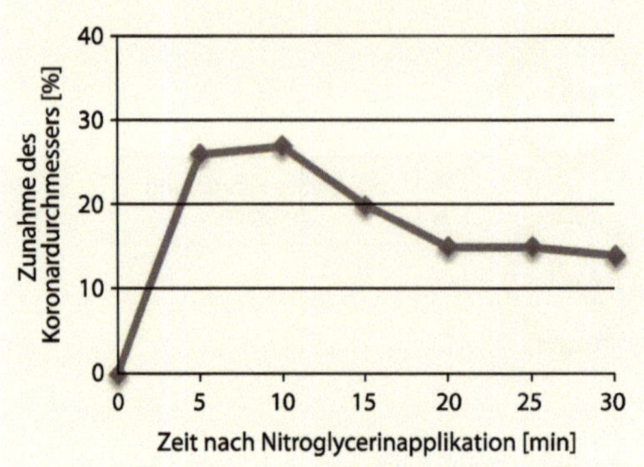

Abb. 11.4 Zeitlicher Verlauf der Koronardilatation nach sublingualer Applikation von Nitroglycerin

11.6.2 Gabe von Nitroglycerin zur Koronardilatation

Nitroglycerin hat eine antianginöse Wirkung durch Senkung der Vorlast (venöses Pooling) und Senkung der Nachlast (Senkung des peripheren arteriellen Widerstandes). Nitroglycerin wird routinemäßig bei der invasiven Koronarangiographie verabreicht, um die Reproduzierbarkeit der Messungen zu verbessern. Die Erweiterung der epikardialen Koronargefäße und die Erhöhung des koronaren Blutflusses macht man sich bei der Herz-CT zunutze, um die Beurteilbarkeit des Koronarlumens zu verbessern.

Die Gabe von Nitroglycerin erfolgt nach folgendem Schema:

1. Schritt: Ausschluss von Kontraindikationen wie

- schwere Aortenklappenstenose,
- hypertrophe obstruktive Kardiomyopathie,
- ausgeprägte hypotone Kreislaufzustände,
- Phosphodiesteraseinhibitoren (Sildenafil, z. B. Viagra).

2. Schritt: Gabe von Nitroglycerin sublingual

- Zeitpunkt der Applikation im Anschluss an die Patientenvorbereitung.
- Maximum der Koronardilatation etwa 4–12 min nach Applikation (Abb. 11.4).
- Übliche Dosis: 2–3 Hübe Glyceroltrinitratspray (ca. 0,8–1,2 mg).

Tipps

- Die sublinguale Nitroglycerin-Gabe kann zu einer Reflextachykardie führen.
- Daher ist bei der 64-Zeilen-CT die Nitroglycerin-Gabe nur bei geringer Herzfrequenz oder gleichzeitiger Gabe eines β-Blockers zu empfehlen.
- Bei der Dual-Source-CT ist die Nitroglycerin-Gabe immer und auch ohne Gabe eines β-Blockers zu empfehlen.

Fazit

Eine ausführliche Information des Patienten und eine akkurate Vorbereitung ist Grundvoraussetzung für eine qualitativ hochwertige Herz-CT.

Die Rolle einer Herzfrequenzkontrolle mit β-Blockern hat mit modernen CT-Systemen an Bedeutung verloren; dagegen wird die Gabe von Nitroglycerin vor jeder Herz-CT empfohlen.

Korrekte Anwendung und Kenntnisse der Kontraindikationen von β-Blockern und Nitroglycerin sind entscheidend für die Wirkung und Sicherheit der Medikamente.

Weiterführende Literatur

Nicol ED, Arcuri N, Rubens MB, Padley SP. Considerations when introducing a new cardiac MDCT service. Avoiding the pitfalls. Clin Radiol 2008; 63: 355–369

Pannu HK, Alvarez W Jr, Fishman EK. Beta-blockers for cardiac CT: a primer for the radiologist. AJR 2006; 186: S341–345

Weigold G. Coronary CT angiography: insights into patient preparation and scanning. Tech Vasc Interv Radiol 2006; 9: 205–209

Untersuchungsprotokolle

Sebastian Leschka, Hatem Alkadhi und Paul Stolzmann

H. Alkadhi et al. (Hrsg), *Praxisbuch Herz-CT*,
DOI 10.1007/978-3-642-35383-3,

Zum Einstieg

In Abhängigkeit von der Fragestellung kommen verschiedene Untersuchungsprotokolle bei der Herz-CT zum Einsatz. In diesem Kapitel sind Empfehlungen für Untersuchungsprotokolle bei der 64-Zeiler- und Dual-Source-CT zusammengefasst.

12.1 Kalzium-Scoring

► Kap. 4, ◘ Tab. 12.1.

Tipps

- Bei höherer Herzfrequenz (>70/min) ist eine retrospektive EKG-Synchronisierung zu empfehlen, um Bewegungsartefakte zu minimieren.
- Bei niedrigerer Herzfrequenz (<70/min) kann die Untersuchung mit prospektiver EKG-Synchronisierung erfolgen.
- Bei sehr niedriger Herzfrequenz (<60/min) kann das Kalzium-Scoring mit prospektiver EKG-Synchronisierung im Hoch-Pitch-Modus durchgeführt werden.
- Die Bildrekonstruktion erfolgt standardmäßig mit einer Schichtdicke von 3 mm.
- Bei Aufnahme mit retrospektiver EKG-Synchronisierung ist ein Rekonstruktionsinkrement von 50% empfehlenswert, da eine überlappende Bildberechnung Partialvolumeneffekte reduziert und zu einer besseren Reproduzierbarkeit der Messergebnisse führt.

◘ **Tab. 12.1** Untersuchungsprotokoll für das Kalzium-Scoring

Kontrastmittelapplikation	Keine
Aufnahmemodus	Retrospektive oder prospektive EKG-Synchronisierung (s. Tipps)
Röhrenspannung	120 kV
Röhrenstrom	64-Zeilen CT: 80 mAs Dual-Source-CT: 80 mAs/Rotation
Aufnahmerichtung	Kranio-kaudal
Aufnahmebereich	Von 2 cm unterhalb der Trachealbifurkation bis unterhalb des Herzens
Bildrekonstruktion	3,0 mm (mittelscharfer Rekonstruktionsfilter, z. B. B35f)

12.2 CT-Koronarangiographie (► Kap. 6)

12.2.1 Standardprotokoll

In ◘ Tab. 12.2 sind Standardprotokolle für die CT-Koronarangiographie mit der 64-Zeiler- und Dual-Source-CT mit retrospektiver EKG-Synchronisation zusammengefasst. Die Röhrenspannung von 120 kV empfiehlt sich bei Patienten mit einem BMI zwischen 25 und 30 kg/m^2.

◘ **Tab. 12.2** Standard-Untersuchungsprotokolle für die CT-Koronarangiographie mit der 64-Zeiler- und der Dual-Source-CT

	64-Zeiler-CT	Dual-Source-CT – Standardmodus	Dual-Source-CT – hoher Pitch-Modus
Herzfrequenzkontrolle	β-Blockade ab 65/min	Nicht nötig (► Kap. 10)	β-Blockade ab 60/min
Bolus-Tracking	ROI in Aorta ascendens	ROI in Aorta ascendens	ROI in Aorta ascendens
Volumen	80–100 ml Kontrastmittel in Abhängigkeit von Scanzeit und BMI des Patienten (► Kap. 5)	60–80 ml Kontrastmittel in Abhängigkeit von Scanzeit und BMI des Patienten (► Kap. 5)	60–70 ml Kontrastmittel in Abhängigkeit von Scanzeit und BMI des Patienten (► Kap. 5)
Flussrate	5–6 ml/s in Abhängigkeit vom BMI des Patienten (► Kap. 5)	5–6 ml/s in Abhängigkeit vom BMI des Patienten (► Kap. 5)	5–6 ml/s in Abhängigkeit vom BMI des Patienten (► Kap. 5)

■ Tab. 12.2 (Fortsetzung)

	64-Zeiler-CT	Dual-Source-CT – Standardmodus	Dual-Source-CT – hoher Pitch-Modus
Threshold	140 HU	140 HU	100 HU
Delay bis Scan-Start	6 s	6 s	6 s
Röhrenstrom	600–800 mAs	330 mAs/Rotation	330 mAs/Rotation
Röhrenspannung	120 kV	120 kV	120 kV
Rotationszeit	330 ms	330 ms	280 ms
Pitch	0,2	0,2–0,5, HF-abhängig	3,4
Kollimation	64 × 0,6 mm	2 × 64 × 0,6 mm	2 × 128 × 0,6 mm
Scanrichtung	Kranio-kaudal	Kranio-kaudal	Kranio-kaudal
Scan-Range	2 cm unterhalb der Trachealbifurkation bis Unterrand der Herzspitze*	2 cm unterhalb der Trachealbifurkation bis Unterrand der Herzspitze*	2 cm unterhalb der Trachealbifurkation bis Unterrand der Herzspitze*
Scanzeit	9–13 s, eine Atempause	7–12 s, eine Atempause	<1 s
EKG-Synchronisation	Ja, retrospektiv	Ja, retrospektiv	Ja, prospektiv
EKG-Pulsing	Immer verwenden	Immer verwenden, allenfalls MinDose (▶ Kap. 8)	–

* Anpassung der Scanlänge (z-Achse) nach dem Kalzium-Scoring (▶ Kap. 4, ■ Tab. 12.1).

12.2.2 Protokoll bei unter-/normalgewichtigen Patienten

Bei einem BMI unter 25 kg/m^2 kann die Röhrenspannung auf 100 kV reduziert werden (▶ Kap. 9; ■ Tab. 12.3).

Bei einem BMI über 30 kg/m^2 können spezifische Adipositasprotokolle verwendet werden (▶ Kap. 13).

■ **Tab. 12.3** Adaptierung des Untersuchungsprotokolls für die CT-Koronarangiographie bei Patienten mit einem BMI <25 kg/m^2

	64-Zeiler-CT	Dual-Source-CT – Standardmodus	Dual-Source-CT – hoher Pitch-Modus
Herzfrequenzkontrolle	β-Blockade ab 65/min	Nicht nötig (▶ Kap. 10)	β-Blockade ab 60/min
Bolus-Tracking	ROI in Aorta ascendens	ROI in Aorta ascendens	ROI in Aorta ascendens
Volumen	Reduktion der Kontrastmittelmenge um 20% gegenüber dem Standardprotokoll ■ Tab. 12.2 [= etwa 65–80 ml Kontrastmittel in Abhängigkeit von Scanzeit und BMI des Patienten (▶ Kap. 5)]	Reduktion der Kontrastmittelmenge um 20% gegenüber dem Standardprotokoll ■ Tab. 12.2 [= etwa 50–65 ml Kontrastmittel in Abhängigkeit von Scanzeit und BMI des Patienten (▶ Kap. 5)]	Reduktion der Kontrastmittelmenge um 20% gegenüber dem Standardprotokoll ■ Tab. 12.2 [= etwa 50–65 ml Kontrastmittel in Abhängigkeit von Scanzeit und BMI des Patienten (▶ Kap. 5)]

Tab. 12.3 (Fortsetzung)

	64-Zeiler-CT	Dual-Source-CT – Standardmodus	Dual-Source-CT – hoher Pitch-Modus
Flussrate	5–6 ml/s in Abhängigkeit vom BMI des Patienten (▶ Kap. 5)	5–6 ml/s in Abhängigkeit vom BMI des Patienten (▶ Kap. 5)	5–6 ml/s in Abhängigkeit vom BMI des Patienten (▶ Kap. 5)
Threshold	140 HU	140 HU	100 HU
Delay bis Scan-Start	6 s	6 s	6 s
Röhrenstrom	500–600 mAs	220 mAs/Rotation	220 mAs/Rotation
Röhrenspannung	100 kV	100 kV	100 kV
Rotationszeit	330 ms	330 ms	280 ms
Pitch	0,2	0,2–0,5, HF-abhängig	3,4
Kollimation	64 × 0,6 mm	2 × 64 × 0,6 mm	2 × 128 × 0,6 mm
Scanrichtung	Kranio-kaudal	Kranio-kaudal	Kranio-kaudal
Scan-Range	2 cm unterhalb der Trachealbifurkation bis Unterrand der Herzspitze*	2 cm unterhalb der Trachealbifurkation bis Unterrand der Herzspitze*	2 cm unterhalb der Trachealbifurkation bis Unterrand der Herzspitze*
Scanzeit	9–13 s, eine Atempause	7–12 s, eine Atempause	<1 s
EKG-Synchronisation	Abhängig von der Herzfrequenz: >60/min: retrospektiv (▶ Kap. 9) <60/min: prospektiv (▶ Kap. 9, Tab. 11.4)	Abhängig von der Herzfrequenz: >70/min: retrospektiv (▶ Kap. 9) <70/min: prospektiv (▶ Kap. 9, Tab. 12.4)	Ja
EKG-Pulsing	Immer verwenden	Immer verwenden, allenfalls MinDose (▶ Kap. 9)	–

* Anpassung der Scanlänge (z-Achse) nach dem Kalzium-Scoring (▶ Kap. 4, Tab. 12.1).

12

12.2.3 Protokoll bei Patienten mit niedriger Herzfrequenz

Bei Herzfrequenzen unter 60/min (64-Zeiler-CT) sowie unter 70/min (Dual-Source-CT) ist die Verwendung eines Niedrigdosisprotokolls mit prospektiver EKG-Synchronisation empfohlen (▶ Kap. 9; ◘ Tab. 12.4).

◘ **Tab. 12.4** Adaptierung des Untersuchungsprotokolls für die CT-Koronarangiographie bei Patienten mit einer Herzfrequenz <60/min (64-Zeiler-CT) bzw. <70/min (Dual-Source-CT)

	64-Zeiler-CT	Dual-Source-CT – Standardmodus	Dual-Source-CT – hoher Pitch-Modus
Herzfrequenzkontrolle	β-Blockade ab 65/min	Nicht nötig (▶ Kap. 11)	β-Blockade ab 60/min
Bolus-Tracking	ROI in Aorta ascendens	ROI in Aorta ascendens	ROI in Aorta ascendens
Volumen	Abhängig vom BMI (◘ Tab. 12.3)	Abhängig vom BMI (◘ Tab. 12.3)	Abhängig vom BMI (◘ Tab. 12.3)
Flussrate	5–6 ml/s in Abhängigkeit vom BMI (▶ Kap. 5)	5–6 ml/s in Abhängigkeit vom BMI (▶ Kap. 5)	5–6 ml/s in Abhängigkeit vom BMI (▶ Kap. 5)
Threshold	140 HU	140 HU	100 HU
Delay bis Scan-Start	6 s	6 s	6 s
Röhrenstrom	BMI<25 kg/m^2: 500–600 mAs BMI 25–30 kg/m^2: 600–800 mAs	BMI<25 kg/m^2: 220 mAs/rot BMI 25–30 kg/m^2: 330 mAs/rot	BMI<25 kg/m^2: 220 mAs/rot BMI 25–30 kg/m^2: 330 mAs/rot
Röhrenspannung	BMI<25 kg/m^2: 100 kV BMI 25–30 kg/m^2: 120 kV	BMI<25 kg/m^2: 100 kV BMI 25–30 kg/m^2: 120 kV	BMI<25 kg/m^2: 100 kV BMI 25–30 kg/m^2: 120 kV
Rotationszeit	330 ms	330 ms	280 ms
Pitch	0,2		3,4
Kollimation	64 × 0,6 mm	2 × 64 × 0,6 mm	2 × 128 × 0,6 mm
Scanrichtung	Kranio-kaudal	Kranio-kaudal	Kranio-kaudal
Scan-Range	2 cm unterhalb der Trachealbifurkation bis Unterrand der Herzspitze*	2 cm unterhalb der Trachealbifurkation bis Unterrand der Herzspitze*	2 cm unterhalb der Trachealbifurkation bis Unterrand der Herzspitze*
Scanzeit	10–16 s, eine Atempause	8–14 s, eine Atempause	<1 s
EKG-Synchronisation	Prospektiv (▶ Kap. 9)	Prospektiv (▶ Kap. 9)	Prospektiv (▶ Kap. 9)

* Anpassung der Scanlänge (z-Achse) nach dem Kalzium-Scoring (▶ Kap. 4, ◘ Tab. 11.1).

12.3 Beurteilung von aorto-koronaren Bypässen

▶ Kap. 16; ◘ Tab. 12.5.

◘ **Tab. 12.5** Untersuchungsprotokolle zur Beurteilung von aorto-koronaren Bypässen für die 64-Zeiler-CT und die Dual-Source-CT

	64-Zeiler-CT	Dual-Source-CT – Standardmodus	Dual-Source-CT – hoher Pitch-Modus
Herzfrequenzkontrolle	β-Blockade ab 65/min	Nicht nötig (▶ Kap. 11)	β-Blockade ab 60/min
Volumen	100 ml Kontrastmittel, gefolgt von 30 ml NaCL	Individuelle Adaptation (▶ Kap. 5)	100 ml Kontrastmittel, gefolgt von 30 ml NaCL
Flussrate	5 ml/s	Individuelle Adaptation (▶ Kap. 5)	Individuelle Adaptation (▶ Kap. 5)
Röhrenstrom eff.	600–800 mAs	330 mAs/Rotation	330 mAs/Rotation
Röhrenspannung	120 kV	120 kV	120 kV
Rotationszeit	330 ms	330 ms	280 ms
Pitch	0,2, allenfalls 0,3	0,2–0,5, HF-abhängig	3,4
Kollimation	64 × 0,6 mm	2 × 64 × 0,6 mm	2 × 128 × 0,6 mm
Scanzeit	10–16 s, eine Atempause	8–14 s, eine Atempause	ca. 1 s
EKG-Synchronisation	retrospektiv	Abhängig von der Herzfrequenz: >70/min: retrospektiv (▶ Kap. 9) <70/min: prospektiv (▶ Kap. 9, ◘ Tab. 11.4)	Prospektiv
EKG-Pulsing	Immer verwenden	Immer verwenden, allenfalls zusätzlich MinDose (▶ Kap. 9)	-

12.4 Triple-Rule-Out oder Chest Pain

▶ Kap. 7; ◘ Tab. 12.6.

◘ **Tab. 12.6** Untersuchungsprotokoll für das Triple-Rule-Out-CT, die 64-Zeiler-CT und die Dual-Source-CT

	64-Zeiler-CT	Dual-Source-CT – normaler Pitch	Dual-Source-CT – hoher Pitch
Herzfrequenzkontrolle	β-Blockade ab 65/min	Nicht nötig (▶ Kap. 10)	β-Blockade ab 60/min. (▶ Kap. 10)
Bolus-Tracking	ROI in Aorta ascendens	ROI in Aorta ascendens	ROI in Aorta ascendens
Volumen	100–120 ml Kontrastmittel, gefolgt von 30 ml NaCL	100–120 ml Kontrastmittel, gefolgt von 30 ml NaCL	100 ml Kontrastmittel, gefolgt von 30 ml NaCL
Flussrate	4 ml/s	4 ml/s	Individuelle Adaptation (▶ Kap. 5)

Tab. 12.6 (Fortsetzung)

	64-Zeiler-CT	Dual-Source-CT – normaler Pitch	Dual-Source-CT – hoher Pitch
Threshold	80 HU	80 HU	100 HU
Delay bis Scanstart	6 s	6 s	6 s
Röhrenstrom	600–800 mAs	330 mAs/Rotation	330 mAs/Rotation
Röhrenspannung	120 kV	120 kV	120 kV
Rotationszeit	330 ms	330 ms	280 ms
Pitch	0,2/0,3	0,2–0,5, HF-abhängig	3,4
Kollimation	64 × 0,6 mm	2 × 64 × 0,6 mm	2 × 128 × 0,6 mm
Scanrichtung	Kranio-kaudal	Kranio-kaudal	Kranio-kaudal
Scan-Range	Gesamter Thorax, ca. 25 cm	Gesamter Thorax, ca. 25 cm	Gesamter Thorax, ca. 25 cm
Scanzeit	10–15 s, eine Atempause	10–15 s, eine Atempause	ca. 1 s
EKG-Synchronisation	Retrospektiv	Abhängig von der Herzfrequenz: >70/min: retrospektiv (► Kap. 9) <70/min: prospektiv (► Kap. 9; Tab. 12.4)	Prospektiv
EKG-Pulsing	Immer verwenden bei retrospektiv	Immer verwenden bei retrospektiv, MinDose empfohlen (► Kap. 9)	–

12.5 Adaptierung der Untersuchungsparameter in Abhängigkeit vom Körpergewicht bei der Herz-CT bei Kindern mit kongenitalen Herzvitien

Die Untersuchungsparameter sind in Tab. 12.7 gezeigt. Bei einem Körpergewicht von >70 kg werden die entsprechenden Protokolle für Erwachsene verwendet.

Tab. 12.7 Adaptierung der Untersuchungsparameter in Abhängigkeit vom Körpergewicht bei Kindern mit kongenitalen Herzvitien

Körpergewicht	Röhrenspannung	Röhrenstromzeitprodukt
<20 kg	80 kVp	50 mAs
20–30 kg	80 kVp	80 mAs
30–50 kg	80 kVp	150 mAs
50–60 kg	80 kVp	250 mAs
60–70 kg	100 kVp	300 mAs

Adaptation der Protokolle bei übergewichtigen Patienten

Paul Stolzmann

H. Alkadhi et al. (Hrsg), *Praxisbuch Herz-CT*,
DOI 10.1007/978-3-642-35383-3,

Zum Einstieg

Übergewicht ist einer der am weitesten verbreiteten Risikofaktoren der koronaren Herzkrankheit. In der Herz-CT übergewichtiger Patienten resultiert eine erhöhte Photonen-Absorption in einem niedrigen Signal-zu-Rausch-Verhältnis, welche die Bildqualität der Koronarien verschlechtert.

Durch Modifikationen der Herz-CT-Protokolle und Algorithmen lassen sich jedoch deutliche Verbesserungen der Bildqualität erzielen.

13.1 Probleme in der Bildgebung

Aufgrund der rasch steigenden Prävalenz und der Folgeerscheinungen ist die Adipositas zu einer der bedeutendsten gesundheitspolitischen Herausforderung geworden.

Im Vergleich zu Normalgewichtigen ist die Mortalität – insbesondere bei Patienten mit einem BMI über 30 kg/m^2 – deutlich erhöht. Der Zusammenhang von Übergewicht und anderen Risikofaktoren mit der koronaren Herzkrankheit ist erwiesen, wodurch in dieser Population die Diagnostik der koronaren Herzkrankheit zu einem zentralen Thema wird.

Bei übergewichtigen Patienten mit Verdacht auf das Vorliegen einer koronaren Herzkrankheit stoßen viele diagnostische Modalitäten an ihre Grenzen. Das häufige Nichterreichen der Zielherzraten unter körperlicher Belastung beeinträchtigt die Anwendung und den diagnostischen Wert verschiedener funktioneller Tests. Daher wird häufig bei adipösen Patienten ein Herzkatheter durchgeführt, um eine definitive Diagnose stellen zu können. Die technische Durchführbarkeit ist jedoch auch hier erschwert. Insbesondere die Gewinnung eines arteriellen Zugangs und das Erreichen einer postprozeduralen Hämostase gestalten sich problematisch.

Auch die CT-Koronarangiographie ist mit Schwierigkeiten behaftet. Die höhere Streustrahlung im Körper eines adipösen Patienten führt zu einem niedrigeren Signal-zu-Rausch-Verhältnis. Bei der Herz-CT steigt dadurch die Rate der Koronarsegmente mit nicht-diagnostischer Bildqualität. Dies reduziert insbesondere die Spezifität und den positiv prädiktiven Wert des Tests (▶ Kap. 6).

Tipp

Die Anzahl der Koronarsegmente mit nicht-diagnostischer Bildqualität steigt mit einem steigenden BMI bei der CT-Koronarangiographie. Die diagnostische Genauigkeit ist reduziert.

13.2 Lösungsansätze in der CT

Im Folgenden werden Möglichkeiten besprochen, um eine möglichst optimale Bildqualität bei adipösen Patienten zu erreichen.

13.2.1 Grundsätzliche Überlegungen

Das erhöhte Bildrauschen lässt sich durch folgende Ansätze minimieren:

- Dickere Schichten, breitere Detektorkollimation.
- Langsamere Rotationszeiten.

Das Auftreten von **Partialvolumenartefakten und Bewegungsartefakten** limitiert jedoch die Übertragung dieser Methoden auf die CT-Koronarangiographie.

13.3 CT-Koronarangiographie

Bei übergewichtigen Patienten, die zur CT-Koronarangiographie aufgeboten sind, kann das Bildrauschen auf andere Weise minimiert werden.

Tipp

Die Bildqualität bei adipösen Patienten profitiert grundsätzlich von einem erhöhten Röhrenstromzeit-Produkt und/oder erhöhter Röhrenspannung. Der Photonenflux und die damit auf den Detektor treffende Photonenzahl werden erhöht, und das Bildrauschen wird reduziert.

Bei adipösen Patienten mit einem BMI >30 kg/m^2 ist die Erhöhung der Röhrenspannung höchst effek-

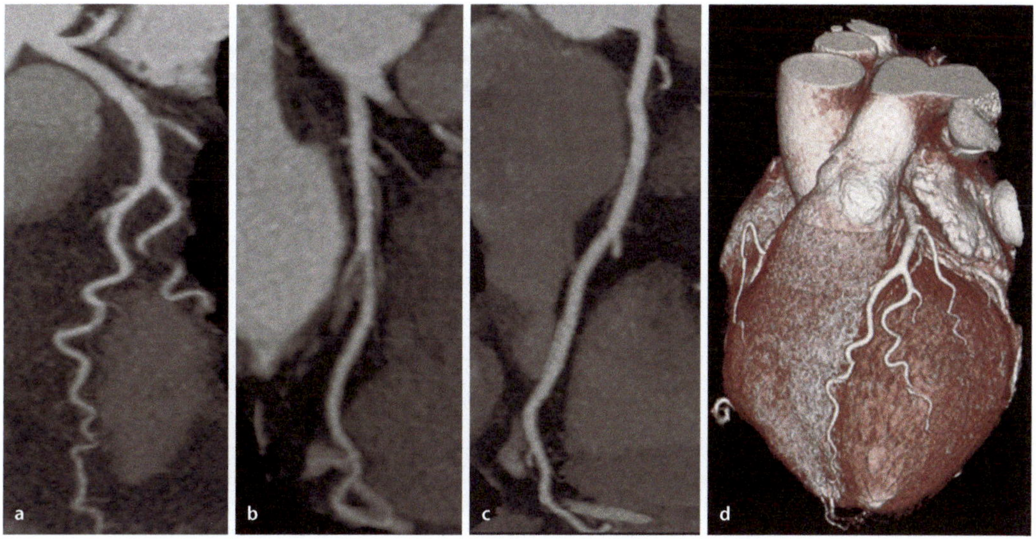

Abb. 13.1a–d Die Verwendung von 140 kV Röhrenspannung bei diesem Patienten mit einem BMI von 34 kg/m^2 reduziert das Bildrauschen und erlaubt den verlässlichen Ausschluss signifikanter Stenosen des RIVA (**a**), des RCX (**b**) und der RCA (**c**). Die Erhöhung der Röhrenspannung liefert eine diagnostische Bildqualität (**d**)

tiv, da die produzierte Photonenzahl proportional zum Quadrat der Beschleunigungsspannung steigt.

- **Dos and Don'ts**

Die Anpassung der Röhrenspannung auf 140 kV liefert diagnostische Bildqualität in Patienten mit einem BMI zwischen 30 und 35 kg/m^2 (Abb. 13.1).

13.3.1 Adipositas-Modus

In Patienten mit einem BMI >35 kg/m^2 erlaubt die Dual-Source-CT aufgrund seiner 2-Röhren-Geometrie die Auswahl eines speziellen Protokolls. Beide Röntgenröhren, die gewöhnlich nach einer viertel Umdrehung bereits nötige Informationen zur Bildrekonstruktionen akquiriert haben, werden im sog. Adipositas-Modus für eine halbe Umdrehung betrieben.

Diese Rekonstruktionen reduzieren die zeitliche Auflösung auf maximal 165 ms. Jedoch tragen mehr Photonen zur Datengewinnung bei, sodass das Bildrauschen reduziert wird.

Tipp

Die Verwendung des Adipositas-Modus der Dual-Source-CT reduziert das Bildrauschen zu Lasten einer verminderten zeitlichen Auflösung.

Die **reduzierte zeitliche Auflösung** erfordert daher – ähnlich wie bei der Verwendung der 64-Zeilen-CT – eine Herzfrequenz des Patienten <65 bpm. Dies macht u. U. die vorherige Applikation von β-Blockern erforderlich, um die hohe Bildqualität und die damit verbundene hohe diagnostische Genauigkeit der CT-Koronarangiographie zu garantieren.

Daten, die im Adipositas-Modus akquiriert wurden, erlauben verschiedene Single-Segment-Rekonstruktionen unterschiedlicher zeitlicher Auflösung. Der Benutzer kann im Anschluss an die Untersuchung an der Konsole verschiedene Rekonstruktionen mit unterschiedlichen zeitlichen Auflösungen zwischen 83–165 ms anfertigen (Abb. 13.2). Je nach Auswahl der zeitlichen Auflösung werden größere oder kleinere Kreissegmente in die Datenrekonstruktion eingeschlossen.

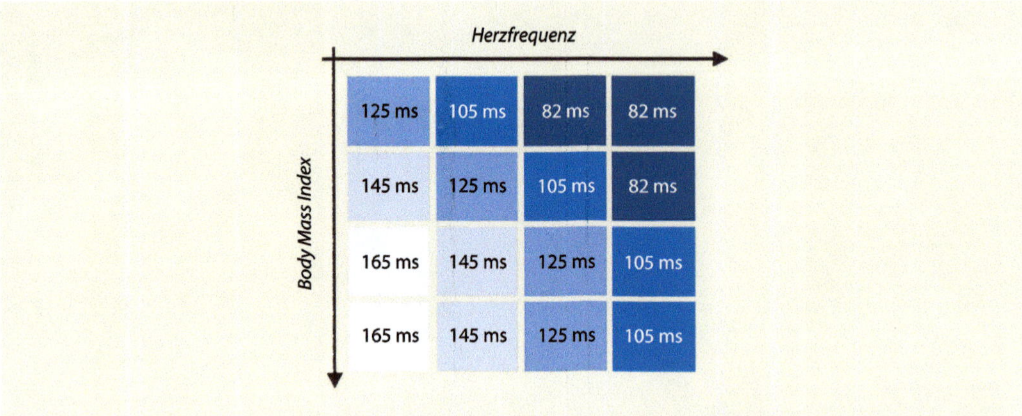

Abb. 13.2 Herzfrequenz und BMI im Adipositas-Modus. Je höher die Herzfrequenz ist, desto höher muss die gewählte zeitliche Auflösung der Rekonstruktion sein, um das Auftreten von Bewegungsartefakten zu minimieren. Jedoch gilt auch: Je höher der BMI, desto mehr Daten werden für eine rauschreduzierte Rekonstruktion benötigt. Dies macht bei Patienten mit hohen BMI und hohen Herzfrequenzen ein Abwägen zwischen Rauschen und zeitlicher Auflösung erforderlich

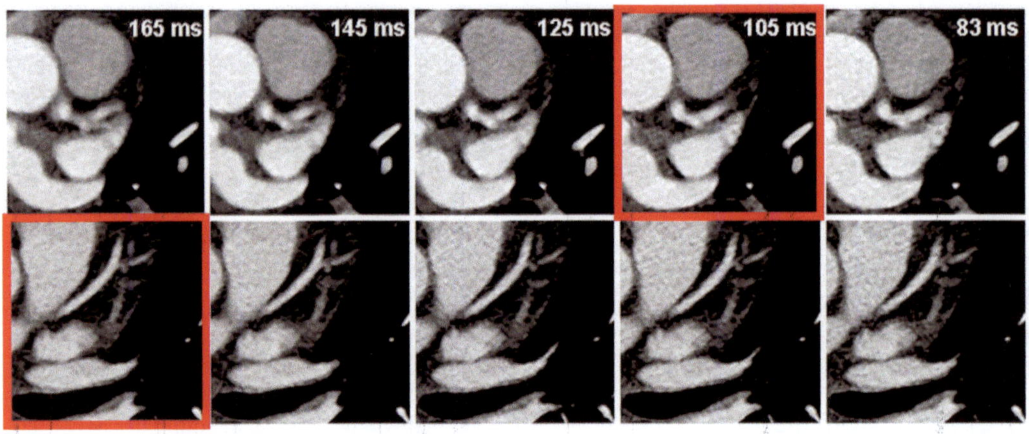

Abb. 13.3 Herzfrequenz und BMI im Adipositas-Modus. MPR verschiedener Rekonstruktionen mit unterschiedlicher zeitlicher Auflösung (Spalten) unter Verwendung des Adipositas-Modus zweier Beispielpatienten (Reihen). Bei einem übergewichtigen Patienten mit einem BMI von 43,7 kg/m² und einer Herzfrequenz von 84 bpm (obere Reihe) wurde die beste Bildqualität (niedrigste Bewegungsunschärfe und adäquates Bildrauschen) bei einer zeitlichen Auflösung von 105 ms bestimmt (roter Kasten). Bei einer Patientin mit BMI von 54,1 kg/m² und einer niedrigeren Herzfrequenz von 60 bpm (untere Reihe) wurde die beste Bildqualität bei einer zeitlichen Auflösung von 165 ms bestimmt

> **Tipp**
>
> Für den Adipositas-Modus gilt:
> Je niedriger die ausgewählte zeitliche Auflösung, desto niedriger das Bildrauschen (Abb. 13.3).

Im Vergleich zu Protokollen mit **120 kV** oder **140 kV**, ermöglicht die Verwendung des Adipositas-Modus bei Patienten mit einem BMI >35 kg/m² eine

- signifikante Reduktion des Bildrauschens,
- signifikante Erhöhung des Signal-zu-Rausch-Verhältnisses und
- signifikant bessere Bildqualität.

Dos and Don'ts

Verwenden Sie den Adipositas-Modus

- bei einem BMI von über 35 kg/m^2;
- gewährleisten Sie dann niedrige Herzfrequenzen, ggf. durch die Applikation von β-Blockern.

Fazit

Die koronare Herzkrankheit hat eine erhöhte Prävalenz bei Übergewichtigen.

Die Bildqualität der CT-Koronarangiographie sinkt mit einem steigenden BMI des Patienten. Entgegenwirkend lässt sich die Bildqualität durch einen höheren Photonenflux signifikant verbessern:

Die Anpassung der Röhrenspannung auf 140 kV ist praktikabel bei Patienten mit einem BMI zwischen 30 und 35 kg/m^2.

Bei Patienten mit einem BMI >35 kg/m^2 steht darüber hinaus mit der Dual-Source-CT der Adipositas-Modus zur Verfügung.

Weiterführende Literatur

Alkadhi H, Scheffel H, Desbiolles L et al. Dual-source computed tomography coronary angiography: influence of obesity, calcium load, and heart rate on diagnostic accuracy. Eur Heart J 2008; 29,766–776

Leschka S, Stinn B, Schmid F et al. Dual source CT coronary angiography in severely obese patients: trading off temporal resolution and image noise. Invest Radiol. 2009; 44: 720–7

Raff GL, Gallagher MJ, O'Neill WW et al. Diagnostic accuracy of noninvasive coronary angiography using 64-slice spiral computed tomography. J Am Coll Cardiol 2005; 46: 552–557

Romero-Corral A, Montori VM, Somers VK et al. Association of bodyweight with total mortality and with cardiovascular events in coronary artery disease: a systematic review of cohort studies. Lancet 2006; 368: 666–678

Herzphasen und Datenrekonstruktion

Sebastian Leschka und Hatem Alkadhi

H. Alkadhi et al. (Hrsg), *Praxisbuch Herz-CT*,
DOI 10.1007/978-3-642-35383-3,

Zum Einstieg

Trotz aller Fortschritte in der CT-Technologie sind Bewegungsartefakte auch mit den modernsten CT-Geräten noch immer eine der Hauptursachen für eine eingeschränkte Beurteilbarkeit der Koronararterien. Grund hierfür ist die hohe und ungleichmäßige Bewegung der Koronararterien. Dabei ist das Bewegungsmuster der einzelnen Koronararterien während des Herzzyklus und in Abhängigkeit von der Herzfrequenz sehr unterschiedlich. Die Auswahl eines geeigneten Zeitfensters für die Bilddatenrekonstruktion ist daher essentiell für eine qualitativ hochwertige Darstellung des Herzens und der Koronararterien und damit für eine richtige Diagnose.

14.1 Herzphasen

Grundsätzlich unterteilt sich die Herzaktion in die Systole (Austreibung des Blutes aus den Ventrikeln in den Kreislauf) und die Diastole (Füllung der Ventrikel mit Blut aus den Vorhöfen). Systole und Diastole werden in weitere Abschnitte unterteilt (Abb. 14.1).

14.1.1 Bewegung der Koronararterien während des Herzzyklus

Die einzelnen Koronarsegmente zeigen während des Herzzyklus ein differierendes Bewegungsmuster (Abb. 14.2).

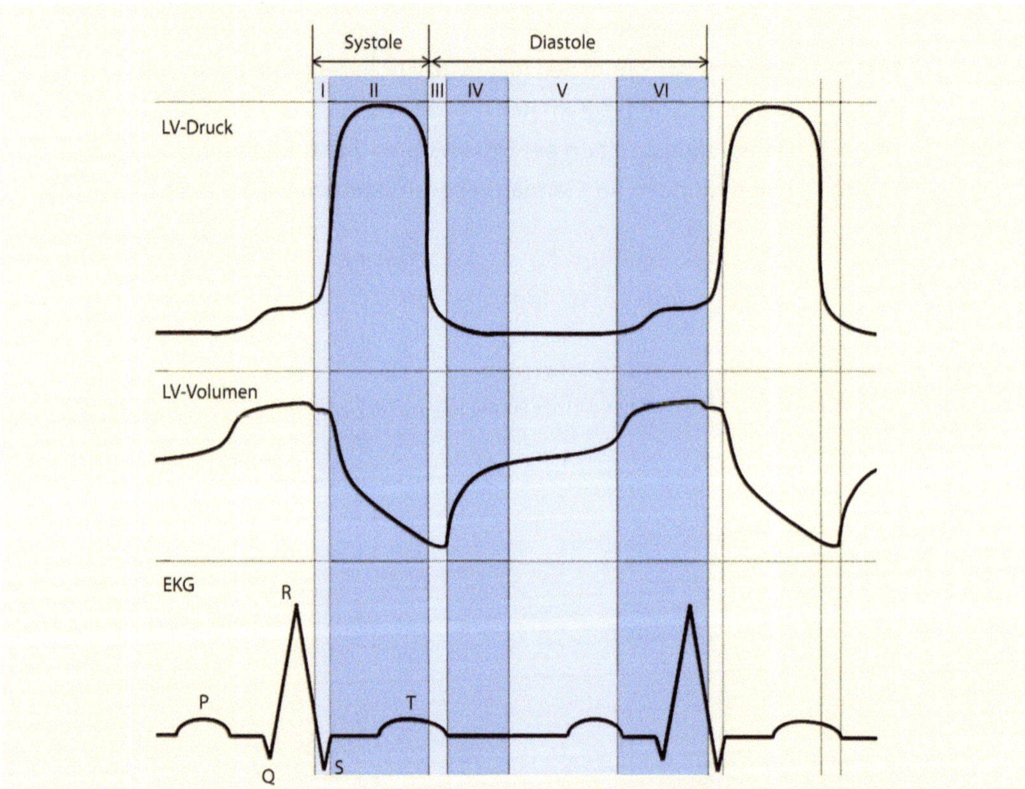

Abb. 14.1 Herzphasen. Das Diagramm zeigt den Verlauf des linksventrikulären Drucks (oben), des linksventrikulären Volumens (Mitte) und das korrespondierende EKG (unten). Die Systole setzt sich aus der **isovolumetrischen Kontraktion** (I) bei noch geschlossenen Semilunarklappen und der **Austreibungsphase** (II) bei geöffneten Semilunarklappen zusammen. Am Ende von Phase II schließen sich die Semilunarklappen. Die Diastole beginnt mit der **isovolumetrischen Erschlaffung** (III) bei geschlossenen Semilunar- und Atrioventrikularklappen, gefolgt von einer raschen **Füllungsphase** (IV). Nachfolgend kommt es zur **Diastase** (V), bei der nur eine geringe Blutverlagerung zwischen Vorhöfen und Ventrikeln erfolgt und die Herzbewegung minimal ist. Am Ende der Diastole erfolgt die **Vorhofsystole** (VI). Danach beginnt eine erneute Kammersystole

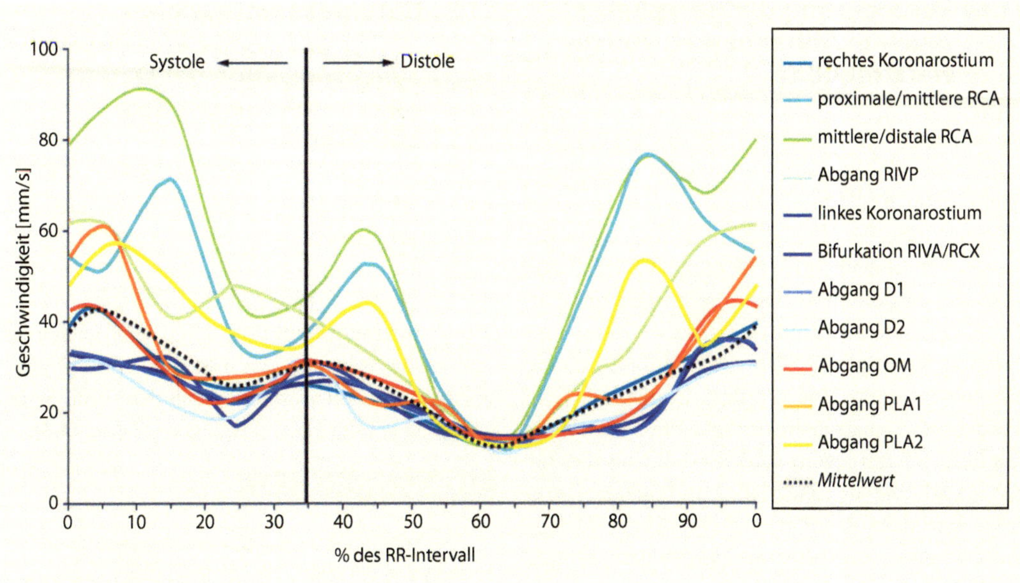

Abb. 14.2 Individuelle Geschwindigkeitsprofile der einzelnen Koronarsegmente während des Herzzyklus. Die höchste mittlere Geschwindigkeit haben die Segmente der rechten Koronararterie, gefolgt von denjenigen des Ramus circumflexus und des Ramus interventricularis anterior. Trotz unterschiedlicher Bewegungsmuster hat die Bewegungsgeschwindigkeit aller Koronarsegmente zwischen 55–65% des RR-Intervalls eine relative Ruhephase

Tab. 14.1 Eignung der einzelnen Herzphasen zur CT-Datenrekonstruktion

Herzphase	Entsprechung im EKG	Eignung zur CT-Datenrekonstruktion
Isovolumetrische Kontraktion	S-Zacke	– –
Systolische Austreibungsphase	ST-Strecke und frühe T-Welle	0
Isovolumetrische Erschlaffung	Späte T-Welle	+
Diastolische Füllungsphase	Frühe TP-Strecke	–
Diastase	Späte TP-Strecke und P-Welle	++
Vorhofsystole	PQ-Strecke und Q-/R-Zacken	– –

– – = ungeeignet, – = meist ungeeignet, 0 = bedingt geeignet, + = oft gut geeignet, ++ = meist gut geeignet.

Das mittlere und distale Segment der RCA und die distalen Segmente des RCX haben über den größten Teil des Herzzyklus eine hohe Geschwindigkeit, wohingegen die Segmente des RIVA eine relativ geringe Bewegung besitzen. In der frühen Systole (etwa 0–20% des RR-Intervalls), frühen Diastole (40–50% des RR-Intervalls) und späten Diastole (80–90% des RR-Intervalls) zeigen nahezu alle Koronarsegmente eine schnelle Bewegung. Alle Koronarsegmente haben in der mittleren Diastole (etwa 55–65% des RR-Intervalls) ein Bewegungsminimum und eine zweite relative Ruhephase in der Endystole (etwa 25–35% des RR-Intervalls).

Entsprechend der Koronarbewegung sind die einzelnen Phasen des Herzzyklus unterschiedlich gut zur CT-Datenrekonstruktion geeignet (Tab. 14.1).

14.1.2 Veränderung der Herzphasendauer in Abhängigkeit von der Herzfrequenz

Bei niedriger Herzfrequenz ist die diastolische Ruhephase länger als die systolische Ruhephase; daher ist die Mitdiastole bei niedriger Herzfrequenz meist am besten zur CT-Datenrekonstruktion geeignet. Mit zunehmender Herzfrequenz verkürzen sich die Systole und Diastole ungleichmäßig: Die Systolendauer nimmt zwischen 60/min und 200/min um etwa die Hälfte ab, während sich die Diastole um etwa 80% verkürzt. Zudem wird die Koronarbewegungsgeschwindigkeit in der Diastole mit hoher Herzfrequenz stärker erhöht, als dies für die Endsystole der Fall ist. Mit höherer Herzfrequenz liefert daher die endsystolische Datenrekonstruktion häufig bessere Ergebnisse als eine mitdiastolische Rekonstruktion.

Bei der CT-Untersuchung mit hohem Pitch-Faktor (Flash-Modus) werden alle Bilddaten innerhalb der Diastole eines einzigen Herzschlages akquiriert. Daher muss bei Verwendung dieses Akquisitionsmodus eine lange Diastolendauer – d. h. eine niedrige Herzfrequenz – bestehen. Im Allgemeinen ist demzufolge eine Herzfrequenz von 60/min oder weniger eine Grundvoraussetzung für eine diagnostische Bildqualität bei Anwendung des Flash-Modus.

Tipps

Der Umschlagpunkt zwischen besserer systolischer als diastolischer Datenrekonstruktion ist abhängig von der zeitlichen Auflösung des verwendeten CT-Gerätes; bei besserer zeitlicher Auflösung können kürzere Ruheperioden der Koronarbewegung mit geringer Geschwindigkeit genutzt werden, während bei schlechterer zeitlicher Auflösung lange Ruhephasen mit evtl. höherer mittlerer Geschwindigkeit nötig sind.
Als Faustregel finden sich bei einer Herzfrequenz von
- <70/min weniger Bewegungsartefakte in der Diastole, und bei
- >80/min weniger Bewegungsartefakte in der Systole.

14.2 Datenrekonstruktion

14.2.1 Synchronisation der Datenrekonstruktion mit dem EKG-Signal

Ziel der EKG-Synchronisation ist eine Kompensation der Herzbewegung.

▪ Absolute und relative EKG-Synchronisation

Zur Datenrekonstruktion muss ein geeignetes Zeitfenster während des Herzzyklus ausgewählt werden. Die Synchronisation mit dem EKG-Signal kann relativ oder absolut erfolgen (▫ Abb. 14.3):

Tipps

Die Position des Rekonstruktionsintervalls wird von den einzelnen Herstellern unterschiedlich definiert. Zum Beispiel bedeutet eine 60%-Rekonstruktion
- den Beginn des Datenrekonstruktionsfensters bei Siemens und
- die Mitte des Datenrekonstruktionsfensters bei General Electrics, Philips und Toshiba.

- **Relative EKG-Synchronisation:**
  - Das Zeitfenster für die Bilddatenrekonstruktion wird anhand eines Prozentwertes zwischen zwei R-Zacken bestimmt.
  - Eine endsystolische Rekonstruktion findet sich üblicherweise bei 25–45% und eine mitdiastolische bei 60–80% des RR-Intervalls.
  - die relative EKG-Synchronisation ist die gebräuchlichste Form der Datenrekonstruktion, da die relativen Werte sich bei unterschiedlichen Herzfrequenzen nur gering ändern.
- **Absolut retrograde EKG-Synchronisation:**
  - Der Rekonstruktionszeitpunkt wird als fester Abstand (in –ms) vor einer R-Zacke definiert.
  - Bei der absolut retrograden EKG-Synchronisation müssen für unterschiedliche Herzfrequenzen differierende Werte für die Wahl des Zeitfensters verwendet werden.

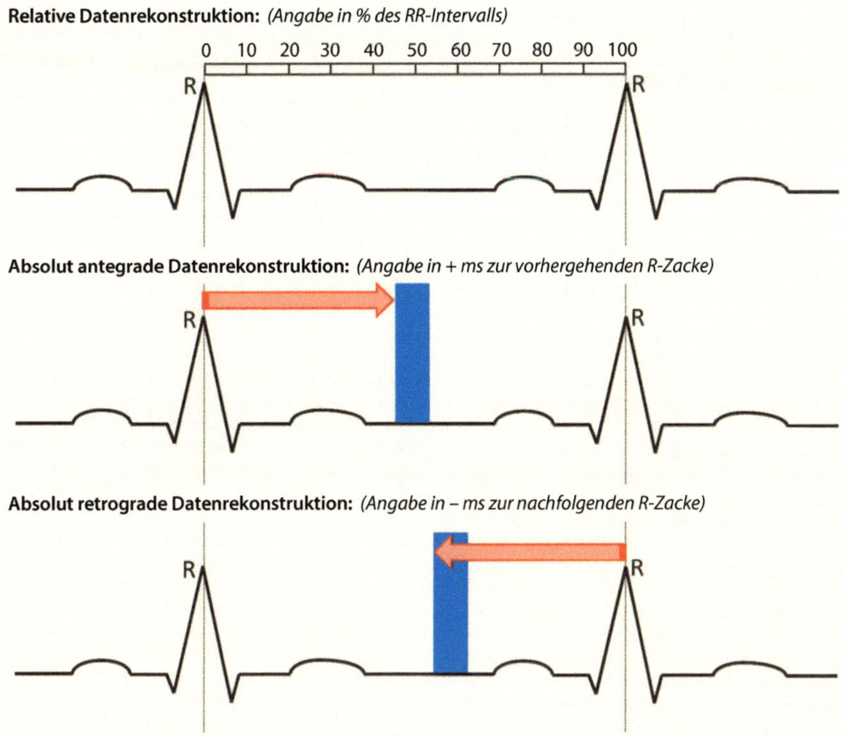

Abb. 14.3 Möglichkeiten der Datenrekonstruktion relativ zur R-Zacke des EKG-Signals. Bei der relativen Methode wird der Zeitpunkt der Datenrekonstruktion als prozentualer Wert des Zeitintervalls zwischen zwei aufeinanderfolgenden R-Zacken definiert. Bei der absoluten Methode wird der Zeitpunkt der Datenrekontruktion als ms nach der vorherigen R-Zacke (absolut antegrad) oder als ms vor der nachfolgenden R-Zacke (absolut retrograd) bestimmt

- **Absolut antegrade EKG-Synchronisation:**
  - Der Rekonstruktionszeitpunkt wird als fester Abstand (in +ms) nach einer R-Zacke definiert.
  - Bei Arrhythmie bietet die absolut antegrade Rekonstruktion Vorteile, da sich die Systole bei unterschiedlichen Herzfrequenzen am wenigsten verändert (▶ Abschn. 14.1.2).

Beim Flash-Modus besteht eine Besonderheit in der Datenrekonstruktion. Da sämtliche Bilddaten innerhalb eines Herzschlages bei fortlaufender Tischbewegung aufgenommen werden, sind die einzelnen nachfolgenden Bildschichten zeitlich im Herzzyklus gegeneinander verschoben. Bei einer kranio-kaudalen Akquisitionsrichtung sind daher die weiter kranial gelegenen Bildschichten früher in der Diastole aufgenommen als die kaudaler gelegenen. Die vorher beschriebenen Regeln der relativen und absoluten EKG-Synchronisation sind dabei ebenso beim Flash-Modus anwendbar, jedoch entsprechen nicht alle Bildschichten dem gleichen Rekonstruktionszeitpunkt.

Tipps

- Bei Arrhythmie kann zunächst mit der relativen EKG-Synchronisation versucht werden, eine suffiziente Bildqualität zu erzielen.
- Sollte die relative Rekonstruktion kein adäquates Ergebnis liefern, kann mittels absolut antegrader EKG-Synchronisation häufig eine ausreichende Suppression von Bewegungsartefakten erreicht werden.

- **Einzel- und Mehrsegmentrekonstruktionsalgorithmen**

Für die Datenrekonstruktion sind zumindest die Projektionsdaten einer 180°-Rotation der Gantry notwendig. Je nach Anzahl der verwendeten Herzschläge wird nach Einzel- und Mehrsegmentrekonstruktionsalgorithmen unterschieden.

- **Einzelsegmentrekonstruktion:**
  - Für die Bildrekonstruktion werden nur die Projektionsdaten eines Herzschlages verwendet.
  - Die zeitliche Auflösung errechnet sich als: $t_{max}=t_{Rot}/2$ (z. B. bei einer Rotationszeit t_{Rot} von 330 ms ergibt sich eine zeitliche Auflösung t_{max} von 165 ms).
  - **Nachteil:** Bei sehr hoher Herzfrequenz kann die relative Ruhephase der Koronararterien zu kurz für die zeitliche Auflösung sein und eine Konturunschärfe der Koronararterien resultieren.
- **Mehrsegmentrekonstruktion:**
  - Für die Bildrekonstruktion werden die Projektionsdaten zweier oder mehrerer aufeinanderfolgender Herzschläge verwendet.
  - Die zeitliche Auflösung errechnet sich als: $t_{max}=(t_{Rot}/2)/n$ Herzschläge (z. B. bei einer Rotationszeit t_{Rot} von 330 ms und 4 verwendeten Herzschlägen ergibt sich eine zeitliche Auflösung t_{max} von 4 ms).
  - **Nachteil:** Die errechnete maximale zeitliche Auflösung gilt nur für bestimmte Herzfrequenzen (▶ Kap. 1). Daneben sind Mehrsegmentrekonstruktionsalgorithmen sehr empfindlich gegenüber Schwankungen der Herzfrequenz, sodass bei variabler Herzfrequenz zusätzliche Artefakte durch die Mittelung der Daten über mehrere Herzschläge die eventuellen Vorteile einer höheren zeitlichen Auflösung nivellieren können.

Tipps

- Dual-Source-CT-Geräte bieten eine zeitliche Auflösung von 75 ms bei Einzelsegmentrekonstruktion, welche selbst für hohe Herzfrequenzen ausreichend ist.
- Die Nachteile von Mehrsegmentrekonstruktionsalgorithmen finden sich auch bei der Dual-Source-CT, sodass auch hier auf eine Mehrsegmentrekonstruktion verzichtet werden sollte.

14.2.2 Auswahl des optimalen Rekonstruktionszeitpunktes

Der optimale Rekonstruktionszeitpunkt ist derjenige mit keinen oder geringen Bewegungsartefakten. Bei Verwendung von 4- und 16-Zeilen-CT-Geräten ist eine individuelle Auswahl von Rekonstruktionszeitpunkten für jede der Koronararterien unabhängig von der Herzfrequenz obligat. Mit der besseren zeitlichen Auflösung von 64-Zeilen- und Dual-Source-CT-Geräten ist häufig ein einzelner Rekonstruktionszeitpunkt für alle Koronararterien ausreichend.

Tipps

Als Faustregel empfehlen sich mit der 64-Zeilen- und Dual-Source-CT folgende Rekonstruktionen:

- Bei niedriger Herzfrequenz (<70/min) reicht meist eine einzelne Rekonstruktion in der Mitdiastole (60–70% des RR-Intervall).
- Bei mittlerer Herzfrequenz (70–80/min) sind häufig mehrere Rekonstruktionen in der Diastole notwendig (50–80% des RR-Intervall).
- Bei hoher Herzfrequenz (>80/min) sind meist mehrere Rekonstruktionen in der Systole und Diastole notwendig (30–80% des RR-Intervall).

Das Schema in ◻ Abb. 14.4 zeigt eine Empfehlung für das praktische Vorgehen. Im Falle von Artefakten in einzelnen Koronarsegmenten empfiehlt sich die Anfertigung einer Rekonstruktionsserie in 1 oder 2 kritischen Schichten in 5%-Schritten (sog. Preview-Serie). Anhand dieser Testrekonstruktionen lässt sich häufig ein geeignetes Rekonstruk-

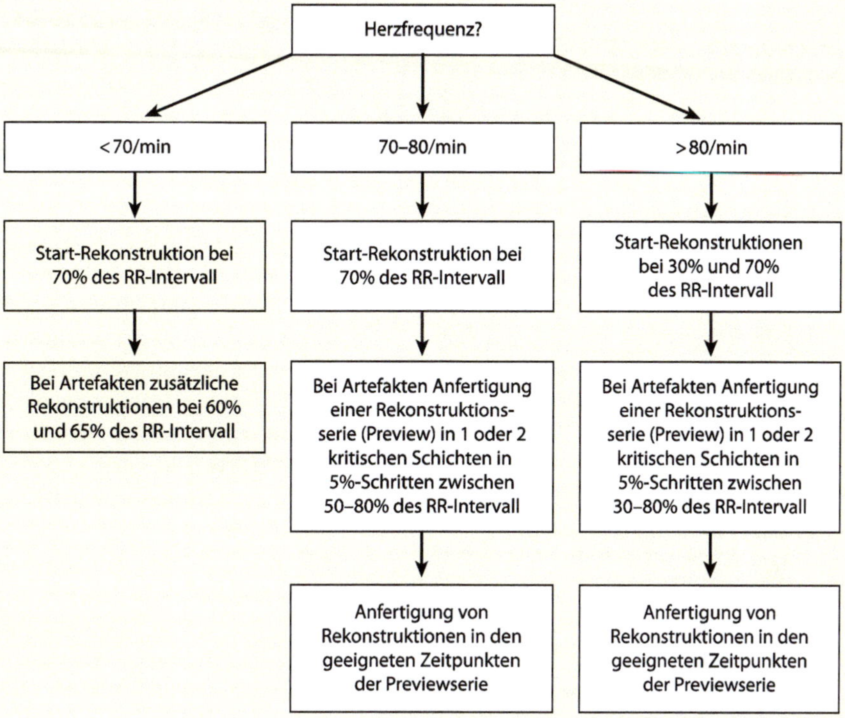

Abb. 14.4 Praktisches Vorgehen für die Identifikation des optimalen Rekonstruktionszeitpunktes in Abhängigkeit von der Herzfrequenz

tionsfenster finden, ohne dass durch hohen Rechenaufwand die Bildnachverarbeitung und -interpretation verzögert wird.

Die Software vieler CT-Geräte erlaubt heute die automatische Detektion von geeigneten Rekonstruktionen einer CT-Untersuchung in der Systole bzw. Diastole (sog. »motion path mapping«). Dadurch kann der erste Schritt beim praktischen Vorgehen der Abb. 14.4 ersetzt werden.

14.2.3 Rekonstruktionsparameter

Field of View

Das Field-of-view sollte möglichst so gewählt werden, dass das Herz vollständig enthalten ist. So wird gewährleistet, dass die möglichst beste räumliche Auflösung in den x-y-Achsen erreicht ist. Bei der üblicherweise verwendeten Bildmatrix von 512 × 512 Pixel und der von modernen CT-Geräten erreichten Auflösung in der z-Achse von 0,4 mm ergibt sich theoretisch bei einem Field of View von 205 × 205 mm eine Rekonstruktion mit isotropen Voxeln von 0,4 mm Kantenlänge.

Schichtdicke und Schichtinkrement

Die rekonstruierte Schichtdicke entspricht der räumlichen Auflösung in der z-Achse. Die Schichtdicke sollte geringfügig weiter als die physikalische Detektorbreite gewählt werden (z. B. 0,75 mm Schichtdicke bei 0,6 mm Detektorbreite). Bei CT-Geräten mit sog. »z-flying focal spot« (► Kap. 1) werden die Bilddaten bereits überlappend aus benachbarten Detektoren entnommen; bei diesen CT-Geräten kann auch ohne Qualitätsverlust eine der Detektorbreite entsprechende Schichtdicke gewählt werden. Als Rekonstruktionsinkrement wird bei der Herz-CT eine Überlappung von etwa 30–50% der Schichtdicke empfohlen (z. B. eine Schichtdicke von 0,75 mm und 0,5 mm Inkrement).

Rekonstruktionsfilter

Der verwendete Rekonstruktionsfilter sollte bei der Herz-CT einen ausgewogenen Kompromiss zwischen Kantenanhebung und Rauschunterdrückung bieten. Dadurch wird zum einen eine konturscharfe Abbildung der Koronararterien und von Koronarplaques, zum anderen eine Limitierung des Bildrauschens gewährleistet. Verschiedene CT-Geräte bieten hierzu spezielle »Herz-CT-Filter« an. Im Falle von Koronarstents oder ausgeprägten Verkalkungen sollte zudem ein Datensatz mit einem etwas schärferen Rekonstruktionsfilter berechnet werden, um eine artifizielle Vergrößerung dichter Strukturen (sog. »blooming«) zu reduzieren (▶ Kap. 15, ▶ Kap. 16).

14.2.4 Datenrekonstruktion bei Extrasystolen (»EKG-Editierung«)

Normalerweise gibt das CT-Gerät automatisch Synchronisationspunkte zwischen den Projektionsdaten und dem EKG-Signal vor. Unter EKG-Editierung versteht man eine Änderung bzw. Korrektur der Synchronisationspunkte durch den Benutzer. Diese Methode kann bei leichten Herzfrequenzvariationen erfolgreich sein (Tab. 14.2).

14.2.5 Empfehlungen für Standardrekonstruktionen bei der Herz-CT

Tab. 14.3 gibt eine Empfehlung für die Anfertigung von Standardrekonstruktionen für den Herz-CT-Datensatz.

14.3 Erkennen von Bewegungsartefakten und Lösungsvorschläge

Bewegungsartefakte bei der Herz-CT können sich äußern als:

- **Konturunschärfe der Koronararterien** (sog. »blurring«)
  - entstehen, wenn die aktuelle Koronarbewegungsgeschwindigkeit die zeitliche Auflösung des CT-Gerätes übersteigt,
  - betreffen meist nur einzelne Koronarsegmente mit hoher Geschwindigkeit (typischerweise das mittlere Segment der RCA), während andere Segmente in der gleichen Schicht keine Artefakte aufweisen.
- **Stufenartefakte** (sog. »stair-step-artifacts«)
  - entstehen durch Bewegung des Herzens oder des Patienten,
  - äußern sich als gegeneinander verschobene Schichtblöcke.
  - Stufenartefakte nur kardialer Strukturen deuten auf eine ungleichmäßige Bewegung des Herzens hin (z. B. variable Herzfrequenz, Arrhythmie).
  - Stufenartefakte kardialer und extrakardialer Strukturen sind durch eine Bewegung des Patienten verursacht (z. B. Körperbewegung, Atemartefakte, Sprechartefakte); diese lassen sich durch eine optimale Vorbereitung des Patienten oftmals vermeiden (▶ Kap. 11).

Bewegungsartefakte können zu einer langwierigen Nachverarbeitung des Datensatzes führen. Zudem können einzelne Artefakte auch Koronarstenosen

Tab. 14.2 Anwendung der EKG-Editierung bei verschiedenen EKG-Veränderungen

EKG-Veränderung	EKG-Editierungsmaßnahme
Einzelne Extrasystolen ohne komplexe Arrhythmiemuster (z. B. kein Bigeminus) oder Vorhofflimmern mit reduzierter AV-Überleitung auf die Ventrikel	Löschen des R-Zackenindikators an der vorzeitigen R-Zacke und Einfügen von 2–3 Indikatoren im darauffolgenden Herzschlag
Fehlregistrierung des QRS-Komplexes (z. B. bei Schenkelblock)	Manuelle Repositionierung der R-Zackenindikatoren auf geeignete Stellen des QRS-Komplexes
Niedrige Herzfrequenz (<40/min) oder Ausfall eines Herzschlags	Einfügen eines zusätzlichen Synchronisationspunktes an den Datenblöcken mit Artefakten

Tab. 14.3 Empfehlung für Standardrekonstruktionen bei der Herz-CT

	Schichtdicke	Inkrement	Rekonstruktionsfilter	Field of View	Fenster	RR-Intervall	Bemerkung
1	0,75 mm	0,5 mm	Mittelscharf	Entsprechend der Herzgröße (etwa 200 × 200 mm)	Fenstermitte: 200 HU, Fensterbreite: 700 HU	Beste(r) Rekonstruktionszeitpunkt(e)	Für die Beurteilung der Koronararterien; ggf. zusätzliche Rekonstruktionen bei Artefakten
2	0,75 mm	0,5 mm	Scharf	Entsprechend der Herzgröße (etwa 200 × 200 mm)	Fenstermitte: 400 HU, Fensterbreite: 1200 HU	Beste(r) Rekonstruktionszeitpunkt(e)	Für die Beurteilung von Stents (► Kap. 16) und bei Verkalkungen (► Kap. 15); ggf. zusätzliche Rekonstruktionen bei Artefakten
3	1,5 mm	1,0 mm	Mittelscharf	Entsprechend der Herzgröße (etwa 200 × 200 mm)	Fenstermitte: 200 HU, Fensterbreite: 700 HU	5–100% in 5%-Schritten	Für die Analyse der Ventrikel- (► Kap. 20) und Herzklappenfunktion (► Kap. 18)
4	2,0 mm	1,5 mm	Mittelscharf	Etwa 400 × 400 mm	Fenstermitte: 80 HU, Fensterbreite: 360 HU	Egal	Für die Beurteilung der mitabgebildeten mediastinalen, thorakalen und abdominalen Weichteile
5	2,0 mm	1,5 mm	Sehr scharf	Etwa 400 × 400 mm	Fenstermitte: -600 HU, Fensterbreite: 1300 HU	Egal	Für die Beurteilung des mitabgebildeten Lungenparenchyms

vortäuschen (► Kap. 15). Hinweise zum Erkennen von Bewegungsartefakten und mögliche Lösungansätze sind in Tab. 14.4 zusammengefasst.

Fazit

- Die einzelnen Koronararterien zeigen ein individuelles und komplexes Bewegungsmuster während des Herzzyklus.
- Die CT-Datenrekonstruktion erfolgt synchronisiert zum EKG-Signal; relative Rekonstruktionen sind am gebräuchlichsten; absolut antegrade Rekonstruktionen können Vorteile bei Arrhythmie bieten.
- Ein Mehrsegmentrekonstruktionsalgorithmus erhöht die zeitliche Auflösung des CT-Gerätes durch Mittelung der Projektionsdaten mehrerer Herzschläge; diese maximale zeitliche Auflösung besteht nur bei definierten Herzfrequenzen. Daneben kann die Mehrsegmentrekonstruktion bei variablen Herzfrequenzen zu zusätzlichen Artefakten führen.
- Bei einzelnen Extrasystolen kann durch EKG-Editierung meist eine suffiziente Bildqualität erreicht werden.
- Das Erkennen der Ursache eines Bewegungsartefaktes ist wichtig, um geeignete Gegenmaßnahmen treffen zu können.

Tab. 14.4 Bewegungsartefakte und Lösungsvorschläge

Artefakt	Merkmal	Ursache	Lösungsvorschläge vor der Untersuchung	Lösungsvorschläge nach der Untersuchung
Konturunschärfe	Artefakt nur auf einzelne Segmente einer Schicht begrenzt	Bewegungsgeschwindigkeit eines Koronarsegments übersteigt die zeitliche Auflösung	Bei hoher Herzfrequenz Applikation eines β-Blockers	Auswahl eines anderen Rekonstruktionszeitpunktes (► Abschn. 14.2.2) Versuch mit einem Mehrsegmentrekonstruktionsalgorithmus
Einzelne Stufenartefakte, auf das Herz begrenzt	Artefakte finden sich nur in einzelnen Schichtblöcken	Extrasystolen	Versuch der Applikation eines β-Blockers zur Rhythmisierung	EKG-Editierung (► Abschn. 14.2.4)
Mehrere Stufenartefakte, auf das Herz begrenzt	Artefakte finden sich in mehreren Schichtblöcken	Variable Herzfrequenz	Versuch der Applikation eines β-Blockers zur Rhythmisierung Wahl eines Einzel- anstatt Mehrsegmentrekonstruktionsalgorithmus	Individuelle Auswahl von optimalen Rekonstruktionszeitpunkten für die Koronarsegmente (► Abschn. 14.2.2)
Stufenartefakte kardialer und extrakardialer Strukturen	Artefakte finden sich am Herz und extrakardialen Strukturen (Sternum, Leber)	Patientenbewegung, Atemartefakte, Sprechartefakte	Ausführliche Instruktion des Patienten vor der Untersuchung Üben der Atemanhaltephase mit dem Patienten bei 4- und 16-Zeilen-CT Evtl. Präoxygenierung des Patienten	Keine

Weiterführende Literatur

Cademartiri F, Mollet NR, Runza G et al. Improving diagnostic accuracy of MDCT coronary angiography in patients with mild heart rhythm irregularities using ECG editing. AJR 2006; 186: 634–638

Herzog C, Abolmaali N, Balzer JO et al. Heart-rate-adapted image reconstruction in multidetector-row cardiac CT: influence of physiological and technical prerequisite on image quality. Eur Radiol 2002; 12: 2670–2678

Leschka S, Alkadhi H, Stolzmann P et al. Mono- versus bisegment reconstruction algorithms for dual-source computed tomography coronary angiography. Invest Radiol 2008; 43: 703–711

Leschka S, Husmann L, Desbiolles LM et al. Optimal image reconstruction intervals for non-invasive coronary angiography with 64-slice CT. Eur Radiol 2006; 16: 1964–1972

Leschka S, Scheffel H, Desbiolles L et al. Image quality and reconstruction intervals of dual-source ct coronary angiography: recommendations for ECG-pulsing windowing. Invest Radiol 2007; 42: 543–549

Sato T, Anno H, Kondo T et al. Applicability of ECG-gated multislice helical ct to patients with atrial fibrillation. Circ J 2005; 69: 1068–1073

Teil 3 Befundung

Beurteilung der CT-Koronarangiographie

Sebastian Leschka und Hatem Alkadhi

H. Alkadhi et al. (Hrsg), *Praxisbuch Herz-CT*,
DOI 10.1007/978-3-642-35383-3,

Zum Einstieg

Die Vermeidung von Fehlinterpretationen bei der Beurteilung der CT-Koronaranatomie ist von größter Bedeutung für das weitere diagnostische und therapeutische Prozedere. Die größte Stärke der CT-Koronarangiographie liegt in ihrem hohen negativen prädiktiven Wert von praktisch 100%. Signifikante Stenosen können mit dieser Methode sicher ausgeschlossen werden (▶ Kap. 6). Daher sollte selbst bei initial normal erscheinender CT-Koronarangiographie eine zweite Beurteilung zur Vermeidung falsch-negativer Befunde durchgeführt werden. Darüber hinaus können falsch-positive CT-Befunde nachfolgend einen unnötigen, d. h. vermeidbaren Herzkatheter zur Folge haben.

Die Beurteilung der CT-Koronarangiographie muss an einer Workstation erfolgen, welche die Rekonstruktion und Durchsicht von multiplanaren Reformationen (MPR), Maximum-Intensitäts-Projektionen (MIP) und Fall Volume-Rendering- (VR-)Bildern erlaubt (▶ Kap. 10). Im Gegensatz zu CT-Untersuchungen anderer Körperregionen ist es bei der CT-Koronarangiographie nicht möglich, eine Diagnose ausschließlich anhand von axialen CT-Bildern zu stellen.

15.1 Zu verwendende Rekonstruktionen

- Einzelrekonstruktion im optimalen Rekonstruktionszeitpunkt (z. B. 0,75 mm/0,5 mm, weicher Filter) ▶ Kap. 14.
- Einzelrekonstruktion im optimalen Rekonstruktionszeitpunkt (z. B. 0,75 mm/0,5 mm, scharfer Filter) ▶ Kap. 14.
- Gegebenenfalls Einzelrekonstruktion (z. B. 0,75 mm/0,5 mm, weicher Filter) in einer anderen Herzphase ▶ Kap. 14.

15.2 Beurteilung der Koronararterien

◻ Abb. 15.1 illustriert einen Standardalgorithmus zur Beurteilung der CT-Koronarangiographie (▶ Kap. 10).

15.2.1 Primäre Beurteilung

- **Beurteilung der axialen Schichten:**
  - Beurteilung der Bildqualität,
  - erster Eindruck über mögliche Schwierigkeiten bei der Beurteilung,
  - Übersichtsbeurteilung der Koronaranatomie,
  - Identifikation von Plaques.
- **Analyse der Plaques in bi-orthogonalen Rekonstruktionen:**
  - interaktive Verwendung dünnschichtiger MPR in zwei perpendikulären Ebenen,
  - bei gewundenen Koronararterien (z. B. hypertensive Koronaropathie) Verwendung von MIP (3–5 mm), um die Koronararterien in einem längeren Verlauf beurteilen zu können,
  - bei Koronarstents Verwendung gekrümmter Rekonstruktionen (cMPR) entlang der Mittellinie der Stents und Verwendung von Rekonstruktionen mit einem kantenanhebenden Filter (▶ Kap. 16).
- **Verifizierung der Pathologien in den axialen Schichten**, da diese nicht durch Nachbearbeitungsmaßnahmen manipuliert sind.

Nach den primären Beurteilungsschritten sind zwei unterschiedliche Ergebnisse möglich:

Zum einen können die Koronararterien zunächst normal erscheinen (d. h. ohne Nachweis von Plaques). Dann sollte eine sekundäre Beurteilung zur Vermeidung falsch-negativer Befunde erfolgen.

Zum anderen können primär eine oder mehrere Koronarläsionen entdeckt worden sein. Dann sollte eine sekundäre Beurteilung zur Vermeidung falsch-positiver Befunde aufgrund von Artefakten oder der Überschätzung von Stenosen stattfinden.

Typische Fehlerquellen

Dickschichtige MIP sollten vermieden werden, da Stenosen maskiert werden können.

Keine Verwendung von VR-Rekonstruktionen für die primäre Beurteilung, da die Darstellung der Koronararterien erheblich von den VR-Einstellungen beeinflusst wird: Eine suboptimale Einstellung kann eine Stenose verdecken oder eine artifizielle »Stenose« kreieren. Darüber hinaus bieten VR-Bil-

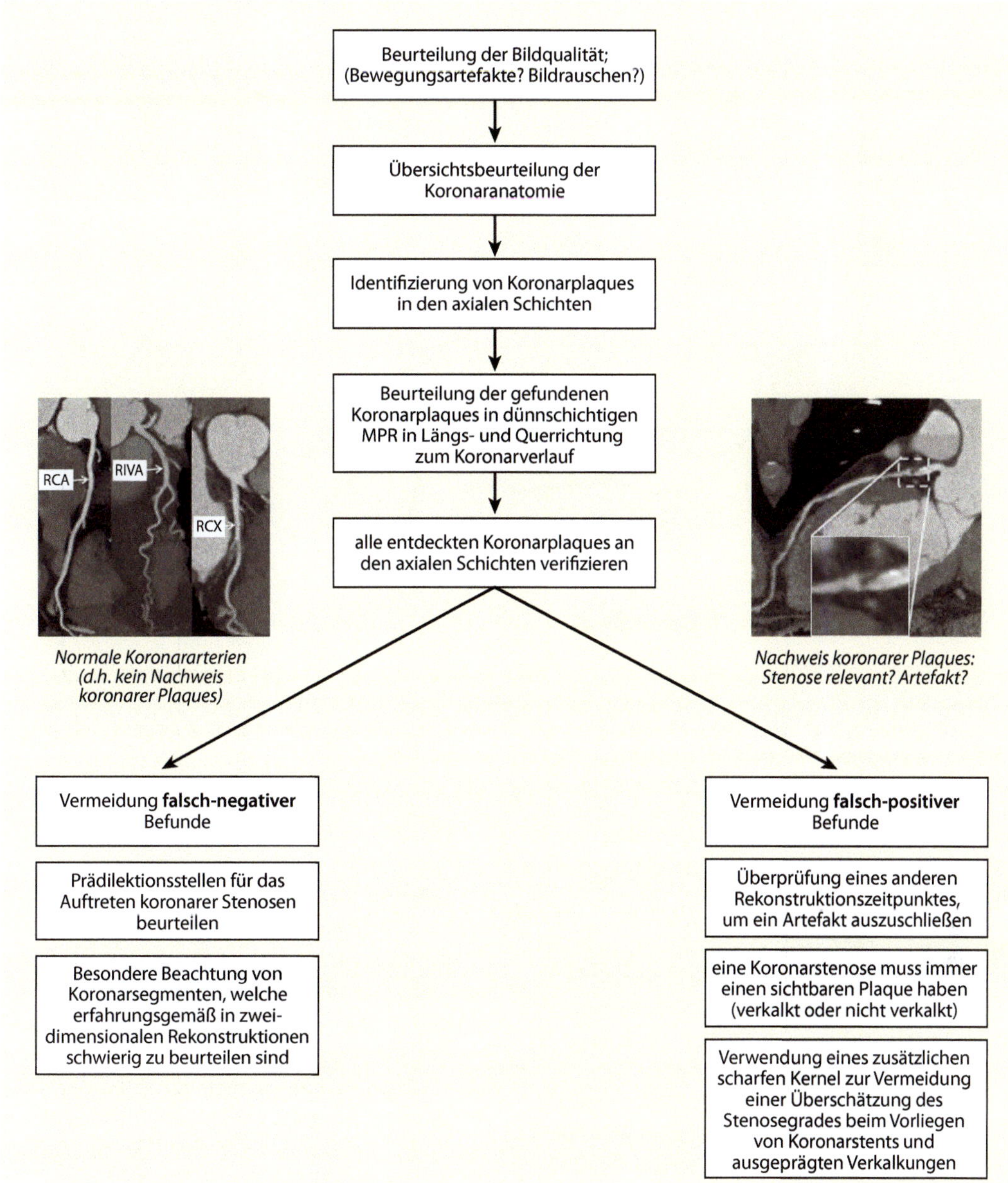

Abb. 15.1 Algorithmus zur Befundung der CT-Koronarangiographie. Die primären Beurteilungsschritte dienen zur Identifikation von Plaques in den Koronararterien. In den sekundären Beurteilungsschritten erfolgt eine Nachbegutachtung zur Vermeidung falsch-negativer und falsch-positiver Befunde

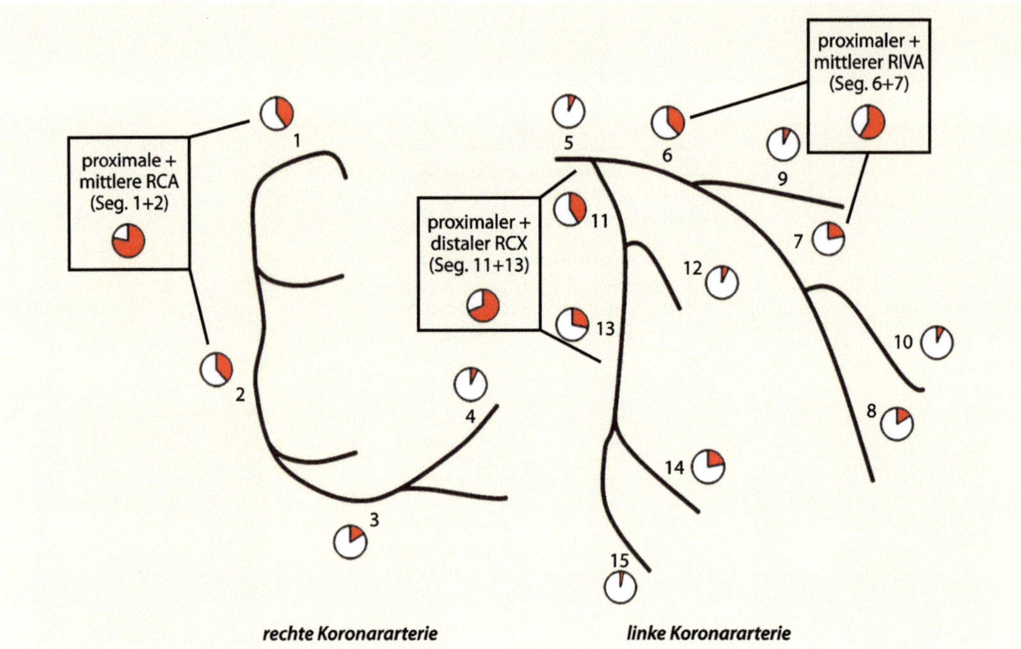

Abb. 15.2 Prävalenz von relevanten Koronarstenosen in den einzelnen Koronarsegmenten. Die Prävalenz ist am höchsten im Ramus interventricularis anterior (RIVA) gefolgt vom Ramus circumflexus (RCX) und der rechten Koronararterie (RCA). Die höchste Prävalenz bezüglich der Segmente findet sich im proximalen und mittleren Segment der RCA, im proximalen und mittleren Segment des RIVA sowie im proximalen und distalen Segment des RCX

der keine suffizienten Informationen über das Gefäßlumen, insbesondere bei Verkalkungen oder Stents (▶ Kap. 16).

Tipps

Gut geeignet für die primäre Beurteilung sind
- axiale Schichten, da sie nicht durch das Postprocessing verfälscht sind,
- doppelt schräg angulierte MIP mit einer Schichtdicke von etwa 2–5 mm, da sie die Gefäße in einem längeren Verlauf abbilden.

15.2.2 Sekundäre Beurteilung

Nach der primären Beurteilung ist eine sekundäre, gezielte Durchsicht der CT-Datensätze zu empfehlen, um falsch-negative und falsch-positive Beurteilungen zu vermeiden.

Hinweise zur Vermeidung falsch-negativer Befunde

Beachtung von Prädilektionsstellen für koronare Stenosen

Zunächst werden diejenigen Koronarsegmente mit bekanntermaßen hoher Prävalenz an Koronarstenosen gezielt ein zweites Mal betrachtet. Gemäß unseren Erfahrungen ist die Prävalenz in der Regel am höchsten im Ramus interventricularis anterior (RIVA, ca. 50%), gefolgt vom Ramus circumflexus (RCX, ca. 30%) und der rechten Koronararterie (RCA, ca. 20%) (■ Abb. 15.2; ■ Tab. 15.1).

Tipps

Rund 60–70% aller relevanten Koronarstenosen finden sich im
- proximalen und mittleren Segment der RCA,
- proximalen und mittleren Segment des RIVA,
- proximalen und distalen Segment des RCX.

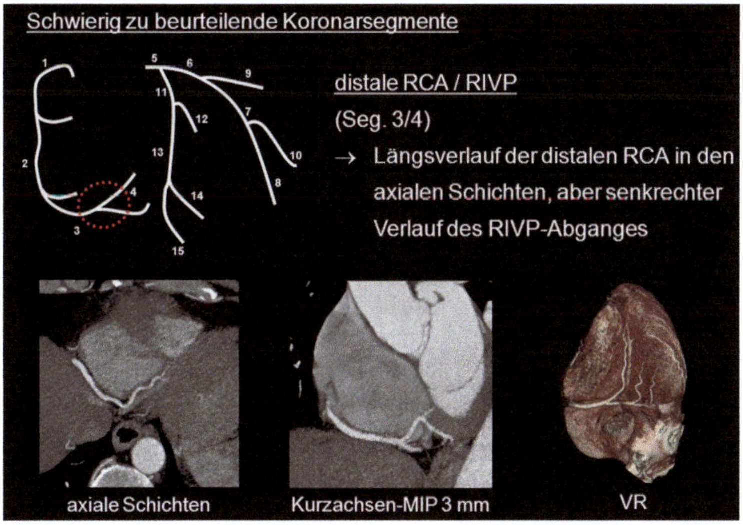

Abb. 15.3 Schwierig zu beurteilende Koronarsegmente: Distale rechte Koronararterie (RCA) und Ramus interventricularis posterior (RIVP)

Tab. 15.1 Prävalenz von signifikanten Koronarstenosen in den einzelnen Koronarsegmenten

Segment	Anteil an Stenosen in allen Koronarsegmenten	Anteil an Stenosen in der zugehörigen Koronararterie
1	10%	40%
2	9%	38%
3	4%	16%
4	2%	7%
5	4%	8%
6	17%	37%
7	10%	22%
8	3%	6%
9	8%	16%
10	3%	6%
11	12%	41%
12	2%	7%
13	8%	28%
14	6%	22%
15	1%	3%
16	2%	4%

Beurteilung von oftmals schwierig zu beurteilenden Koronarsegmenten

Im zweiten Schritt zur Vermeidung falsch-negativer Befunde werden noch einmal diejenigen Koronarsegmente begutachtet, welche erfahrungsgemäß schwierig zu beurteilen sind:

- **Distales Segment der RCA und Abgang des Ramus interventricularis posterior (RIVP):** Die distale RCA verläuft longitudinal in der axialen und Kurzachsenebene, während der Verlauf des proximalen RIVP schräg nach kranial aus diesen Ebenen hinaus in den Sulcus interventricularis posterior gerichtet ist. Daher kann es gelegentlich schwierig sein, in diesen schmalkalibrigen Arterien eine Stenose zu beurteilen, wenn nur die axialen Schichten verwendet werden (Abb. 15.3). Die Verwendung von VR-Bildern in einer Ansicht von inferior kann hier vorteilhaft sein.
- **Proximales und mittleres Segment des RIVA:** Diese verlaufen schräg über das Herz und sind nur partiell in den axialen Schichten abgebildet. Insbesondere der Ursprung des 1. Diagonalastes kann schwierig zu beurteilen sein; eine Region, die zudem eine sehr hohe Prävalenz von relevanten Koronarstenosen aufweist (Abb. 15.4). Gezieltes interaktives Einstellen der Ebenen auf diese Lokalisation,

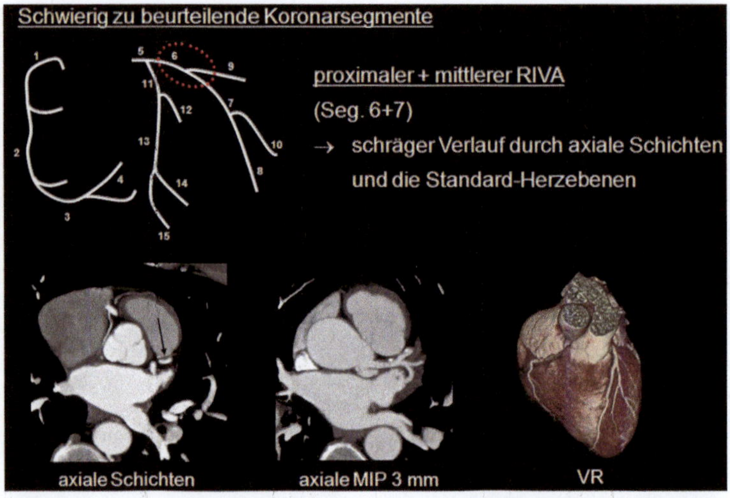

Abb. 15.4 Schwierig zu beurteilende Koronarsegmente: Proximales/mittleres Segment des Ramus interventricularis anterior (RIVA)

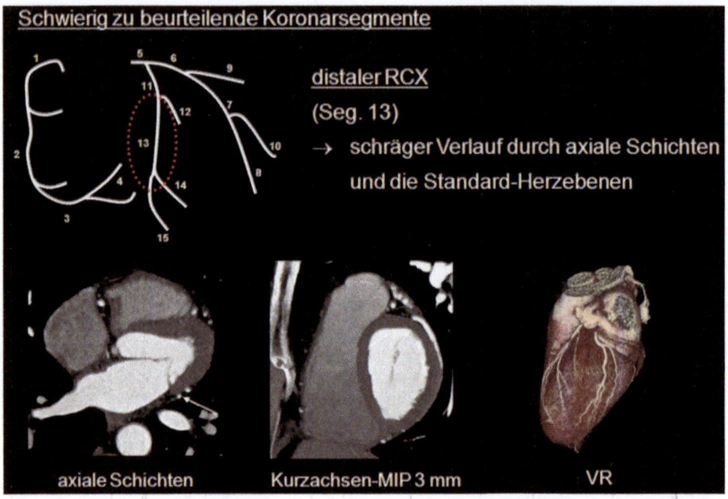

Abb. 15.5 Schwierig zu beurteilende Koronarsegmente: Distales Segment des Ramus circumflexus (RCX)

die Verwendung dickschichtiger MIP (2–5 mm) und die Verwendung von VR-Bildern kann die richtige Diagnose erleichtern.

- **Distales Segment des RCX nach dem Ursprung des Marginalastes:** Dieses häufig sehr schmale Segment hat einen gewinkelten Verlauf in den axialen Schichten und sollte gezielt durch interaktives Einstellen der Ebenen und im Zweifel mit zusätzlichen VR begutachtet werden (Abb. 15.5).

Tipps

- Zur Fehlervermeidung jedes Koronarsegment interaktiv betrachten.
- Im Zweifel sind die Verwendung von dickschichtigen MIP (3–5 mm Schichtdicke) und die Betrachtung von VR-Bildern der jeweiligen Region hilfreich.
- Selbst die beste automatische Anwendersoftware ersetzt keinen Radiologen (▶ Kap. 10).

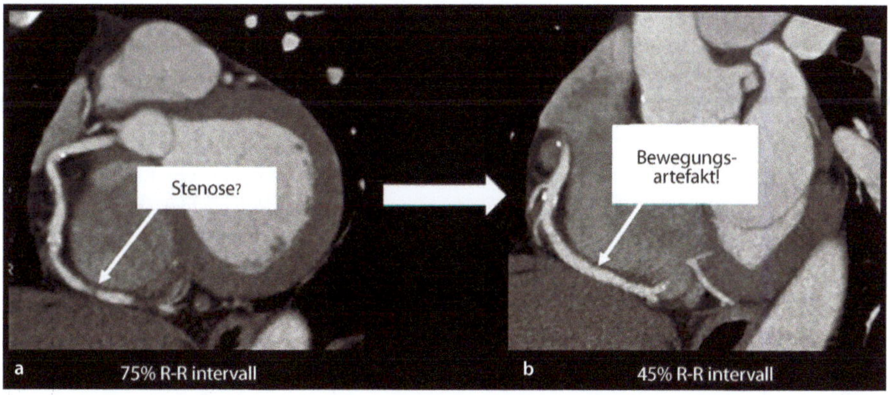

Abb. 15.6a, b Gekrümmte MPR der RCA in zwei verschiedenen Zeitpunkten während des Herzzyklus. Bei 75% des RR-Intervalles ist eine nicht-verkalkte Plaque in der distalen RCA zu vermuten. Bei 45% des RR-Intervalles ist diese Plaque nicht mehr nachweisbar, wodurch sich diese »Plaque« als Bewegungsartefakt in der diastolischen Rekonstruktion entpuppt (**b**)

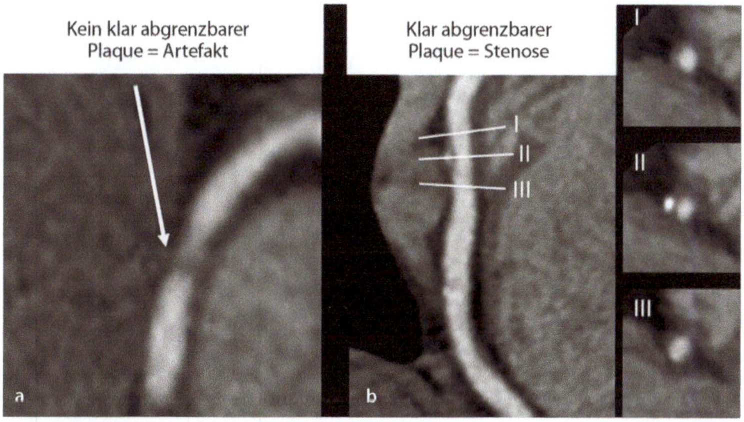

Abb. 15.7a, b Kontrastmittelaussparung in einem Koronarsegment, welche als obstruktive Plaque gedeutet werden könnte (**a**). Das Fehlen einer klar sichtbaren Plaque und die unscharfe Abgrenzung dieses Füllungsdefekts zum umliegenden Gewebe enttarnt die »Läsion« als Artefakt. **b** Deutlich sichtbare gemischte Plaque in der mittleren RCA. Orthogonale Rekonstruktionen (I–III) zeigen eine scharfe Abgrenzbarkeit des Plaques zum umliegenden Gewebe als Kriterium für eine tatsächliche Läsion

Hinweise zur Vermeidung falsch-positiver Befunde

Eine der größten Fehlerquellen in der Beurteilung von Koronarstenosen besteht in der Missdeutung eines Bewegungsartefaktes als nicht-verkalkte Läsion. Diese Gefahr besteht insbesondere in Datensätzen mit verminderter Bildqualität.

Tipps

Eine reale Koronarläsion muss folgende Kriterien erfüllen:

- Eine Koronarläsion muss in mindestens zwei unterschiedlichen Rekonstruktionszeitpunkten nachweisbar sein; ist die Läsion nur in einem der Rekonstruktionszeitpunkte identifizierbar, liegt evtl. ein Bewegungsartefakt vor (Abb. 15.6).

▼

- Jeder Plaque muss als solcher eindeutig sichtbar sein, d. h. der Plaque muss klar von umliegendem Gewebe abgegrenzt werden können (Abb. 15.7). Ansonsten entspricht der »Füllungsdefekt« evtl. einem Artefakt.

Beurteilung des Stenosegrades

- Grad der Stenosierung = Verhältnis zwischen dem luminalen Durchmesser innerhalb der Stenose zu demjenigen eines normal erscheinenden Referenzsegmentes (▶ Kap. 6).
- Da eine fortgeschrittene Atherosklerose häufig mit einer Erweiterung (positives Remodeling) oder einem Schrumpfen (negatives Remodeling) des Gefäßdurchmessers einhergeht, sollte man die Bestimmung des Stenosegrades durch Vergleich der luminalen Weite und des Abstandes der Arterienwände in der Stenose vermeiden.
- Bei ausgeprägten Koronarverkalkungen im Nativscan (Kalzium-Scoring) ist die Verwendung einer Rekonstruktion mit scharfem Kernel (z. B. B 46) und eine Beurteilung im »Knochenfenster« (Fensterweite: ca. 1400 HU, Fenstermitte: ca. 500 HU) zu empfehlen.

Fazit

- Die Beurteilung der Koronararterien bezüglich des Vorliegens von Koronarstenosen sollte systematisch erfolgen. Dabei sollte nach der primären Begutachtung routinemäßig ein zweiter Interpretationsschritt zur Vermeidung falsch-negativer und falsch-positiver Befunde erfolgen.
- Jedwede vermutete Pathologie der Koronararterien sollte an den axialen Daten verifiziert werden, da diese nicht durch Nachverarbeitungsmaßnahmen manipuliert sind.
- Zur Vermeidung falsch-negativer Befunde sollten gezielt die erfahrungsgemäß schwierig zu beurteilenden Koronarsegmente und diejenigen mit hoher Stenoseprävalenz begutachtet werden.
- Kriterien zur Unterscheidung realer Koronarläsionen von Bewegungsartefakten sind: ein klar abgrenzbarer Plaque und das Vorhandensein der Läsion in mehreren Rekonstruktionszeitpunkten.
- Zur Vermeidung einer Überschätzung des Stenosegrades von verkalkten Koronarläsionen sollte für die Befundung eine Rekonstruktion mit einem kantenanhebenden Filter im Knochenfenster verwendet werden.

Weiterführende Literatur

Ferencik M, Ropers D, Abbara S et al. Diagnostic accuracy of image postprocessing methods for the detection of coronary artery stenoses by using multidetector CT. Radiology 2007; 243: 696–702

Hoe JW, Toh KH. A practical guide to reading CT coronary angiograms – how to avoid mistakes when assessing for coronary stenoses. Int J Cardiovasc Imag 2007; 23: 617–633

Jacobs JE, Boxt LM, Desjardins B et al. ACR practice guideline for the performance and interpretation of cardiac computed tomography (CT). J Am Coll Radiol 2006; 3: 677–685

Karlo CA, Leschka S, Stolzmann P et al. A systematic approach for analysis, interpretation, and reporting of coronary CTA studies. Insights Imaging 2012; 3: 215–228

Beurteilung von Stents

Florian Glaser-Gallion

H. Alkadhi et al. (Hrsg), *Praxisbuch Herz-CT*,
DOI 10.1007/978-3-642-35383-3, © Springer-Verlag Berlin Heidelberg 2013

Zum Einstieg

Seit Anfang der 1990er-Jahre ist die Implantation intrakoronarer Stents ein wachsendes Gebiet der interventionellen Kardiologie. Technische Fortschritte, die Entwicklung neuer Stentbauarten und -materialien sowie Modifikationen der Oberflächenstrukturen verbessern kontinuierlich die invasive Therapie der koronaren Herzerkrankung. Die zunehmende Implantation von Koronarstents erhöht jedoch auch die Anzahl der Patienten mit Koronarstents, welche mit der Herz-CT abgeklärt werden.

Die In-Stent-Stenose bzw. der Stentverschluss sind typische Komplikationen nach Stentimplantation. Die kumulative Inzidenz des Auftretens der In-Stent-Stenose beträgt 1,3–1,7% in den ersten 9 Monaten nach Implantation, tritt jedoch meist akut (<48 h) oder subakut (nach 2–30 Tagen) auf. Patienten mit entsprechenden Risikofaktoren (z. B. Diabetes mellitus, Niereninsuffizienz, niedrige linksventrikuläre Auswurffraktion) haben ein erhöhtes Risiko für eine In-Stent-Stenose. Die Stenoserate steigt zusätzlich mit zunehmender Stentlänge.

Grundsätzlich kann die CT-Koronarangiographie Aussagen zur Durchgängigkeit koronarer Stents und zur In-Stent-Restenose geben. Ob die Herz-CT jedoch zur Verlaufsbeurteilung der Koronardurchgängigkeit eingesetzt werden kann, hängt von mehreren Faktoren, insbesondere dem verwendeten Stentmaterial und der Lokalisation und Größe des Koronarstents, ab.

16.1 Eignung von Koronarstents für das Herz-CT

Grundsätzlich ist die Darstellung der vielen unterschiedlichen Stents in der CT-Koronarangiographie abhängig vom verwendeten Gerätetyp. Mit zunehmender räumlicher Auflösung von der 4- über die 16- bis zur 64-Zeiler-CT hat sich diese zunehmend verbessert. Die Darstellungsfähigkeit der Stents in der Herz-CT ist erheblich von den Materialeigenschaften abhängig. Stents aus Edelstahl und Kobalt führen eher zu geringen Artefakten, während Stents aus Tantalum oder mit Goldbeschichtung mit erheblichen Artefakten verbunden sind.

Grundsätzlich unterscheidet sich eine Herz-CT zur Beurteilung von Koronarstents nicht von einer Herz-CT aus anderer Indikation. Aufgrund der genannten Schwierigkeiten in der Beurteilung einer möglichen In-Stent-Stenose sollte jedoch eine Optimierung hinsichtlich der besten erreichbaren Bildqualität erfolgen. Dazu gehören

- der eher großzügige Einsatz von β-Blockern und
- die Bevorzugung einer retrospektiven EKG-Synchronisation.

Tipps

- Die Darstellbarkeit von Koronarstents in der Herz-CT wird entscheidend durch das Material bestimmt.
- Stents aus Edelstahl und Kobalt führen zu geringen Artefakten. Schwere Artefakte finden sich bei Tantalum- und Goldanteilen im Stent.

16.2 CT-Protokolle und EKG-Synchronisation

Die Untersuchungsprotokolle für die 64-Zeilen-CT und die Dual-Source CT zur Beurteilung von Koronarstents unterscheidet sich nicht von den üblichen Untersuchungsprotokollen für die CT-Koronarangiographie (▶ Kap. 12). Phantomstudien deuten darauf hin, dass der Akquisitionsmodus mit hohem Pitch bei der Dual-Source-CT eine vergleichbare Bildqualität des In-Stent-Lumens bietet wie Untersuchungen mit normalem Pitch, jedoch den Vorteil einer reduzierten Strahlendosis hat.

Grundsätzlich können koronare Stents sowohl mit retrospektiver als auch mit prospektiver EKG-Synchronisation untersucht werden. Während die Befundung von Stents mittels retrospektiver EKG-Synchronisation bereits in mehreren Studien untersucht wurde, sind nur ungenügende Daten zur prospektiven EKG-Synchronisation bei koronaren Stents vorhanden. Nach unserer Erfahrung ist eine CT mit prospektiver EKG-Synchronisation bei sehr niedriger Herzfrequenz (<60/min) problemlos möglich. Hingegen sollte der retrospektiven EKG-Synchronisation schon bei leicht erhöhter Herzfrequenz der Vorzug gegeben werden, um nach Möglichkeit sämtliche Bewegungsartefakte zu vermeiden.

16.3 Rekonstruktion

Der Rekonstruktionsfilter ist zur Beurteilung von Koronarstents in der Herz-CT von großer Bedeutung, da bei der Darstellung von Stents in der Regel Blooming-Artefakte auftreten. Ein kantenanhebender Filter (z. B. B46f) verbessert die Visualisierung des Stentlumens (◻ Abb. 16.1). Weiterhin empfiehlt sich eine Darstellung in einem veränderten Fenster (z. B. Fenstermitte 300 HU, Fensterweite 1500 HU), was mehr der Fenstereinstellung zur Beurteilung von Knochenstrukturen als derjenigen zur angiographischen Beurteilung ähnelt.

Tipps

- Die Rekonstruktion mit einem kantenanhebenden Filter reduziert Blooming-Artefakte von Stents.
- Die Darstellung der Stents im »Knochenfenster« verbessert zusätzlich die Beurteilbarkeit des Stentlumens.

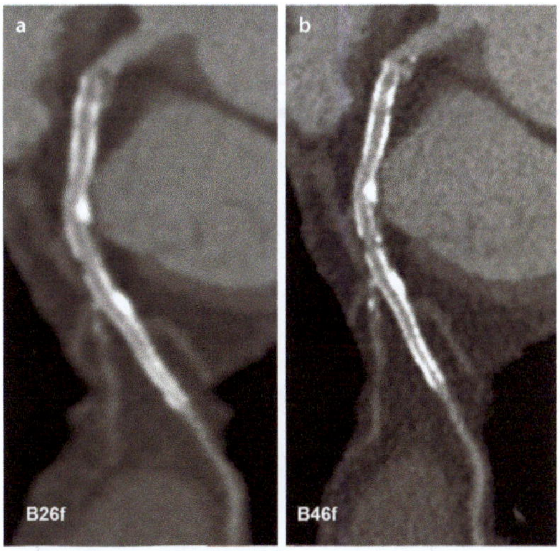

◻ **Abb. 16.1a, b** Vergleichende Darstellung eines Stents bei der Verwendung eines weichen Filters (B26f; **a**) und harten Filters (B46f; **b**). Bei Verwendung des harten Filters besteht eine sichtbare Reduktion der Blooming-Artefakte und entsprechend eine verbesserte Abgrenzbarkeit des Stentlumens

16.4 Beurteilung der Stentdurchgängigkeit

Die Auswertung setzt spezifische Informationen und detaillierte Kenntnisse bezüglich der Stent-Implantation voraus. Um eine suffiziente Auswertungsqualität zu gewährleisten und die Durchführung der CT-Untersuchung zu rechtfertigen, sollten Informationen über Anzahl und Position der Stents sowie Materialbeschaffenheit und Durchmesser vor der Untersuchung vorliegen.

Tipp

Zur Beurteilung, ob eine CT-Untersuchung erfolgreich sein wird, sind vorab die Anzahl, Lage, Material und Durchmesser der Stents zu eruieren.

Bei der systematischen Auswertung der Stents und der Beurteilung der nativen Koronargefäße (▶ Kap. 6) erfolgt zuerst die Betrachtung der axialen Schichten. Diese ermöglicht erste Hinweise auf einen möglichen Stentverschluss oder auf eine In-Stent-Stenose. Die Verwendung gerader oder gekrümmter MPR bestätigt im Anschluss die Diagnose.

Die Beurteilung der Durchgängigkeit koronarer Stents in der Herz-CT ist theoretisch auf 3 verschiedene Vorgehensweisen möglich:

- Der **distale Run-Off** überprüft die Kontrastierung der Koronararterie distal des Stents. Diese Methode ist zur Beurteilung der Duchgängigkeit der Stents ungeeignet, da durch Kollateralen eine retrograde Kontrastierung des möglicherweise verschlossenen Stents erfolgen kann.
- Bei der **Kontrastmessung** ermöglicht die Dichtemessung (in HU) innerhalb des Stents im Vergleich zum Gefäßlumen proximal und distal des Stents Hinweise auf einen Verschluss oder eine Stenose. Diese (meist ungeeignete) Methode ist bisher wenig validiert, und die Auswertung wird zusätzlich durch Blooming-Artefakte erschwert.
- Die **Lumenbeurteilung** ermöglicht eine direkte visuelle und somit qualitative Beurteilbarkeit des Stentlumens und ist bisher **am besten untersucht.** Das Auftreten von Blooming-Artefakten kann dabei vernachlässigt werden. Dieser Methode ist daher der Vorzug vor den anderen beiden Methoden zu geben.

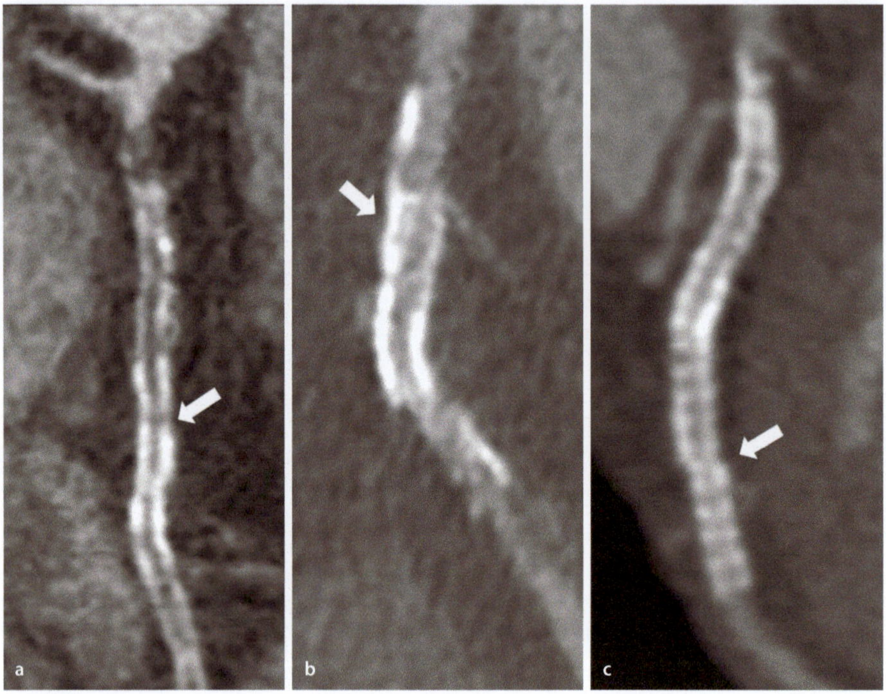

Abb. 16.2a–c Eine reduzierte Bildqualität kann durch Partialvolumeneffekte (a), Verkalkungen der nativen Koronargefäße (b) und Bewegungsartefakte (c) entstehen

Tipps

- Eine direkte visuelle Lumenbeurteilung ist die zuverlässigste Methode zur Beurteilung der Durchgängigkeit eines Stents.
- Neben Blooming-Artefakten kann die Bildqualität zusätzlich durch Partialvolumeneffekte, Bewegungsartefakte sowie Kalzifikationen der nativen Koronargefäße eingeschränkt und die Beurteilbarkeit der Koronarstents erschwert sein (Abb. 16.2).

16.5 Diagnostische Genauigkeit

Die diagnostische Genauigkeit konnte mit einer höheren räumlichen und zeitlichen Auflösung verbessert werden, ist jedoch immer noch stark von **Material** und **Größe** der Stents abhängig.

16.5.1 Genauigkeit der Beurteilung der Durchgängigkeit

Die Durchgängigkeit oder der Verschluss eines Stents lässt sich mit der CT-Koronarangiographie mit hoher Genauigkeit bestimmen. Aktuelle Studien mit dem 64-Zeiler- sowie dem Dual-Source-CT zeigen eine hohe diagnostische Genauigkeit im Vergleich mit der invasiven Koronarangiographie bezüglich der Durchgängigkeit von Koronarstents.

Tipp

Die CT-Koronarangiographie ermöglicht eine hohe diagnostische Genauigkeit in der Beurteilung der Durchgängigkeit koronarer Stents.

16.5.2 Nachweis von In-Stent-Stenosen

Eine nicht-signifikante In-Stent-Stenose liegt bei einem verbliebenen Lumen von >50% vor. Unterschreitet das durchflossene Lumen 50% des Stent-

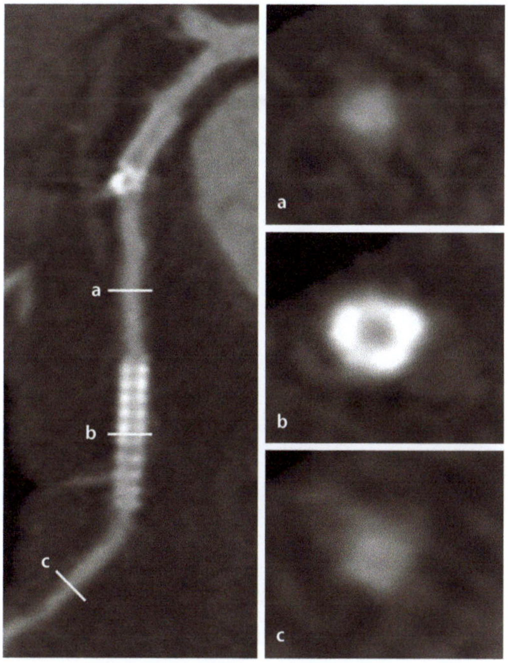

Abb. 16.3 Gekrümmte MPR eines Koronarstents im RIVA mit korrespondierenden Querschnitten proximal (A), innerhalb (B) und distal (C) des Stents (rechte Bildhälfte). Regelrechte Kontrastierung des Lumens proximal und distal des Stents. Die Beurteilung des In-Stent-Lumens ist bei dem vorliegenden Stent aufgrund des Materials und der geringen Größe nicht möglich

Tab. 16.1 Eignung der CT-Koronarangiographie zur Stentabklärung

	Indikationen	Herz-CT
Symptomatisch (Ischämieäquivalent)	Koronarstent mit einem Durchmesser <3 mm oder nicht bekannt	Ungeeignet
	Koronarstent mit einem Durchmesser ≥3 mm	Je nach Material und Position möglicherweise geeignet
Asymptomatisch	**Linker Hauptkoronarstent, Stentdurchmesser ≥3 mm**	**Geeignet**
Zeit seit perkutaner Koronarintervention <2 Jahre	Stentdurchmesser <3 mm oder unbekannt	Ungeeignet
	Stentdurchmesser ≥3 mm	Ungeeignet
Zeit seit perkutaner Koronarintervention ≥2 Jahre	Stentdurchmesser <3 mm oder unbekannt	Ungeeignet
	Stentdurchmesser ≥3 mm	Ungeeignet

lumenquerschnitts, liegt eine signifikante In-Stent-Stenose vor.

Mittels der CT-Koronarangiographie kann eine neointimale Hyperplasie und eine In-Stent-Stenose nicht sicher diagnostiziert werden. Die Diagnose korreliert mit Material und Größe des Stents.

Das American College of Cardiology Foundation (ACCF) beurteilt das Risiko von In-Stent-Restenosen in Koronarstents in Abhängigkeit von der Stentgröße und der Zeit nach Implantation (Tab. 16.1).

Tipp

Die Diagnose einer neointimalen Hyperplasie bzw. einer In-Stent-Stenose kann mittels CT-Koronarangiographie, insbesondere für kleinere Stents (<3 mm), nicht sicher gestellt werden. Eine CT-Untersuchung ist hier primär nicht geeignet.

Die diagnostische Genauigkeit der CT-Koronarangiographie wird durch die Stentkonfiguration, das Material und die Größe zusätzlich beeinflusst. Das Ausmaß einer In-Stent-Stenose kann so bei komplexen Stents überschätzt werden (Abb. 16.3).

Tipps

- Das Stentmaterial hat entscheidenden Einfluss auf die diagnostische Genauigkeit der CT-Koronarangiographie.
- Das Ausmaß einer In-Stent-Restenose wird insbesondere bei komplexen Stents überschätzt.
- Kleine Stents (<3 mm) führen bei der CT-Koronarangiographie zu einer Zunahme falsch-positiver Befunde.

Fazit

Vor der Auswertung der CT-Koronarangiographie sollten Anzahl, Lage, Material und der Durchmesser von Stents bekannt sein.
Die Rekonstruktion mit spezifischen, kantenanhebenden Filtern und eine Knochenfensterung sind für die adäquate Beurteilung von Stents wichtig.
Die direkte, visuelle Lumenbeurteilung ist die zuverlässigste Methode zur Beurteilung der Durchgängigkeit eines Stents.
Die CT-Koronarangiographie kann zuverlässige Aussagen über die Durchgängigkeit von Stents liefern.
Zuverlässige Aussagen bezüglich einer neointimalen Hyperplasie oder In-Stent-Restenose sind oftmals nicht möglich.
Insbesondere kleinere Stents (<3 mm) mit Tantalum oder Gold sowie komplexe Stentkonfigurationen sind mit der CT-Koronarangiographie eingeschränkt zu untersuchen.

Weiterführende Literatur

Donati OF, Burg MC, Desbiolles L, Karlo C, Stolzmann P, Bunck A, Baumueller S, Marincek B, Seifarth H, Alkadhi H, Leschka S, Maintz. High-pitch 128-slice dual-source CT for the assessment of coronary stents in a phantom model. Acad Radiol 2010; 17 (11): 1366–1374

Maintz D, Burg MC, Seifarth H et al. Update on multidetector coronary CT angiography of coronary stents: in vitro evaluation of 29 different stent types with dual-source CT. Eur Radiol 2008; 19 (1): 42–49 [Epub ahead of print]

Maintz D, Seifarth H, Raupach R et al. 64-slice multidetector coronary CT angiography: in vitro evaluation of 68 different stents. Eur Radiol 2006; 16: 818–826

Pugliese F, Cademartiri F, van Mieghem C et al. Multidetector CT for visualization of coronary stents. Radiographics 2006; 26: 887–904

Beurteilung von Bypässen

Nicola Glaser-Gallion

H. Alkadhi et al. (Hrsg), *Praxisbuch Herz-CT*,
DOI 10.1007/978-3-642-35383-3, © Springer-Verlag Berlin Heidelberg 2013

Zum Einstieg

Die koronare Bypasschirurgie gehört neben interventionellen Therapiestrategien mittlerweile zu den weltweit eingesetzten Standardverfahren bei der chirurgischen Versorgung der koronaren Herzkrankheit und ist eine der am häufigsten durchgeführten Operationen am Herzen.

Die Herz-CT, die eine sehr gute diagnostische Genauigkeit in der Detektion von Bypassverschlüssen sowie in der Beurteilung von Bypässen aufweist, wird sowohl zur unmittelbaren postoperativen Kontrolle als auch zum langfristigen Follow-Up der Patienten eingesetzt.

17.1 Bypässe

Prinzipiell kann man in der koronaren Bypasschirurgie zwischen dem arteriellen Bypass, für welchen entweder die A. radialis oder die A. mammaria interna benutzt werden kann und dem aorto-koronaren Venenbypass unterscheiden.

17.2 Arteria-mammaria-interna-Bypass

Die A. mammaria interna, die an ihrem Ursprung an der A. subclavia belassen wird, wird am distalen Ende an das Koronargefäß anastomosiert. Es kann sowohl die rechte (RIMA = »right internal mammarian artery«) als auch die linke (LIMA = »left internal mammarian artery«) A. mammaria interna verwendet werden.

Im Gegensatz zum aorto-koronaren Venenbypass finden sich im Verlauf der LIMA- und RIMA-Bypässe mehrere Metallclips, die die Abgänge der Interkostalarterien verschließen.

Ein LIMA-Bypass wird üblicherweise für das Versorgungsgebiet der linken Koronararterie genutzt und verläuft meist linksseitig am Herzen, während ein RIMA-Bypass in der Regel rechtsseitig am Herzen verläuft und die rechte Koronararterie versorgt. Als Variante eines RIMA-Bypasses kann das Bypassgefäß auch retroaortal und unter dem Truncus pulmonalis verlaufen und das Stromgebiet der RCX versorgen.

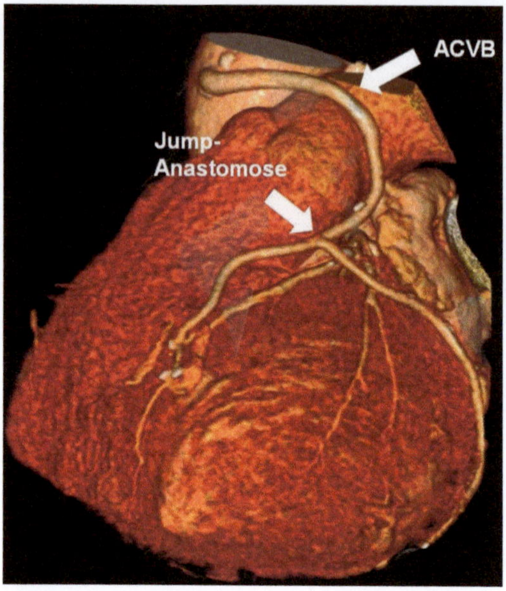

Abb. 17.1 VR-Darstellung eines aorto-koronaren Venenbypass (ACVB= aorto-koronarer Venenbypass) sowie einer sequenziellen (»Jump-«) Anastomose

17.2.1 Aorto-koronarer Venenbypass

Beim aorto-koronaren Venenbypass wird eine körpereigene Bein- oder Armvene als Graft verwendet. Die proximale Anastomose des Venenbypasses wird an die Aorta ascendens und die distale Anastomose an das zu versorgende Koronargefäß distal der Stenose inseriert. Der Bypass wird am proximalen und am distalen Ende jeweils End-zu-Seit anastomosiert. Die aorto-koronaren Venenbypässe (ACVB) sind üblicherweise frei von operativ angebrachten Metallclips. Es können lediglich Anastomosenindikatoren an der proximalen Anastomose angebracht werden, um diese zu kennzeichnen und eine etwaige selektive Katheterisierung zu erleichtern.

17.3 Sequenzielle Bypässe und freier Graft

Ein sequenzieller Bypass beschreibt einen Bypass, der in seinem Verlauf zusätzlich zur distalen Anastomose in seinem Verlauf eine oder mehrere Anastomosen (»jumps« genannt) an einem Koronargefäß besitzt (Abb. 17.1). Sowohl der ACVB als auch die LIMA- und RIMA-Bypässe können als sequenzielle Bypässe eingesetzt werden.

Ein Graft wird als »freier Graft« klassifiziert, wenn das proximale Ende End-zu-Seit an einen bereits bestehenden Bypass oder die Aorta anastomosiert wird und distal an ein anderes Koronargefäß inseriert. Hierfür kann eine körpereigene Vene (Arm- bzw. Beinvene) oder Arterie (z. B. A. radialis) genutzt werden. Dadurch kann der bereits bestehende Bypass ein weiteres Gefäßterritorium mitversorgen.

17.4 Komplikationen

Generell nehmen Stenosen sowie Verschlüsse von Bypassgefäßen im zeitlichen Verlauf zu. Die postoperative Verschlussrate koronarer Bypässe nach 10 Jahren beträgt etwa 15% für arterielle Bypässe und etwa 40–50% für venöse Bypässe. Pektanginöse Beschwerden treten bei der Hälfte der Patienten innerhalb von 6 Jahren postoperativ auf und werden oft verursacht durch eine fortschreitende koronare Herzkrankheit der nativen Gefäße. Koronare Bypassoperationen weisen eine Gesamtletalität von etwa 1% auf.

17.5 Postoperative Kontrolle von Bypässen

Prinzipiell ist das Herz-CT zur Kontrolle koronarer Bypässe gut geeignet, da die Bypässe eine geringe Rate an Verkalkungen, wenig Bewegung und einen relativ großen Durchmesser aufweisen.

Eine postoperative Evaluation des Bypasses erfordert allerdings auch immer eine Beurteilung der nativen Koronargefäße. Wenn die nativen Koronargefäße stark verkalkt sind, besteht häufig eine Einschränkung der Beurteilbarkeit des gesamten Koronarbaums. Die nativen Koronararterien distal der Anastomosen sind jedoch meist weniger arteriosklerotisch verändert und lassen sich daher in der Regel gut beurteilen.

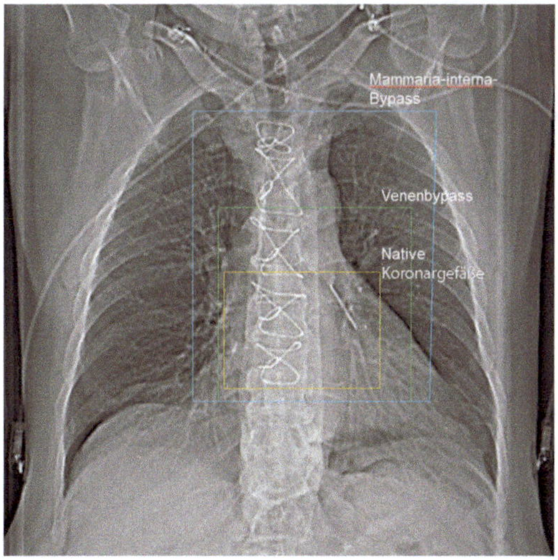

Abb. 17.2 Topogramm zur Planung der Scanlänge der Herz-CT-Untersuchung. Der gelbe Kasten entspricht dem Scanbereich zur Untersuchung der nativen Koronararterien. Der grüne Kasten verdeutlicht die Scanlänge bei der Abklärung venöser Bypässe mit Erweiterung der Scanlänge nach kranial. Sollen auch die Abgänge von A.-mammaria-interna-Bypässen untersucht werden, sollte der Scanbereich dem blauen Kasten entsprechen

17.6 CT-Protokoll

17.6.1 Notwendige Abdeckung in der z-Achse

Die Abbildung der Bypässe mit der CT-Koronarangiographie erfordert eine größere Scanlänge (in der z-Achse) als die reine Darstellung der nativen Koronargefäße. Die proximale Anastomose der Venenbypässe liegt meist kranial des Aortensinus, weswegen die Scanlänge für eine vollständige Abbildung der Venenbypässe nach kranial erweitert werden muss.

Falls bei der Untersuchung der LIMA- und RIMA-Bypässe der Ursprung aus der A. subclavia mitabgebildet werden soll, muss die Scanlänge entsprechend weiter nach kranial verlängert werden (Abb. 17.2). Es ist jedoch zu beachten, dass eine größere Scanlänge immer mit einer höheren Strahlenexposition des Patienten einhergeht (▶ Kap. 9).

17.6.2 EKG-Synchronisation

Grundsätzlich kann die Untersuchung der Bypässe sowohl mit einer retrospektiven als auch mit einer prospektiven EKG-Synchronisation durchgeführt werden. Beim Einsatz einer prospektiven EKG-Synchronisation ist die Dosis entsprechend niedriger. Aufgrund der Ergebnisse verschiedener Studien hat sich jedoch die Untersuchung der Bypässe mittels retrospektiver EKG-Synchronisation als etablierte Methode bewährt.

Die Verwendung der Akquisition mit großem Pitch bei der Dual-Source-CT mit prospektiver EKG-Synchronisation reduziert die Strahlendosis bei der Untersuchung der Durchgängigkeit von Bypässen, wobei die Bildqualität bei erhöhter Herzfrequenz allerdings teils reduziert war. Erste Veröffentlichungen haben gezeigt, dass ein verlässliches EKG-synchronisiertes Angio-CT des Thorax mit einer Strahlendosis unter 3 mSv möglich ist.

Tipps

- Vor der computertomographischen Untersuchung aorto-koronarer Bypässe ist es zu empfehlen, Informationen über die stattgefundenen Operationen einzuholen, damit das richtige Untersuchungsprotokoll angewendet werden kann.
- Größere Scanlänge bei Frage nach ACVB. Die Scanlänge ist viel größer bei Frage nach LIMA-/RIMA-Abgängen (sollte im Zweifelsfall mit dem zuweisenden Kollegen besprochen werden).
- Eine EKG-Synchronisation ist notwendig, auch wenn die koronaren Bypässe weniger Bewegung innerhalb eines Herzzyklus ausgesetzt sind als die nativen Koronargefäße.
- Die Akquisition mit großem Pitch bei der Dual-Source-CT erlaubt die Beurteilung der aorto-koronaren Bypässe bei einer sehr niedrigen Strahlendosis.

17.6.3 Kontrastmittelprotokoll

Unter Verwendung eines 64-Zeiler-CT mit einer Röntgenröhre sind 100 ml jodhaltiges Kontrastmittel für eine suffiziente Kontrastierung der Bypässe sowie der nativen Koronargefäße meist ausreichend. Das Bolus-Tracking (▶ Kap. 5) hat sich als zuverlässige Methode zur Koordinierung des Kontrastmittelbolus mit der Datenakquisition erwiesen. Bei der Untersuchung mit der Dual-Source-CT ist auf eine Adaptation der Kontrastmittelmenge und des Kontrastmittelflusses in Bezug auf Patientenkonstitution und Scanlänge zu achten (▶ Kap. 5).

17.6.4 Untersuchungsprotokoll

Ein geeignetes CT-Protokoll für die Untersuchung aorto-koronarer Bypässe findet sich in ▶ Kap. 12.

17.7 Nachbearbeitung

17.7.1 Rekonstruktionsintervall

Für die Befundung der Bypässe ist generell das 60–70%-Intervall aufgrund der guten Bildqualität am besten geeignet (◘ Abb. 17.3). Dies gilt sowohl für die Venenbypässe als auch für A.-mammaria-interna-Bypässe. Erst wenn eine adäquate Beurteilung durch die Bildqualität dieser Phasen nicht gelingt, sollte eine andere Phase des Herzzyklus genutzt werden.

Tipps

- Bei Verwendung einer 64-Zeiler- und Dual-Source-CT findet sich häufig bei 60–70% des RR-Intervalls die beste Bildqualität für die Bypässe.
- Das beste Rekonstruktionsintervall zur Darstellung der nativen Koronararterien richtet sich dagegen nach der individuellen Herzfrequenz.

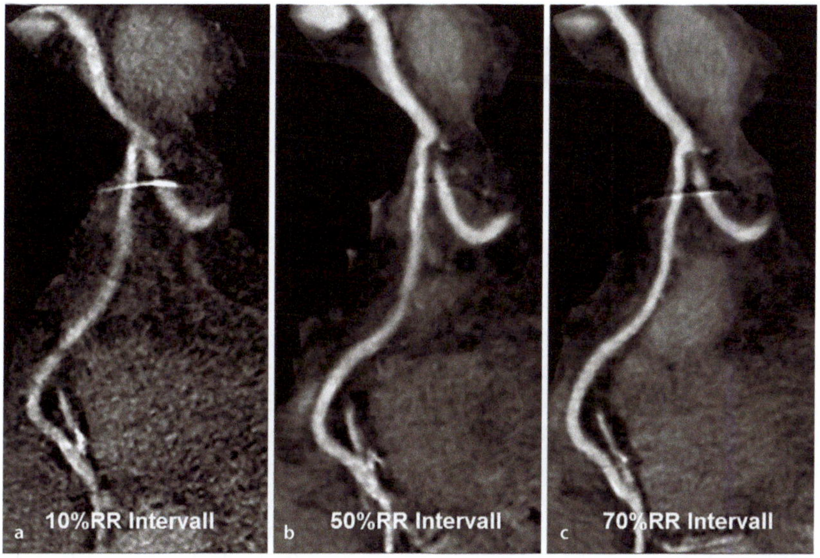

Abb. 17.3a–c Bildqualität eines aorto-koronaren Venenbypasses unter Verwendung unterschiedlicher RR-Intervalle (**a** 10%, **b** 50%, **c** 70%). Die Bildqualität ist während des 70%-Intervalls am besten

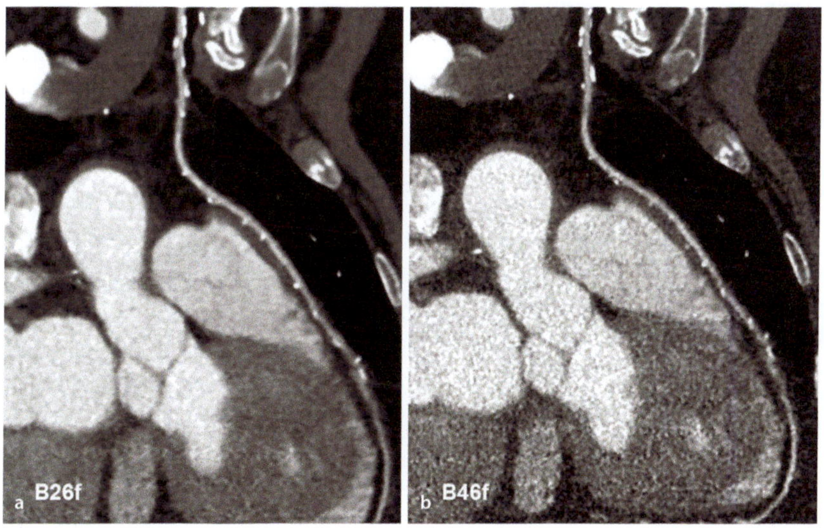

Abb. 17.4a, b Vergleich der Darstellung eines Bypasses mit einem weichen Rekonstruktionsfilter (B26; **a**) und einem harten Rekonstruktionsfilter (B46; **b**)

17.7.2 Rekonstruktionsfilter

Die Befundung der Bypässe kann in der Regel unter Verwendung eines gewöhnlichen Weichteilfilters (z. B. B26f) durchgeführt werden und erfordert mehrheitlich keinen spezifischen Rekonstruktionsfilter. Artefakte, die durch Metallclips (LIMA- und RIMA-Bypässe) oder Anastomosenindikatoren (Venenbypässe) verursacht werden können und die Befundung erschweren, werden durch Rekonstruktionen in einem kantenanhebenden Filter (z. B. B46f) reduziert. Unter Verwendung eines solchen Filters kann dann die Befundung der Bypässe uneingeschränkt erfolgen (Abb. 17.4).

17.8 Befundung der CT-Koronarangiographie

Zur Beurteilung einer Bypassuntersuchung mit der CT-Koronarangiographie empfiehlt sich ein standardisiertes Vorgehen:

Dreidimensionale Bilder in der VR-Darstellung liefern eine gute Übersicht der postoperativen Situation (▶ Kap. 10) und vermitteln einen guten Überblick über den Verlauf der einzelnen Bypässe von der proximalen zur distalen Anastomose und etwaiger »Jump-Anastomosen«. Die VR-Darstellungen haben zwar keine diagnostische Aussagekraft, können aber bei der Klärung der anatomischen Verhältnisse nützlich sein.

Die Durchsicht des axialen Datensatzes ist unerlässlich, um Hinweise auf Verschlüsse oder Stenosen der Bypässe zu erhalten. Auf diese Weise lassen sich verschlossene Bypässe detektieren und luminale Verengungen von Bypässen erkennen. Die Quantifizierung der Stenosen sollte mit Hilfe multiplanarer Reformationen (MPR) erfolgen (▶ Kap. 10). Gerade oder gekrümmte MPR erlauben die Bestätigung einer Stenose oder eines Verschlusses.

Tipps

Bei der Befundung von Bypässen empfiehlt sich ein standardisiertes Vorgehen:
- VR-Darstellung zur anatomischen Übersicht.
- Axiale Schichten und multiplanare Reformationen (MPR) zur Diagnosestellung.

17.9 Stenose und Verschluss von Bypässen

17.9.1 Stenose

Die Genauigkeit in der Beurteilung von Bypassstenosen ist ursprünglich nicht zufriedenstellend gewesen. Jedoch ist diese von der 4-Zeiler-CT über die 16-Zeiler-CT bis zur 64-Zeiler- und Dual-Source-CT immer weiter angestiegen. Gemäß aktuellen Studien liegen ihre Sensitivität bis zu 100% und die Spezifität bei 94% (im Vergleich zum Referenzstandard invasiver Koronarangiographie). Die CT-Koronarangiographie ist aufgrund dieser Genauigkeit eine geeignete Methode zur Detektion von Bypassstenosen.

17.9.2 Verschluss

Bereits unter Verwendung einer 4- und 16-Zeiler-CT konnten Bypassverschlüsse detektiert werden. Die Sensitivität und Spezifizität lag zwischen 94% und 97%. Mit dem Einsatz der 64-Zeiler- und Dual-Source-CT wurde die Detektionsrate von Bypassverschlüssen auf 96–100% angehoben. Die diagnostische Genauigkeit einer CT-Koronarangiographie in der Beurteilung eines Bypassverschlusses ist folglich sehr hoch.

Fazit

Genaue Kenntnisse zum Typ, zum individuellen Verlauf und zu den Anastomosen der Bypässe sind hilfreich für eine optimale Beurteilung von Bypässen mittels CT.
Bei der Planung des Untersuchungsprotokolls sollte auf die korrekte Scanlänge in der z-Achse geachtet werden.
Bei der Auswertung bietet sich ein standardisierter Ablauf in Kombination verschiedener Nachverarbeitungsmodalitäten an. Die 3D-Darstellung mittels VR gibt einen guten anatomischen Überblick der zumeist komplexen postoperativen Situation.
Metallbedingte Artefakte werden durch Rekonstruktionen mit einem kantenanhebenden Filter (z. B. B46f) reduziert.
Eine postoperative Evaluation des Bypasses erfordert auch immer eine Beurteilung der nativen Koronargefäße, welche oftmals durch die schwere (kalzifizierende) koronare Herzerkrankung beeinträchtigt ist.

Weiterführende Literatur

Desbiolles L, Leschka S, Plass A et al. Evaluation of temporal windows for coronary artery bypass graft imaging with 64-slice CT. Eur Radiol 2007; 17: 2819–2828

Lee JH, Chun EJ, Choi SI, Vembar M, Lim C, Park KH, Choi DJ. Prospective versus retrospective ECG-gated 64-detector coronary CT angiography for evalutation of coronary artery bypass graft patency: comparison of image quality, radiation dose and diagnostic accuracy. Int J Cardiovasc Imag 2011; 27 (5): 657–667. Epub 2011 Jun 17

Malagutti P, Nieman K, Meijboom WB et al. Use of 64-slice CT in symptomatic patients after coronary bypass surgery: evaluation of grafts and coronary arteries. Eur Heart J 2007; 28: 1879–1885

Ropers D, Pohle FK, Kuettner A et al. Diagnostic accuracy of noninvasive coronary angiography in patients after bypass surgery using 64-slice spiral computed tomography with 330-ms gantry rotation. Circulation 2006; 114: 2334–2341

Herzklappendiagnostik

Hatem Alkadhi und Fabian Morsbach

H. Alkadhi et al. (Hrsg), *Praxisbuch Herz-CT*,
DOI 10.1007/978-3-642-35383-3,

Zum Einstieg

Ähnlich der Beurteilung der Ventrikelfunktion (▶ Kap. 20) stellt die Diagnostik der Herzklappen nicht die primäre Indikation einer Herz-CT dar. Dennoch liefert jede CT-Koronarangiographie eine Vielzahl von Informationen über die Morphologie der Herzklappen. Dies betrifft v. a. die Morphologie der Mitral- und Aortenklappe, welche bei einer normalen Kontrastierung der CT-Koronarangiographie (▶ Kap. 5) mit einer exzellenten Qualität abgebildet werden. Die CT ist darüber hinaus auch in der Lage, vergleichbar zur klinisch etablierten Echokardiographie oder MRT, gewisse funktionelle Informationen über das Ausmaß von Aortenstenosen und Aorteninsuffizienzen zu liefern.
Die CT zur Planung eines perkutanen und transapikalen Aortenklappenersatzes wird in einem gesonderten Kapitel beleuchtet (▶ Kap. 21).

18.1 Herzklappenmorphologie

Die CT-Koronarangiographie liefert exzellente Bilder bezüglich der Morphologie der normalen (▶ Kap. 2) und der pathologischen Aorten- und Mitralklappe. Wird das Kontrastmittelprotokoll nicht speziell an den rechten Ventrikel angepasst (▶ Kap. 5), ist eine morphologische Beurteilung der Trikuspidalklappe oftmals unmöglich. Die Pulmonalisklappe wird in der Regel in jeder CT-Koronarangiographie mit guter Qualität abgebildet.

Tipps

- Die Beurteilung der Herzklappenmorphologie in der CT erfordert – mit Ausnahme des Mitralprolaps und der bikuspiden Aortenklappe mit Raphe – nicht zwingend die Verwendung eines Spiralmodus mit retrospektiver EKG-Synchronisation.
- Sie kann mit guter Bildqualität auch unter Verwendung von Niedrigdosisprotokollen mit prospektiver EKG-Synchronisation (▶ Kap. 9), d. h. sowohl im Step-and-Shoot-Modus als auch mit der High-Pitch-Spirale, erfolgen.

18.1.1 Aortenklappe

Degeneration der Aortenklappe

Degenerative Veränderungen der Aortenklappe sind durch Verdickungen und Verkalkungen des Klappenapparates charakterisiert (◘ Abb. 18.1). Diese führen zu einer Steifheit und verminderten Beweglichkeit der Taschen. Das Ausmaß der Aortenklappenverkalkungen korreliert mit dem kardio-

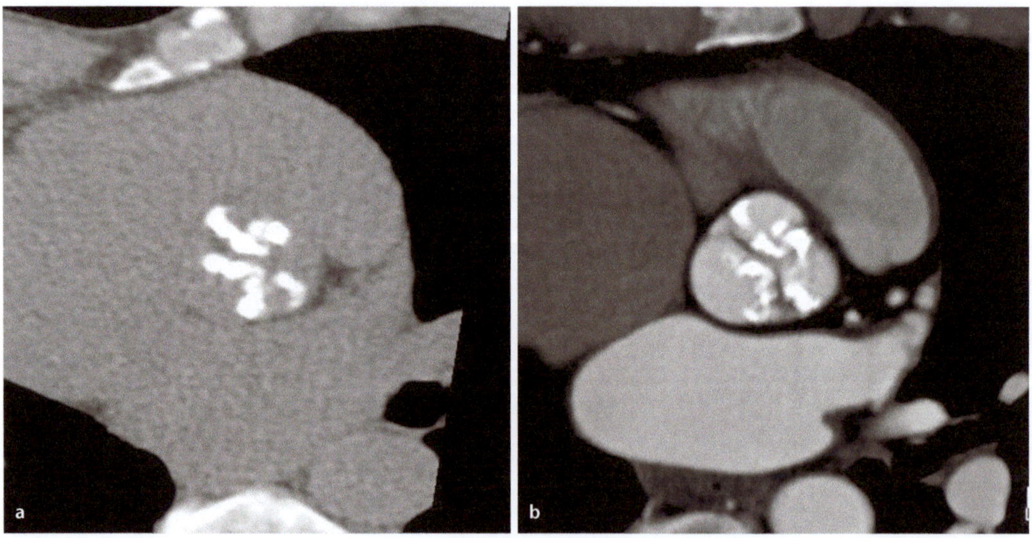

◘ **Abb. 18.1a, b** Natives (**a**) und kontrastmittelverstärktes (**b**) Herz-CT einer verdickten und verkalkten, trikuspiden Aortenklappe

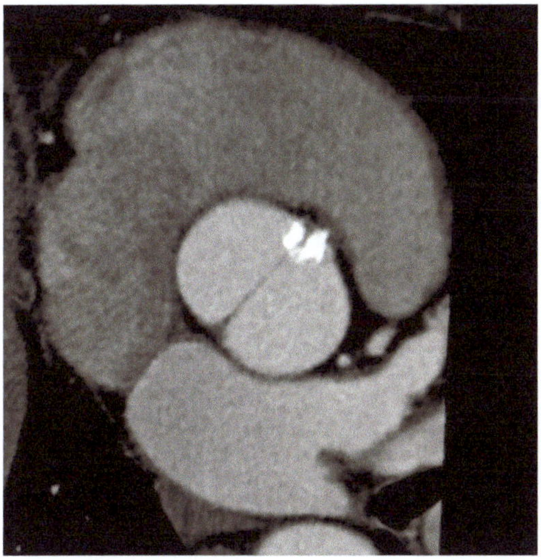

Abb. 18.2 CT einer bikuspiden Klappe ohne Raphe (Rekonstruktion in der Diastole)

vaskulären Risikoprofil, dem Ausmaß der generalisierten Arteriosklerose sowie der Koronarsklerose des Patienten. Zudem gibt es einen Zusammenhang zwischen dem Ausmaß der Klappenverkalkungen und dem Schweregrad der Aortenstenose: Je schwerer die Verkalkungen, desto schwerer die Stenose. Allerdings ist dieser Zusammenhang nicht linear.

Bikuspide Aortenklappe

Die bikuspide Aortenklappe besteht aus zwei, oftmals unterschiedlich großen Taschen (Abb. 18.2). Die Raphe repräsentiert den Ort der kongenitalen Fusion, wird in ca. 75% aller bikuspiden Klappen gefunden und befindet sich am häufigsten zwischen der rechts- und links-koronaren Tasche (Abb. 18.3).

Im Rahmen degenerativer Veränderungen werden bikuspide Aortenklappen im Alter zunehmend stenotisch oder insuffizient.

Tipps

- Besteht der Verdacht auf eine bikuspide Aortenklappe und zeigt sich in einer diastolischen Rekonstruktion eine scheinbar trikuspid angelegte Klappe, müssen zusätzlich Bilder in der Systole herangezogen werden: Oftmals gelingt erst mit diesen die Unterscheidung zwischen einer trikuspiden und einer bikuspiden Aortenklappe mit Raphe.
- Daher ist die sichere Diagnose einer bikuspiden Aortenklappe mit Raphe bei CT-Untersuchungen mit Niedrigdosisprotokollen, bei denen in der Regel nur Bilder in der Diastole vorliegen, oftmals nicht möglich.

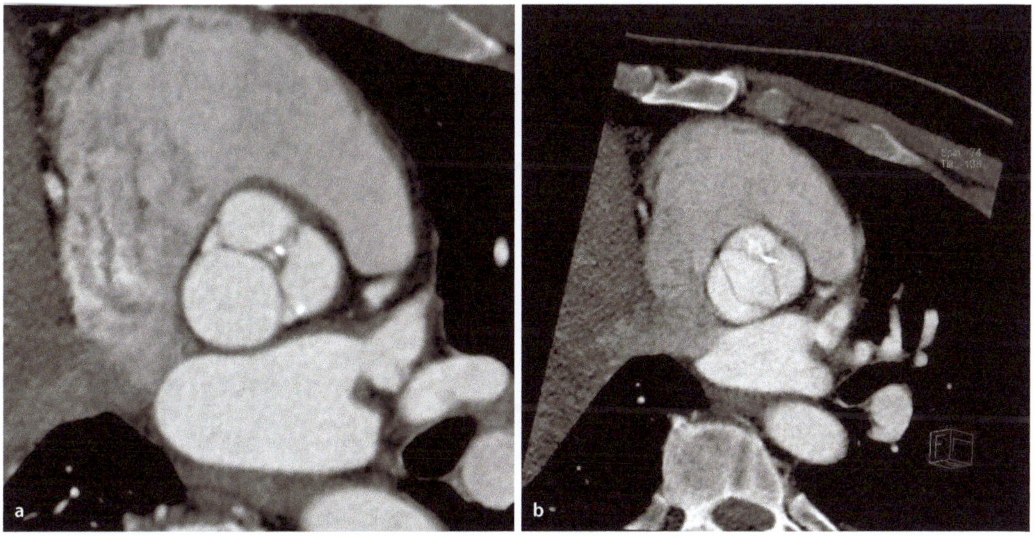

Abb. 18.3a, b CT einer bikuspiden Klappe mit Raphe zwischen der rechts- und links-kornaren Tasche. Während die Rekonstruktion in der Diastole (**a**) die Klappe trikuspid erscheinen lässt, verdeutlicht die Rekonstruktion in der Systole (bei 10% des RR-Intervalls) die bikuspid angelegte Aortenklappe mit Raphe (**b**)

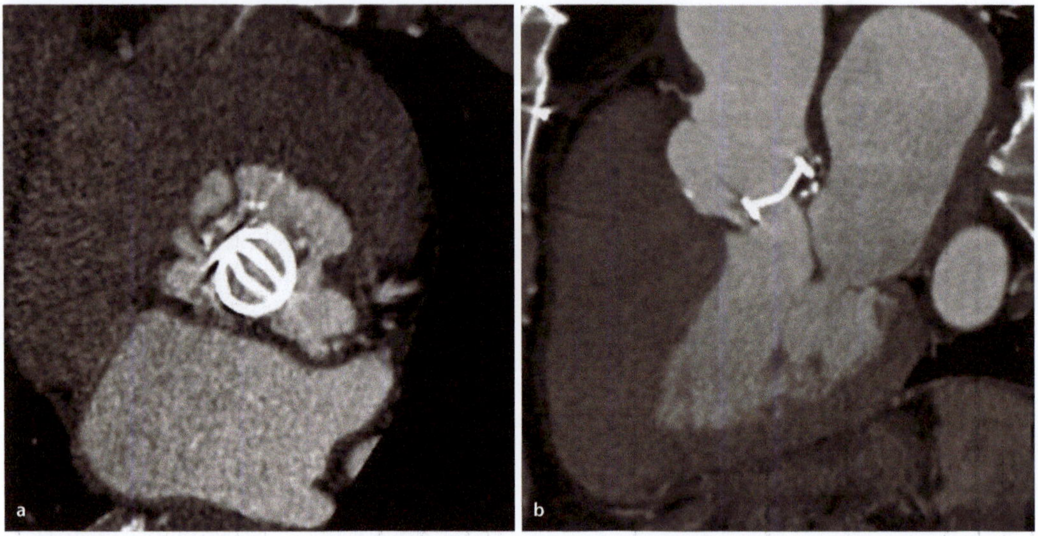

Abb. 18.4a, b Herz-CT eines Patienten mit infektiöser Endokarditis einer Aortenklappenprothese. Die Bilder parallel (a) und perpendikulär (b) zum links-ventrikulären Ausflusstrakt zeigen Vegetationen sowie einen großen paravalvulären Abszess

Tab. 18.1 Typische morphologische Klappenveränderungen bei infektiöser Endokarditis

Pathologie	CT-Befund
Vegetation	Unregelmäßig begrenzte hypodense Läsion, oftmals multipel, meist – jedoch nicht zwingend – mobil
Abszess/ Pseudoaneurysma	Myokardiale oder periannuläre Verdickung oder Raumforderung, oft inhomogen, oft kontrastmittelgefüllt im Sinne eines Pseudoaneurysmas
Fistel	Verbindung zweier normalerweise voneinander getrennter Räume
Perforation	Defekt einer Tasche oder eines Segels
Dehiszenz	Abnorme Beweglichkeit einer Klappenprothese >15° in mindestens einer Richtung

Endokarditis

Die CT eignet sich hervorragend, um Veränderungen der Aortenklappe bei Endokarditis zu diagnostizieren (Abb. 18.4). Dies gilt sowohl für die native Klappe als auch für die Klappenprothese (Tab. 18.1).

Die große Stärke der CT bei Patienten mit Endokarditis ist, dass zusätzlich zu den morphologischen Veränderungen des Klappenapparates die Koronararterien auf nicht-invasive Weise abgebildet werden können (▶ Kap. 6). Es entfällt so das hohe Risiko des Herzkatheters, Vegetationen durch Kathetermanipulation in den systemischen Kreislauf zu embolisieren.

18.1.2 Mitralklappe

Degeneration der Mitralklappe und Mitralanulusverkalkung

Ähnlich wie bei der Aortenklappe geht die Degeneration der Mitralklappe mit Verdickungen und Verkalkungen der Segel einher. Zudem findet sich, typischerweise bei älteren Patientinnen, oftmals

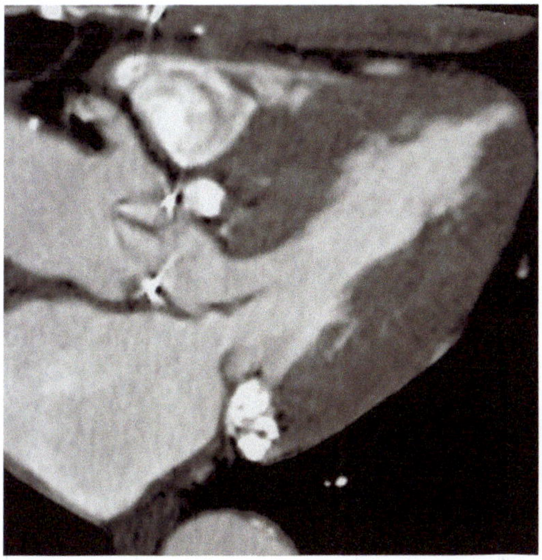

Abb. 18.5 Herz-CT eines Patienten mit schweren Verkalkungen des posterioren Mitralanulus

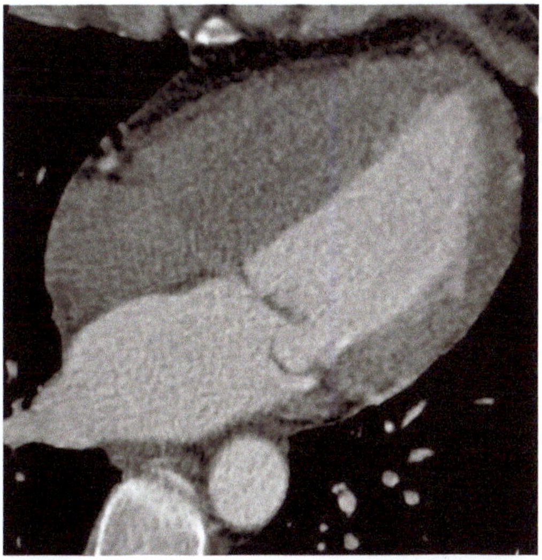

Abb. 18.6 Herz-CT mit Rekonstruktion einer frühsystolischen Phase (bei 10% des RR-Intervalls) bei einem Patienten mit Prolaps des posterioren Segels über die Anulusebene in Richtung des linken Vorhofs

eine Verkalkung des Mitralanulus (Abb. 18.5). Diese ist meist im posterioren Anulus lokalisiert und nur in ausgeprägten Fällen mit einer klinisch relevanten Mitralinsuffizienz assoziiert.

Die präzise Erfassung der Ausdehnung einer schweren Mitralanulusverkalkung ist für die OP-Planung vor Mitralklappenersatz oder -rekonstruktion hilfreich.

Mitralprolaps

Mitralprolaps bezeichnet die Verlagerung eines abnorm verdickten Mitralsegels in der Systole in den linken Vorhof (Abb. 18.6). Definitionsgemäß wird zwischen einem »bulging«, d. h. dem Vorwöben der Konvexität eines Segels >2 mm über die Mitralanulusebene, und einem richtigen Prolaps, d. h. dem Vorwölben des freien Endes eines Mitralsegels >2 mm über die Mitralanulusebene, unterschieden. Allerdings werden diese beiden Begriffe oftmals synonym verwendet und unter dem Überbegriff Prolaps subsumiert.

Während die therapeutischen Konsequenzen eines Mitralprolaps weiterhin kontrovers sind, gilt als gesichert, dass das Risiko dieser Patienten, eine Endokarditis, zerebrale Ischämien oder einen plötzlichen Herztod zu erleiden, erhöht ist.

Tipps

Bei Verdacht auf Mitralprolaps ist Folgendes zu beachten:

- Die Beurteilung muss in früh-systolischen Rekonstruktionen (5–20% des RR-Intervalls) erfolgen.
- Die EKG-basierte Röhrenstrommodulation zur Dosisreduktion kann verwendet werden.
- Die Diagnose kann nicht gestellt werden, wenn Niedrigdosisprotokolle verwendet wurden, bei denen nur Bilder in der Diastole vorliegen.

18.1.3 Trikuspidal- und Pulmonalisklappe

Die Bildgebung der Trikuspidalklappe mit der Herz-CT ist trotz enormer technologischer Fortschritte der letzten Jahre weiterhin limitiert. Der Grund dafür liegt im inhomogenen Kontrastmitteleinfluss und den daraus resultierenden Aufhärtungsartefakten im rechten Vorhof und rechten Ventrikel (▶ Kap. 5).

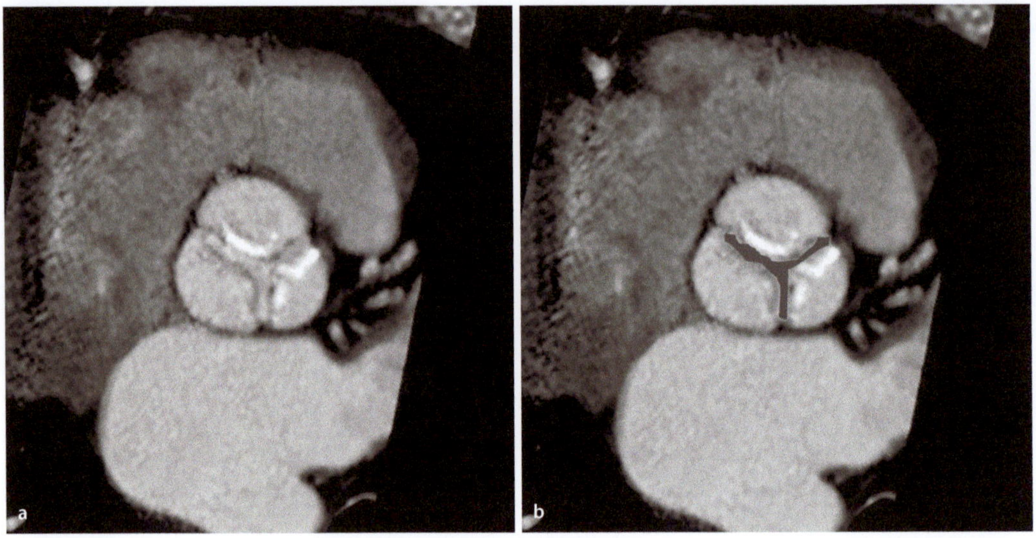

Abb. 18.7a, b Herz-CT mit Rekonstruktionen in der frühen Systole (10% des RR-Intervalls) zeigen eine Restriktion der Aortenklappenöffnung bei erheblich verdickten und vekalkten Taschen (**a**). Die planimetrische Messung der Öffnungsfläche (AVA) ergibt einen Wert von 0,87 cm^2 (**b**), was einer schweren Aortenstenose entspricht

Bezüglich der Morphologie der Pulmonalisklappe gibt es nur vereinzelte Fallberichte, die den Nutzen der CT demonstrieren. Dies liegt allerdings weniger an der Bildqualität – welche in der Regel gut ist – sondern vielmehr an der Seltenheit von Pathologien der Pulmonalisklappe beim Erwachsenen.

18.2 Herzklappenfunktion

Obgleich die Herz-CT eine rein morphologische Bildgebungsmodalität darstellt, ist sie dennoch in der Lage, funktionelle Information über die Herzklappen zu liefern. Dies gilt für die Aortenklappe. Daten über die funktionelle Beurteilung der Mitralklappe sind limitiert, Literatur über die funktionelle Diagnostik der Trikuspidal- und Pulmonalisklappe mit der CT liegen derzeit nicht vor.

Tipps

- Die Beurteilung der Klappenfunktion mit der CT erfordert eine Datenakquisition im Spiral-Modus mit retrospektiver EKG-Synchronisation. Nur so können Datensätze in verschiedenen Phasen des Herzzyklus rekonstruiert und analysiert werden.
- Die Verwendung von Niedrigdosisprotokollen erlaubt in der Regel die Rekonstruktion von Daten nur in der Diastole und verunmöglicht somit die korrekte Wahl der Phasen mit maximaler oder minimaler Klappenöffnung bzw. Klappenschluss.

18.2.1 Aortenklappe

Aortenstenose

Die Aortenstenose stellt eine der häufigsten Herzklappenerkrankungen der älteren Bevölkerung dar. Mit der Herz-CT kann in systolisch rekonstruierten Bildern die Öffnungsfläche der Aortenklappe (»aortic valve area«; AVA) dargestellt und planimetrisch quantifiziert werden (Abb. 18.7).

Planimetrische Messungen mit der CT zeigen eine gute Korrelation mit der Gradierung der Aortenstenose mit transthorakaler und transösophagealer Echokardiographie.

Planimetrisch gemessene Werte der AVA mit der CT unter 1 cm^2 weisen auf eine schwere, Werte

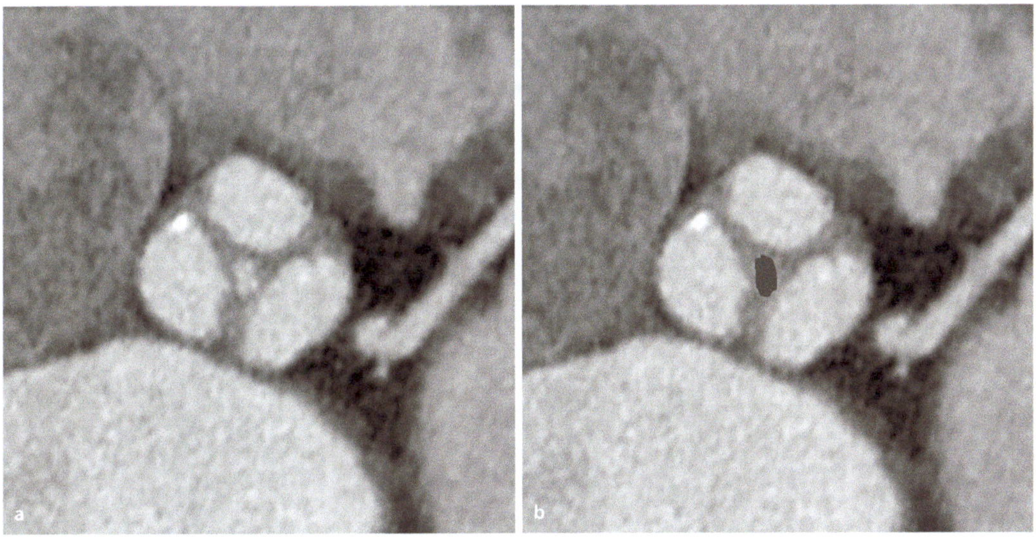

Abb. 18.8a, b Herz-CT mit Rekonstruktionen in der mittleren Diastole (65% des RR-Intervalls) zeigen einen inkompletten Aortenklappenschluss (**a**). Die planimetrische Messung der Regurgitationsfläche (ROA) ergibt einen Wert von 0,18 cm^2 (**b**), was einer leichten Aorteninsuffizienz entspricht

zwischen 1 und 1,5 cm^2 auf eine moderate, und Werte über 1,5 cm^2 auf eine leichte Aortenstenose hin. Es ist jedoch wichtig zu beachten, dass die anatomische AVA, gemessen in der CT, die funktionell ermittelte AVA der Echokardiographie um ca. 0,1 cm^2 überschätzt.

Tipps

- Die Verwendung der EKG-basierten Röhrenstrommodulation zur Dosisreduktion kann – je nach Patientenkonstitution und Herzfrequenz – zu einer eingeschränkten Beurteilbarkeit der Aortenklappe in systolischen Rekonstruktionen führen.
- Bei diesen Patienten ist zu erwägen, die EKG-basierte Röhrenstrommodulation zur Verbesserung der Bildqualität auszuschalten. Dringend muss jedoch dann der daraus resultierende Anstieg der Strahlendosis beachtet werden.
- Die planimetrische Bestimmung der Aortenöffnungsfläche (AVA) mit der CT überschätzt die Öffnungsfläche im Vergleich zu der funktionell berechneten Fläche in der Echokardiographie um ca. 0,1 cm^2.

Aorteninsuffizienz

Die Aorteninsuffizienz ist typischerweise die Folge einer Dilatation der Aortenwurzel, einer bikuspiden Aortenklappe, einer Endokarditis oder eines rheumatischen Fiebers. Der inkomplette Klappenschluss bildet eine sog. »regurgitant orifice area (ROA)«, welche mit der CT in diastolisch rekonstruierten Bildern planimetrisch vermessen werden kann (Abb. 18.8).

Gemäß aktueller – jedoch noch limitierter – Studienlage erlaubt ein Schwellenwert von 0,25 cm^2 und 0,75 cm^2 die Unterscheidung zwischen leichter, moderater und schwerer Aorteninsuffizienz mit der CT.

Tipp

Die Herz-CT ist eine geeignete bildgebende Alternative für die Gradierung der Aortenstenose und Aorteninsuffizienz bei Patienten mit technisch eingeschränkter, inkonklusiver oder nicht durchführbarer Echokardiographie und MRT.

18.2.2 Mitralklappe

▪ Mitralstenose

Die Mitralstenose ist durch eine Obstruktion des linksventrikulären Einflusses durch eine stenosierte Mitralklappe charakterisiert und typischerweise die Folge eines rheumatischen Fiebers.

Die sehr limitierte Literatur zu planimetrischen Messungen der sog. »mitral valve area (MVA)« in der Diastole mit der CT deutet darauf hin, dass der Schweregrad der Mitralstenose mit der CT quantifizierbar ist.

▪ Mitralinsuffizienz

Die Mitralinsuffizienz resultiert aus einem inkompletten Klappenschluss und typischerweise die Folge eines Mitralklappenprolaps-Syndroms, einer rheumatischen oder koronaren Herzerkrankung, einer Endokarditis oder einer Dilalation des linken Ventrikels.

Die schnelle Bewegung des Mitralapparates sowie die große Bewegungsamplitude erschweren die Beurteilung der Mitralklappe in der CT, insbesondere in der Systole. Obgleich es wenig Literatur über die Gradierung der Mitralinsuffizienz mit der CT gibt, zeigt die Praxis, dass die räumliche und zeitliche Auflösung der CT für eine adäquate und reproduzierbare Beurteilung der Mitralklappe derzeit nicht ausreicht.

Ein weiteres Problem der Herz-CT bei Patienten mit Mitralinsuffizienz ist das häufig koexisiterende Vorhofflimmern.

Fazit

Die Herz-CT ist nicht die primäre Modalität zur Beurteilung der Herzklappenmorphologie und Funktion.
Sie liefert jedoch im Rahmen einer jeden Koronarabklärung eine exzellente Bildqualität der Aortenklappe und erlaubt somit eine Beurteilung ihrer pathologischen Morphologie.
Die Herz-CT ist ebenfalls eine gute Methode zur Beurteilung der Funktion der Aorten- und weniger der Mitralklappe. Insbesondere die Aortenstenose und Aorteninsuffizienz kann mit der CT mit einer guten Genauigkeit gradiert werden.
Die Herz-CT ist somit eine gute Alternative, falls die Echokardiographie oder die Herz-MRT eingeschränkt, inkonklusiv, oder nicht durchführbar sind.

Weiterführende Literatur

Abdulla J, Sivertsen J, Kofoed KF, Alkadhi H et al. Evaluation of aortic valve stenosis by cardiac multislice computed tomography compared with echocardiography: a systematic review and meta-analysis. J Heart Valve Dis. 2009 Nov; 18(6): 634–643

Alkadhi H, Wildermuth S, Plass A et al. Aortic stenosis: comparative evaluation of 16-detector row CT and echocardiography. Radiology 2006; 240: 47–55

Alkadhi H, Desbiolles L et al. Aortic regurgitation: assessment with 64-section CT. Radiology 2007; 245: 111–121

Feuchtner G, Stolzmann P, Dichtl W et al. Multislice Computed Tomography in Infective Endocarditis: Comparison with Transesophageal Echocardiography and Intraoperative Findings. JACC 2009; 53: 436–444

Computertomographie bei kongenitalen Herzvitien

Stephan Wälti und Sebastian Leschka

H. Alkadhi et al. (Hrsg), *Praxisbuch Herz-CT*,
DOI 10.1007/978-3-642-35383-3,

Zum Einstieg

Kongenitale Herzvitien sind häufige Fehlbildungen und treten mit einer Inzidenz von 4–50/1000 Lebendgeburten auf. Aufgrund der verbesserten medizinischen Versorgung und verfeinerter Operationsverfahren erreichen heutzutage 85% der Patienten das Erwachsenenalter. In vielen Fällen bleiben die Patienten jedoch chronisch krank, sodass bei 50% der Patienten lebenslang Verlaufskontrollen notwendig sind.

Die Echokardiographie und die kardiale MRT sind die am häufigsten angewandten bildgebenden Verfahren bei Patienten mit kongenitalen Herzvitien. Diese Untersuchungsmethoden sind jedoch durch gewisse Einschränkungen nicht bei allen Patienten mit Herzvitien einsetzbar. Die transthorakale Echokardiographie hat Schwierigkeiten in der Darstellung bestimmter anatomischer Strukturen wie z. B. den Pulmonalgefäßen und des Aortenbogens. Die kardiale MRT wird durch implantierte Herzschrittmacher und Kardioverter-Defibrillatoren, Operationsmaterial sowie durch die aufgrund der langen Untersuchungszeit häufig notwendige Sedierung von Säuglingen und Kleinkindern eingeschränkt. Zudem ist die Beurteilung der Atemwege und der Lungen mittels MRT nur bedingt möglich.

Durch technische Innovationen hat sich die Herz-CT als ergänzende Bildgebungsmodalität bei kongenitalen Herzvitien, insbesondere zur präoperativen Planung und zur postoperativen Kontrolle nach chirurgischer Korrektur, etabliert.

19.1 Durchführung der CT-Untersuchung für die Abklärung kongenitaler Herzvitien

Die aufgeführten Empfehlungen und Protokolle gelten für die Single-Source-CT mit einer Schichtakquisition von mindestens 64 Zeilen und die Dual-Source-CT bei normaler und großer Pitch-Akquisition. Die relevanten CT-Parameter zur Abklärung von kongenitalen Herzvitien bei pädiatrischen und adulten Patienten finden sich in ▶ Kap. 12.

Die Wahl des CT-Protokolls ist abhängig vom vermuteten Herzvitium, von der Art der vorausgegangenen chirurgischen Korrektur sowie vom Alter und der Kooperationsfähigkeit des Patienten (◘ Tab. 19.1). Für viele Fragestellungen bei Patienten mit kongenitalen Herzvitien ist keine EKG-Synchronisation erforderlich. Bei Patienten mit komplexen Herzvitien oder kleinen intrakardialen Anomalien bzw. Shunts ist jedoch eine EKG-synchronisierte Datenakquisition zu empfehlen, um Bewegungsartefakte zu minimieren. Grundsätzlich sollten die Untersuchungen möglichst dosissparend durchgeführt werden, da die Patienten mit kongenitalen Herzvitien häufig multiple Verlaufsuntersuchungen während ihrer gesamten – oftmals annähernd normal langen – Lebenszeit benötigen.

19.2 Beurteilung von kongenitalen Herzvitien

Die Befundung der CT-Untersuchung von Patienten mit kongenitalen Herzvitien sollte interaktiv an einem Arbeitsplatz erfolgen, an dem die Möglichkeit zur Bildrekonstruktion mittels MPR, MIP und VR besteht.

Tipps

- Die interaktive Beurteilung anhand verschiedener Rekonstruktionen kann die Befundung der oftmals komplexen Verhältnisse bei kongenitalen Herzvitien deutlich erleichtern.
- Die VR-Darstellung eignet sich insbesondere auch zur präoperativen Darstellung der anatomischen Verhältnisse für die Herz- und Gefäßchirurgen (◘ Abb. 19.1).

Für die Befundung von CT-Bildern von Patienten mit kongenitalen Herzvitien hat sich eine sequenzielle, segmentale Analyse als sehr hilfreich erwiesen. Diese systematische Vorgehensweise wurde ursprünglich für die Echokardiographie entwickelt, sie eignet sich jedoch ebenso gut für die CT-Beurteilung.

Bei diesem Vorgehen wird das Herz in 3 Segmente eingeteilt: die Vorhöfe, die Ventrikel und die großen Arterien. Durch die Beurteilung der Anordnung dieser Segmente sowie deren Verbindungen untereinander kann jedes Herzvitium in einer sequenziellen Art und Weise beschrieben werden (◘ Abb. 19.2; ◘ Tab. 19.2):

Tab. 19.1 Empfehlungen für die Volumenabdeckung und die EKG-Synchronisation in Abhängigkeit von der Art des Herzvitiums

Herzvitium	Volumenabdeckung	EKG-Synchronistation notwendig	Kommentar
Coarctatio aortae/Aortenisthmusstenose	Aortenbogen bis Diaphragma	Nein	Dünne Kollimation zur Detektion von Kollateralkreisläufen empfohlen
Fehleinmündung der Lungenvenen	Aortenbogen bis Diaphragma	Nein	Ausdehnung der Scan-Range bis auf Nierenhöhe beim infrakardialen Typ
Persistierender Ductus arteriosus Botalli	Aortenbogen bis Diaphragma	Nein	Dünne Kollimation zur Detektion eines schmalkalibrigen Ductus arteriosus empfohlen
Persistierende linksseitige V. cava superior	Aortenbogen bis Diaphragma	Nein	–
Atriumseptumdefekt	Unterhalb Trachealbifurkation bis Diaphragma	Ja	EKG-Synchronisation von Vorteil bei schmalkalibrigen intrakardialen Shunts
Ventrikelseptumdefekt	Unterhalb Trachealbifurkation bis Diaphragma	Ja	EKG-Synchronisation von Vorteil bei schmalkalibrigen intrakardialen Shunts
Fallot-Tetralogie	Oberhalb der Pulmonalarterienbifurkation bis Diaphragma	Nein	–
Truncus arteriosus communis	Oberhalb der Pulmonalarterienbifurkation bis Diaphragma	Nein	–
Transposition der großen Arterien	Oberhalb der Pulmonalarterienbifurkation bis Diaphragma	Nein	–
Univentrikuläres Herz	Unterhalb Trachealbifurkation bis Diaphragma	Nein	Kein NaCl-Bolus nach KM-Applikation, um KM-Auswaschung zu vermeiden
Double Outlet Ventricle	Oberhalb der Pulmonalarterienbifurkation bis Diaphragma	Nein	Kein NaCl-Bolus nach KM-Applikation, um KM-Auswaschung zu vermeiden
Isomerie/Heterotaxie	Unterhalb Trachealbifurkation bis Diaphragma	Ja	EKG-Synchronisation von Vorteil zur morphologischen Identifikation der Strukturen der Vorhofsohren zwecks Seitenbestimmung Ergänzende thorako-abdominale CT zur Identifikation von extrakardialen Anomalien
Koronararterienanomalie	Unterhalb Trachealbifurkation bis Diaphragma	Ja	Dünne Kollimation und EKG-Synchronisation sind zwingend notwendig

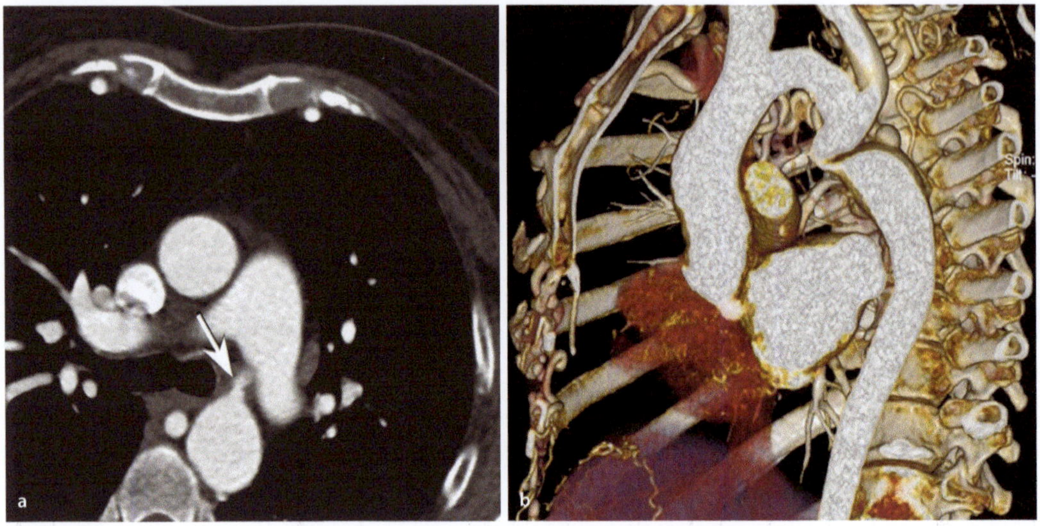

Abb. 19.1a, b Coarctatio aortae bei einer 71-jährigen Patientin. Darstellung der Coarctatio in einem axialen Schnittbild (**a**) und in einer VR-Darstellung (**b**). Die VR-Darstellung zeigt eindrücklich die arteriellen Umgehungskreisläufe entlang der vorderen Rumpfwand

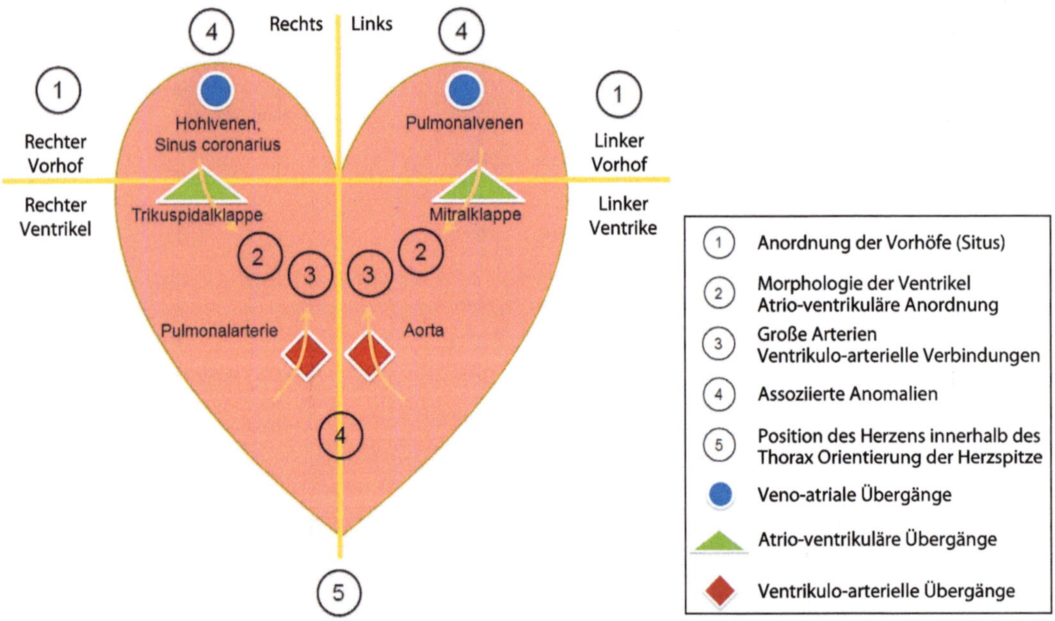

Abb. 19.2 Illustration der sequenziellen, segmentalen Analyse bei kongenitalen Herzvitien

Tab. 19.2 Sequenzielle, segmentale Nomenklatur häufiger kongenitaler Herzvitien

Herzvitium	Sequenzielle, segmentale Analyse
Ventrikelseptumdefekt	Normale Anordnung der Vorhöfe, konkordante atrio-ventrikuläre und ventrikulo-arterielle Verbindungen, Levokardie + Ventrikelseptumdefekt
Coarctatio aortae	Normale Anordnung der Vorhöfe, konkordante atrio-ventrikuläre und ventrikulo-arterielle Verbindungen, Levokardie + Coarctatio aortae
Fallot-Tetralogie	Normale Anordnung der Vorhöfe, konkordante atrio-ventrikuläre und ventrikulo-arterielle Verbindungen, Levokardie + Ventrikelseptumdefekt mit Pulmonalarterienstenose, über dem Ventrikelseptum reitende Aorta, rechtsventrikuläre Hypertrophie
Transposition der großen Arterien mit assoziiertem Ventrikelseptumdefekt	Normale Anordnung der Vorhöfe, konkordante atrio-ventrikuläre und diskordante ventrikulo-arterielle Verbindungen, Levokardie + Ventrikelseptumdefekt
Kongenital korrigierte Transposition der großen Arterien	Normale Anordnung der Vorhöfe, diskordante atrioventrikuläre und diskordante ventrikuloarterielle Verbindungen, Levokardie
Double Outlet right Ventricle	Normale Anordnung der Vorhöfe, konkordante atrio-ventrikuläre und double-outlet-ventrikulo-arterielle Verbindungen ausgehend vom rechten Ventrikel, Levokardie + Ventrikelseptumdefekt
Linksseitige Isomerie	Nicht eindeutige Anordnung der Vorhöfe mit nicht eindeutiger atrio-ventrikulärer und nicht eindeutiger ventrikulo-arterieller Verbindung (linksseitig konkordant, rechtsseitig diskordant = Situs ambiguus), Levokardie + Bilobäre Lungen beidseitig mit unterhalb der Pulmonalarterie verlaufendem Bronchus beidseitig, Polysplenie, Fehlen des hepatischen und/oder infrahepatischen Abschnitts der V. cava inferior mit Azygoskontinuität

▪ Erster Schritt

Anordnung der Vorhöfe (Situs): Liegt eine normale, asymmetrische Anordnung der Herzhöhlen vor, spricht man vom Situs solitus. Die Anordnung der Vorhöfe auf der verkehrten Seite heißt Situs inversus. Bei einer Isomerie liegen zwei morphologisch rechts- oder linksseitige Vorhöfe vor. Die Unterscheidung zwischen morphologisch linkem und rechtem Vorhof erfolgt anhand der Strukturen der Vorhofohren (► Kap. 3).

▪ Zweiter Schritt

Beurteilung der **Anordnung der Ventrikel anhand der Morphologie** (► Kap. 3) und **atrio-ventrikuäre Konnektion:** Bei normaler, konkordanter Konnektion führt der morphologisch linke/rechte Vorhof in den entsprechenden morphologisch linken/rechten Ventrikel. Sind die Verbindungen auf einer Ebene seitenvertauscht, besteht eine diskordante Verbindung. Bei Isomeriesyndrom besteht ein Situs ambiguus: Aufgrund der identischen Vorhöfe besteht auf der einen Seite eine konkordante atrio-ventrikuläre Verbindung (bei Linksisomerie auf der linken Seite) und auf der anderen Seite eine diskordante Verbindung (bei Linksisomerie auf der rechten Seite).

▪ Dritter Schritt

Beurteilung der **ventrikulo-arteriellen Verbindungen:** Bei einer normalen, konkordanten ventrikulo-arteriellen Verbindung stehen der rechte Ventrikel mit der Pulmonalarterie und der linke Ventrikel mit der Aorta in Verbindung. Bei einer abnormalen, diskordanten ventrikulo-arteriellen Verbindung stehen der rechte Ventrikel mit der Aorta und der linke Ventrikel mit der Pulmonalarterie in Verbindung.

Vierter Schritt

Beurteilung **assoziierter Anomalien:** Bei einfachen Herzvitien sind die Anordnung der Vorhöfe und Ventrikel sowie die Verbindungen normal. Der Typ des Herzvitiums wird dann nur durch Fehlbildungen, die nicht die Anordnung betreffen, wie z. B. Septumdefekte, Anomalie der Einmündung der Pulmonalvenen, Anomalien der Koronararterien oder Anomalien des Aortenbogens, bestimmt.

Fünfter Schritt

Beurteilung der **Position des Herzens** innerhalb des Thorax sowie der **Orientierung der Herzspitze**.

Tipps

Die Beurteilung der schwierigen anatomischen Verhältnisse bei kongenitalen Herzvitien erfordert ein systematisches Vorgehen. Hierzu hat sich ein sequentielles, segmentales Vorgehen bewährt.

Weiterführende Literatur

Glaser-Gallion N Stinn B, Alkadhi H et al. Computed tomography for imaging of pediatric congenital heart disease. Radiologe 2001; 51 (1): 38–43

Stinn B, Stolzmann P, Fornaro J et al. Technical principles of computed tomography in patients with congential heart disease. Insights Imaging 2011; 2 (3): 349–356

Leschka S, Oechslin E, Husmann L et al. Pre- and postoperative evaluation of congential heart disease in children and adults with 64-section CT. RadioGraphics 27: 829–846

19

Ventrikelfunktion und Herzkammerdimensionen

Paul Stolzmann

H. Alkadhi et al. (Hrsg), *Praxisbuch Herz-CT*,
DOI 10.1007/978-3-642-35383-3, © Springer-Verlag Berlin Heidelberg 2013

Zum Einstieg

Die Untersuchungen der Ventrikelfunktionen und Herzkammerdimensionen dienen der Diagnostik, optimieren therapeutische Entscheidungen und haben einen prognostischen Wert bei Patienten mit ischämischer sowie nicht-ischämischer Kardiomyopathie.
Wird die CT-Koronarangiographie mit retrospektiver EKG-Synchronisation durchgeführt, können Datensätze während des gesamten RR-Intervalls rekonstruiert werden. Die Herz-CT erlaubt dann neben der nicht-invasiven Evaluation der koronaren Herzkrankheit die Bestimmung wichtiger Funktions- und Dimensionsparameter. Dieses Kapitel beschäftigt sich mit der globalen systolischen Funktion, der regionalen Ventrikelfunktion sowie den Dimensionen der Herzkammern. Es werden nachfolgend wichtige Grundlagen und Arbeitsabläufe in der Evaluation dieser Parameter dargelegt und Algorithmen zur Interpretation vorgestellt.

20.1 Grundlagen

Die CT-Koronarangiographie – wenn mit retrospektiver EKG-Synchronisation durchgeführt – liefert wichtige Informationen über die Ventrikelfunktionen und die Herzkammerdimensionen als **Zusatzprodukt** bei der Evaluation der Koronararterien. Da die CT mit einer gewissen Strahlenbelastung assoziiert ist und alternative Methoden zur Verfügung stehen, sollte die Herz-CT jedoch nicht zur alleinigen Bestimmung der Funktionsparameter eingesetzt werden.

Die Herz-CT ist präzise in der Bestimmung der globalen systolischen und regionalen Funktion sowie zur Bestimmung der Herzkammerdimensionen. Die Genauigkeit der Methode wurde im Vergleich zur Echokardiographie sowie zum Referenzstandard der MRT bewiesen.

Tipp

Die Herz-CT erlaubt die akkurate Bestimmung der globalen systolischen Funktion, der regionalen Funktion sowie der Herzkammerdimensionen. Die Genauigkeit ist trotz der im Vergleich zu den Referenzmethoden geringeren zeitlichen Auflösung hoch.

20

20.2 Die globale systolische Funktion

20.2.1 Definition und Bedeutung

Die globale systolische Funktion bezeichnet die Bestimmung der systolischen und diastolischen Blutvolumina und der myokardialen Masse. Wichtige Parameter sind in Tab. 20.1 dargestellt.

Bedeutung dieser Parameter

- Endsystolische (ESV) und enddiastolische Volumina (EDV)
  - ESV und EDV sind erhöht bei verschiedenen Formen dilatativer Kardiomyopathien.
  - Stellenwert in der Therapiekontrolle nach Pacemaker-Implantation.
  - Pathologische LV-Volumina sind mit erhöhter Mortalität und Morbidität korreliert.
  - Nach Herzklappenersatz besteht ein Zusammenhang zwischen dem Überleben des Patienten und dem ESV.
- Ejektionsfraktion (EF)
  - EF bezeichnet den während der Systole ausgeworfenen Blutanteil (sog. Schlagvolumen) im Verhältnis zum EDV.
  - EF ist als Maß der Herzfunktion hilfreich zur Diagnose der Herzinsuffizienz.
  - Therapieentscheidungen (operativ vs. konservativ) und das Langzeit-Outcome von Patienten mit koronarer Herzkrankheit werden entscheidend durch die EF beeinflusst.
- Myokardiale Masse (MM)
  - LV-MM wird regelmäßig auf die Körperoberfläche des Patienten indiziert und dann als LV-MM Index [g/m^2] bezeichnet.

Tab. 20.1 Parameter der globalen systolischen Funktion

ESV	Endsystolisches Volumen
EDV	Enddiastolisches Volumen
SV	Schlagvolumen
EF	Ejektionsfraktion
MM	Myokardiale Masse

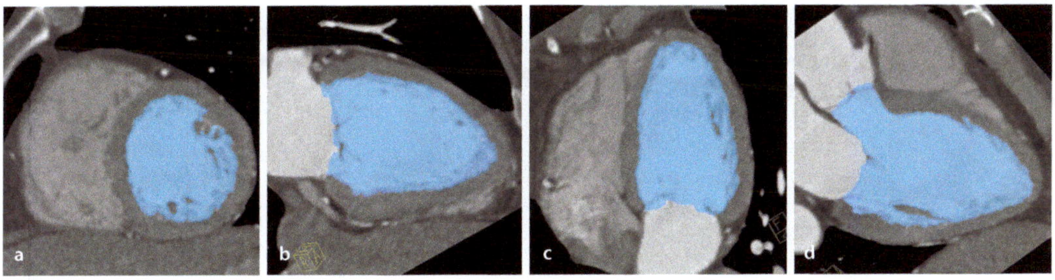

Abb. 20.1a–d Software-basierte Segmentation des linken Ventrikels (LV). HU-Unterschiede zwischen dem Lumen und dem Myokard werden von der Software erkannt. Der aortale Ausflusstrakt wird zum LV gerechnet. Die farbkodierten Darstellungen im Kurzachsenschnitt (**a**), 2- (**b**), 4- (**c**) und 3-Kammer-Blick (**d**) dienen der Überprüfung und Bestätigung der automatischen Segmentation durch den Untersucher. Anschließend werden die LV-Volumina automatisch berechnet

- LV-MM ist erhöht bei verschiedenen Kardiomyopathien.
- LV-MM ist mit der kardiovaskulären Morbidität und Mortalität korreliert (2–4-faches Risiko für kardiovaskuläre Ereignisse bei Hypertrophie).

20.2.2 Bestimmung der globalen systolischen Funktion

Verschiedene Software-Algorithmen stehen zur Evaluation der Datensätze zur Verfügung:

Summationsmethode nach Simpson

Bei dieser Methode zur Volumenberechnung wird der LV in parallele Scheiben gleicher Dicke unterteilt. Die Scheiben sind als abgeplattete Zylinder mit an das Endokard angepasster ellipsoider Grundfläche zu verstehen. Durch die Addition der Einzelscheiben ergibt sich das Ventrikelvolumen.

Schwellenwertbasierte Methode

Aktuelle Software-Versionen erkennen Dichteunterschiede zwischem dem LV und dem Myokard und erlauben damit die semi- oder vollautomatische Segmentation des LV-Lumens (Abb. 20.1). Alle Voxel oberhalb eines Schwellenwertes (definiert in HU) werden addiert und ergeben das Volumen. Der LV-aortale Ausflusstrakt wird dabei zum LV gezählt. Kurzachsenrekonstruktionen werden nicht benötigt. Es werden die gleichen Datensätze benutzt, die für die Evaluation der Koronararterien angefertigt wurden.

Die LV-MM wird bestimmt, indem zusätzlich zu den endokardialen auch die epikardialen Grenzen des LV detektiert werden (Abb. 20.2). Die Volumendifferenz zwischen dem endokardialen und epikardialen Volumen repräsentiert das Volumen des Myokards. Mittels einer an die Dichte des Myokards adaptierten Konstante ($\kappa = 1{,}04$ g/ml) wird dieses Volumen anschließend in die absolute LV-Masse umgerechnet:

$$MM = (Vol_{epikardial} - Vol_{endokardial}) \times \kappa$$

Tipps

- Um das interventrikuläre Septum zum rechten Ventrikel (RV) abgrenzen zu können, benötigt man zur Ventrikelanalyse einen mindestens gering und homogen kontrastierten RV.
- Die optimale LV-Funktionsanalyse erfordert daher ein triphasisches Kontrastmittelprotokoll (► Kap. 5).

20.2.3 Bestimmung

Die Bestimmung der globalen systolischen Funktion mit der CT ist in Abhängigkeit des jeweiligen Software-Anbieters gering unterschiedlich, jedoch grundsätzlich vergleichbar.

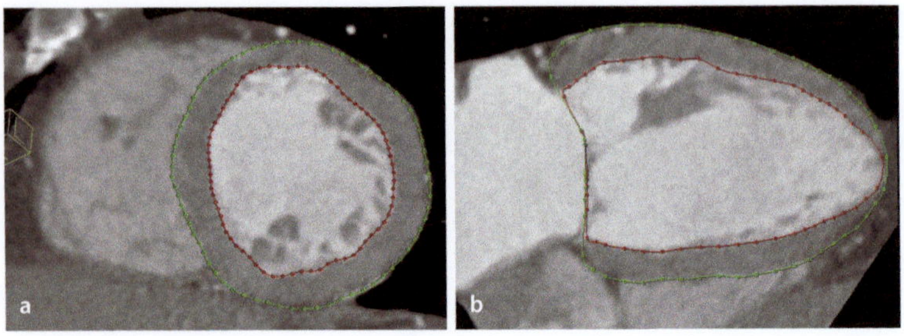

Abb. 20.2a, b Epi- und endokardiale Konturen in der Enddiastole. MPR in der Kurzachse (**b**) und im 2-Kammer-Blick (**a**) zeigen die durch die Software detektierten epikardialen (grün) und endokardialen (rot) Konturen des linken Ventrikels. Die Konturen können – falls für nötig befunden – durch den Untersucher manipuliert und korrigiert werden

Dos and Don'ts

- Gehen Sie bei der Bestimmung der globalen systolischen Funktion wie folgt vor:
  - Rekonstruieren Sie Datensätze des gesamten RR-Intervalls (10 Phasen, d. h. 10%-Schritte von 0–90%).
  - Laden Sie die Datensätze in die Postproce§ssing-Software.
  - Bestimmen Sie den Datensatz mit dem geringsten LV-Volumen als endsystolischen Datensatz.
  - Bestimmen Sie den Datensatz mit dem größten LV-Volumen als enddiastolischen Datensatz.
  - Aktivieren Sie die Segmentationsfunktion (Abb. 20.1).
  - Kontrollieren Sie visuell die automatisch detektierten epi- und endokardialen Konturen im enddiastolischen und endsystolischen Datensatz (Abb. 20.2).
  - Korrigieren Sie manuell – falls nötig – und bestätigen Sie die Konturen.
- Berechnung der LV-Funktionsparameter durch die Software.

Tipps

Globale RV-Funktion:

- Die Bestimmung der globalen systolischen rechtsventrikulären Funktion ist gleichermaßen mit der CT möglich. Diese steht und fällt jedoch mit einer optimalen RV-Kontrastierung (▶ Kap. 5).

20.3 Regionale Funktion

20.3.1 Definition und Bedeutung

Der Begriff der regionalen Funktion bezeichnet die Beurteilung der Wandbewegung des Ventrikels. Regionale Wandbewegungsstörungen sind Ausdruck pathologischer Veränderungen. Pathologische Veränderungen des kontraktilen Apparates können z. B. nach Myokarditiden oder postinfarziell (Nekrose und »myocardial stunning«) beobachtet werden. Myokardiale Minderperfusionen sind meist Ausdruck hämodynamisch signifikanter Koronarstenosen oder mikrovaskulärer Dysfunktion (Aortenstenose, Syndrom X etc.).

Die Evaluation der regionalen Funktion hat einen zusätzlichen Nutzen bei jeder Herz-CT-Untersuchung.

20.3.2 Bestimmung

Die Beurteilung der regionalen Funktion erfolgt entweder quantitativ durch Messung der systolischen Wandbewegung oder visuell semiquantitativ. Liegt eine systolische Dickenzunahme der LV-Wand >5 mm vor, wird die regionale Wandbewegung als regelrecht bezeichnet und das Segment als normokinetisch klassifiziert (Abb. 20.3). Zur Dokumentation der Wandbewegung empfiehlt sich das modalitätsübergreifende 17-Segment-Modell der American Heart Association (▶ Kap. 22).

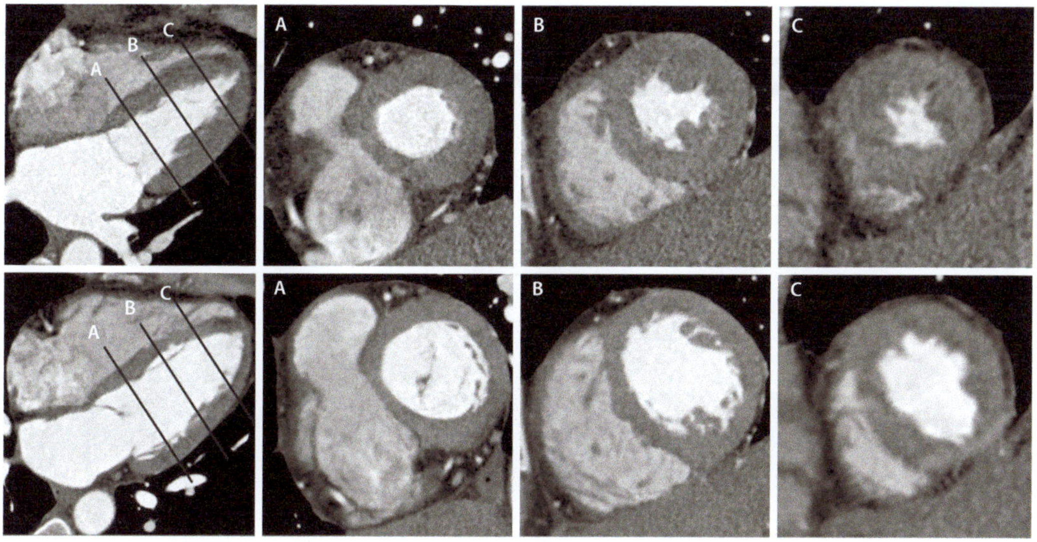

Abb. 20.3 Myokardiale Normokinesie. MPR der endsystolischen (obere Reihe) und der enddiastolischen (untere Reihe) Herzphase. Der LV wird basal (A), midventrikulär (B) und apikal (C) visuell evaluiert. Jedes Ventrikelsegment wird nach seiner systolischen Wandverdickung und -bewegung klassifiziert. Beachten Sie die zirkumferenziell homogene Wandverdickung von >5 mm

Semiquantitative Klassifikation pathologischer Myokardsegmente

Pathologisch bewegliche Myokardsegmente werden wie folgt eingeteilt:

- **Hypokinesie:** reduzierte systolische Wandverdickung (<5 mm) (Abb. 20.4).
- **Akinesie:** in der Systole fehlende Dickenzunahme des Myokards (Abb. 20.5).
- **Dyskinesie:** paradoxe Auswärtsbewegung des Myokards während der Systole (Abb. 20.5).

Dos and Don‹ts

- Beurteilen Sie die regionale Funktion visuell.
- Klassifizieren Sie die Bewegung semiquantitativ als Normokinesie, Hypokinesie, Akinesie oder Dyskinesie.
- Benutzen Sie zur Dokumentation das 17-Segment-Modell der American Heart Association (▶ Kap. 22).

20.3.3 Bestimmung der regionalen Funktion

Das Vorgehen bei der Bestimmung der regionalen Funktion hängt von der verwendeten Software ab. Grundlegende Arbeitschritte werden im Folgenden beschrieben.

Dos and Don'ts

Gehen Sie bei der Bestimmung der regionalen Funktion wie folgt vor:

- Rekonstruieren Sie Datensätze des gesamten RR-Intervalls (10 Phasen, d. h. 10%-Schritte von 0–90%).
- Laden Sie die Datensätze in die Post-Processing-Software.
- Orientieren Sie zwei MPR durch die Mitte der Mitralklappe und den Apex.
- Orientieren Sie die erste so, dass sie den LV und RV mittig schneidet (4-Kammer-Blick) (Abb. 20.6).
- Orientieren Sie die zweite rechtwinkelig dazu, sodass sie den LV abbildet (2-Kammer-Blick) (Abb. 20.6).
- Orientieren Sie die dritte Reformation orthogonal zur Langachse und erhalten Sie die Kurzachsenreformation (Abb. 20.6).
- Starten Sie die Film- oder Cine-Mode-Funktion (Darstellung der Bewegung).
- Betrachten Sie die Kurzachsenreformation.
- Beginnen Sie mit der Evaluation basal.

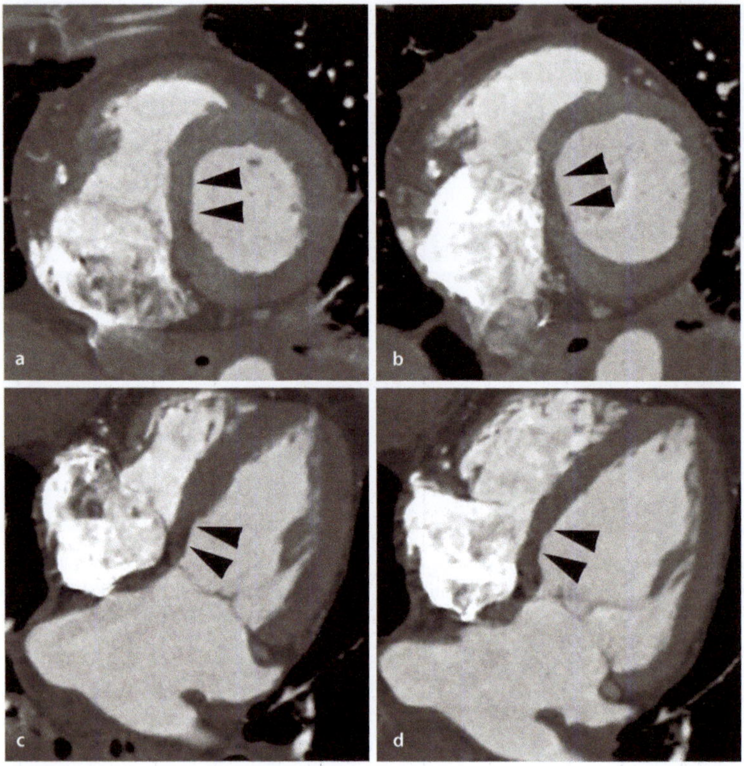

Abb. 20.4a–d Myokardiale Hypokinesie. Kurzachse (**a, b**) und 4-Kammer-Blick (**c, d**) in der Endsystole (**a, c**) und in der Enddiastole (**b, d**). Basal antero- und postero-septal (Pfeilspitzen) liegt eine Hypokinesie mit reduzierter systolischer Wandverdickung vor

- Beobachten und beurteilen Sie die systolische Wandverdickung basal (Abb. 20.3).
- Verschieben Sie die Referenzlinie der Kurzachsenreformation nach mittventrikulär.
- Beobachten und beurteilen Sie die systolische Wandverdickung mittventrikulär (Abb. 20.3).
- Verschieben Sie die Referenzlinie der Kurzachsenreformation nun nach apikal.
- Beobachten und beurteilen Sie die systolische Wandverdickung apikal (Abb. 20.3).

Tab. 20.2 Parameter der Herzkammerdimensionen

LAD_{sys}	Endsystolischer antero-posteriorer Durchmesser des LA
PWT_{dia}	Enddiastolische Hinterwanddicke des LV
SWT_{dia}	Enddiastolische Dicke des interventrikulären Septums
$LVID_{dia}$	Enddiastolischer Durchmesser des LV

20.4 Herzkammerdimensionen

20.4.1 Definition

Die Bestimmung der Dimensionen des LV und des linken Atriums (LA) beinhaltet endsystolische und enddiastolische Messungen. Wichtige Herzkammerdimensionen sind in Tab. 20.2 dargestellt.

Bedeutung dieser Parameter

- Linksventrikuläre Dimension
  - LV-Dimensionen dienen der Unterscheidung zwischen dilatativer und konzentrischer Hypertrophie.
  - Prognostischer Wert und Risikostratifizierung kardiovaskulärer Ereignisse (Herztod, Re-Infarkt, Arrhythmien etc.).

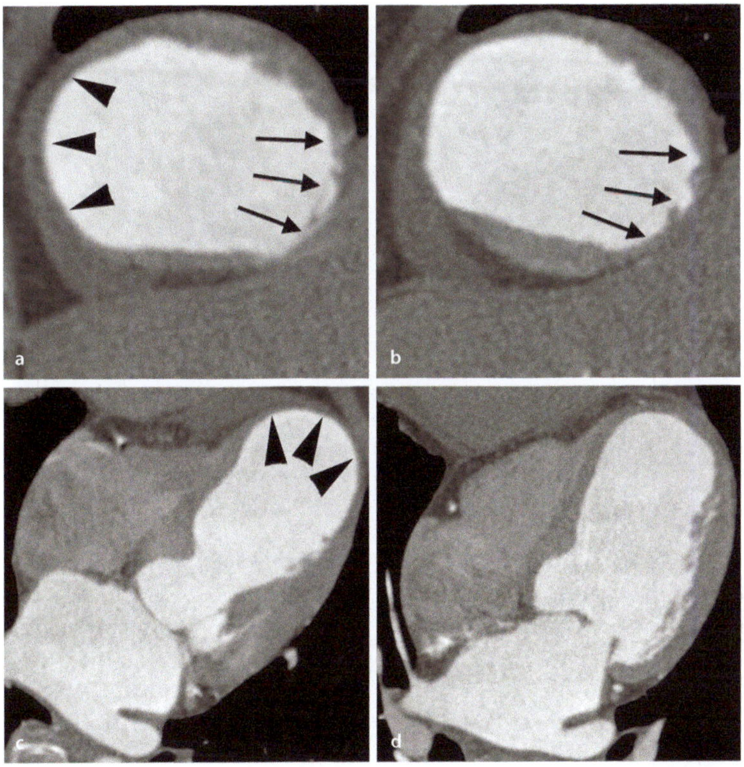

Abb. 20.5a–d Myokardiale Dyskinesie. Kurzachse (**a, b**) und im 3-Kammer-Blick (**c, d**) in der Endsystole (**a, c**) und in der Enddiastole (**b, d**). Bei diesem postinfarziellem, apikalen Aneurysma besteht systolisch eine paradoxe Auswärtsbewegung (Dyskinesie; Pfeilspitzen). Beachten Sie die begleitende posteriore Akinesie (Pfeile)

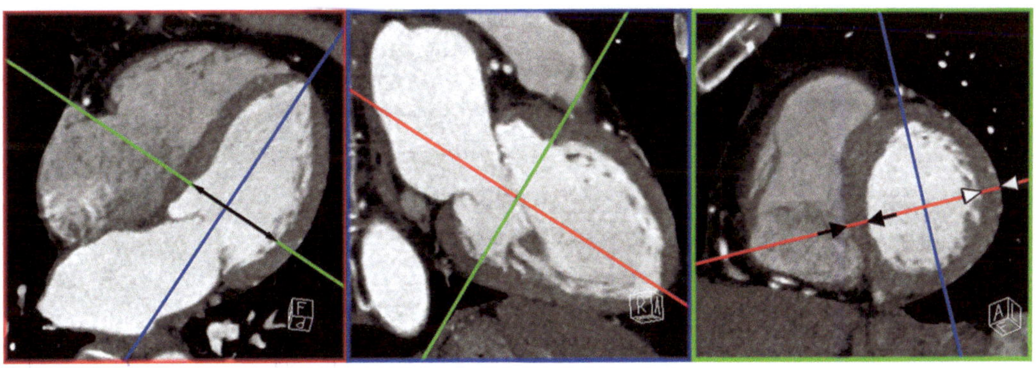

Abb. 20.6 MPR des 4- und 2-Kammer-Blicks sowie der Kurzachse in der Enddiastole. Die Langachse des linken Ventrikels (LV) verläuft durch die Mitte des Mitralklappenannulus und den Apex (rote und blaue Referenzlinien). Die MPR des 4-Kammer-Blicks (roter Rahmen) entlang der Langachse des LV bildet beide Ventrikel und beide Atria ab. Die 2-Kammerreformation (blauer Rahmen) zeigt den LV und das linke Atrium. Die Kurzachsenreformation (grüner Rahmen) verläuft orthogonal zur Langachse des LV (grüne Referenzlinie)

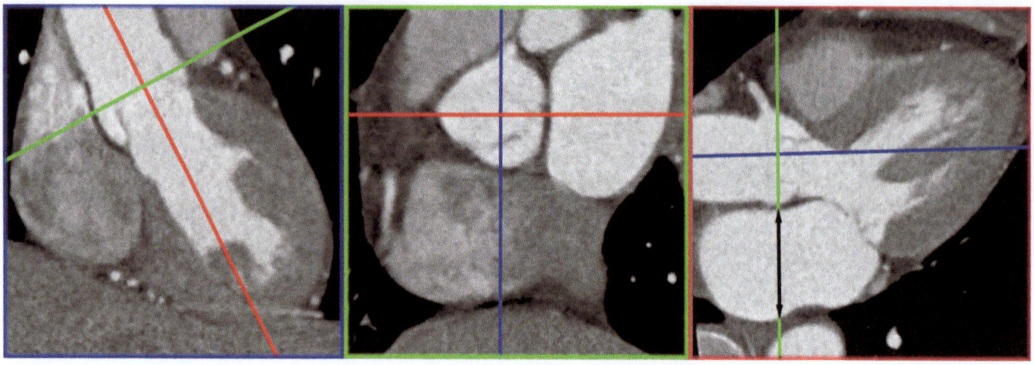

Abb. 20.7 MPR in der Endsystole zur Messung des antero-posterioren Durchmessers des linken Atriums (LAD_{sys}). Der LAD_{sys} wird auf einer axial-obliquen MPR (roter Rahmen) gemessen. Diese Reformation wird parallel zum linksventrikulären Ausflusstrakt (blauer Rahmen) und entlang der Langachse des linken Ventrikels orientiert. Der maximale LAD_{sys} wird anschließend in strikt antero-posteriorer Orientierung (schwarzer Doppelpfeil) posterior der Aortenklappe (vgl. grüner Rahmen) gemessen

- Linksatriale Dimension
  - Der LA-Durchmesser erleichtert die Diagnose von Klappenvitien und der diastolischen Dysfunktion.
  - Prognostisch ist der LA-Durchmesser ein unabhängiger Prädiktor der kardiovaskulären Morbidität und Mortalität.

20.4.2 Bestimmung der Dimensionen

Dos and Don'ts

- Die Bestimmung der regionalen Funktion führt über dieselben Arbeitsschritte:
  - Rekonstruieren Sie Datensätze des gesamten RR-Intervalls (10 Phasen, d. h. 10%-Schritte von 0–90%).
  - Laden Sie die Datensätze in die Post-Processing-Software.
  - Bestimmen Sie den Datensatz mit dem geringsten LV-Volumen als endsystolischen Datensatz.
  - Bestimmen Sie den Datensatz mit dem größten LV-Volumen als enddiastolischen Datensatz.

Die Messung der Dimensionen erfolgt auf standardisierten Ebenen. Die MPR werden im endsystolischen und enddiastolischen Datensatz eingestellt.

Enddiastolische Messungen

Die Messungen in der Enddiastole erfolgen auf den bereits oben beschriebenen standardisierten Reformationen der Kurzachse, des 4- und 2-Kammer-Blicks (► Abschn. 20.3.3).

Dos and Don'ts

- Bewegen Sie die Kurzachsenreformation nach basal auf die Höhe der Chordae tendineae, d. h. unterhalb der Mitralklappe, oberhalb der Papillarmuskulatur.
- Die Messungen beinhalten:
  - SWT_{dia} in der Kurzachse (Abb. 20.6; grüner Rahmen, schwarze Pfeile),
  - PWT_{dia} in der Kurzachse (Abb. 20.6; grüner Rahmen, weiße Pfeilspitzen),
  - $LVID_{dia}$ im 4-Kammer-Blick (Abb. 20.6; roter Rahmen, schwarzer Doppelpfeil).

Endsystolische Messung

Dos and Don'ts

- Laden Sie den Datensatz der Endsystole.
- Beginnen Sie mit streng axialen, koronalen und sagittalen Reformationen.
- Angulieren Sie die axiale MPR auf der koronalen Reformation an der linken Patientenseite nach kaudal, sodass aus der axialen eine axial-einfach-oblique Reformation wird, die entlang der Langachse des LV liegt (Abb. 20.6).
- Stellen Sie durch kranio-kaudales Verschieben dieser axial-obliquen MPR sicher, dass diese

den größten Durchmesser des LA auf Höhe der Aortenklappe zeigt.

- Die Messung des LAD_{sys} erfolgt posterior der Aortenklappe (Abb. 20.7).

20.5 Interpretation

Nach Erhebung der bisherigen Messwerte erfolgt die Interpretation unter Zuhilfenahme CT-spezifischer Referenzwerte. Zur Unterscheidung physiologischer von pathologischen Werten dienen die alters- und geschlechtsspezifischen Tabellen (▶ Kap. 22).

Mit der Berechnung der relativen Hinterwanddicke (rWT) gelingt die Unterscheidung zwischen LV-Remodeling, dilatativer und konzentrischer Hypertrophie (Abb. 20.8). Die rWT erhält man durch folgende Berechnung:

Tipp

Die Bestimmung der relativen Hinterwanddicke (rWT) ermöglicht bei erhöhtem LV-myokardialem Massen-Index (LV-MM-Index) die Unterscheidung zwischen der konzentrischen (erhöhte rWT) und dilatativen (normale rWT) Hypertrophie.

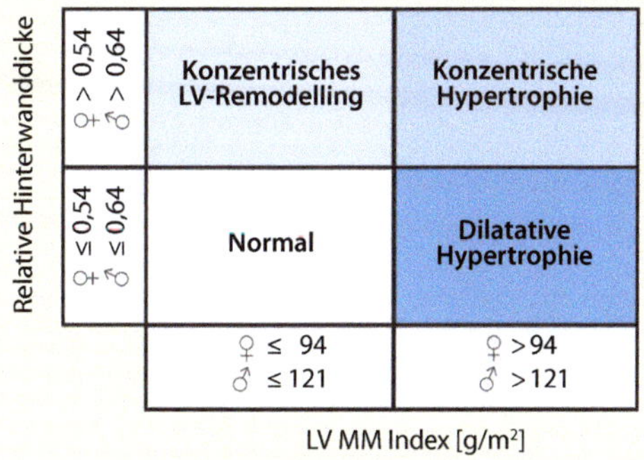

Abb. 20.8 Vergleich der relativen Hinterwanddicke (rWT) und des linksventrikulären myokardialen Massenindex (LVMMI). Patienten mit regelrechtem LVMMI haben entweder eine normale LV-Geometrie (normale rWT) oder ein konzentrisches LV-Remodeling (erhöhte rWT). Patienten mit einem erhöhten LVMMI haben entweder eine dilatative (normale rWT) oder konzentrische (erhöhte rWT) Hypertrophie. Normwerte der rWT und des LVMMI sind für Frauen und Männer signifikant verschieden und werden daher geschlechtsspezifisch aufgeführt

20.6 Limitationen

20.6.1 Strahlenexposition

Die Methode der CT ist aufgrund der damit verbundenen Strahlenbelastung nicht zur alleinigen Bestimmung der Herzfunktion geeignet. Die Ventrikelfunktionen und Dimensionen sollten aber immer evaluiert werden, sobald die benutzte Akquisitionstechnik dies erlaubt. Dadurch wird die Untersuchung effizient genutzt und wichtige Daten zusätzlich gewonnen.

20.6.2 Dosissparende Strategien

Die Möglichkeit zur Funktionsanalyse wird entscheidend von der Protokollwahl bestimmt. Ein Protokoll erlaubt die anschließende Evaluation der Herzfunktion, wenn es mit retrospektiver EKG-Synchronisation auch mit der EKG-basierten Röhrenstrommodulation stattfindet (▶ Kap. 9). Wird jedoch die EKG-basierte Röhrenstrommodulation modifiziert, wie bei der Dual-Source-CT möglich, und der Röhrenstrom auf 4% des nominalen Röhrenstroms in der Diastole gesenkt, sind systolische Datensätze ggf. mit einem zu hohen Bildrauschen behaftet. Dies verhindert die genaue Detektion der Ventrikelkonturen und des Myokards (Abb. 9.2).

Niedrigdosisprotokolle mit prospektiver EKG-Synchronisation akquirieren Daten nur zu ausgewählten, diastolischen Herzphasen. Die fehlenden Daten des RR-Intervalls verhindern somit eine Funktionsanalyse (▶ Kap. 9).

Fazit

Die CT-Koronarangiographie mit retrospektiver EKG-Synchronisation erlaubt die Bestimmung der globalen systolischen Funktion, der regionalen Ventrikelfunktion sowie wichtiger Herzkammerdimensionen. Die Datensätze, die zur Evaluation der Koronarien dienen, liefern somit wichtige Zusatzinformationen mit hoher Genauigkeit.

Weiterführende Literatur

Juergens KU, Fischbach R. Left ventricular function studied with MDCT. Eur Radiol 2006; 16: 342–357

Stolzmann P, Scheffel H, Leschka S, et al. Reference values for quantitative left ventricular and left atrial measurements in cardiac computed tomography. Eur Radiol 2008; 18: 1625–1634

Stolzmann P, Scheffel H, Trindade PT, et al. Left ventricular and left atrial dimensions and volumes: comparison between dual-source CT and echocardiography. Invest Radiol 2008; 43: 284–289

Yamamuro M, Tadamura E, Kubo S, et al. Cardiac functional analysis with multi-detector row CT and segmental reconstruction algorithm: comparison with echocardiography, SPECT, and MR imaging. Radiology 2005; 234: 381–390

Rolle der CT-Untersuchung bei der Transkatheter-Aortenklappenimplantation (TAVI)

Thi Dan Linh Nguyen-Kim und Thomas Frauenfelder

H. Alkadhi et al. (Hrsg), *Praxisbuch Herz-CT*,
DOI 10.1007/978-3-642-35383-3, © Springer-Verlag Berlin Heidelberg 2013

Zum Einstieg

Die Transkatheter-Aortenklappenimplantation (TAVI) ist eine neue, deutlich an Bedeutung zunehmende, alternative interventionelle Prozedur zur konventionellen chirurgischen Aortenklappenimplantation, die insbesondere bei Hochrisikopatienten angewandt wird. Bei dieser Methode wird über einen transarteriellen peripheren Gefäßzugang eine künstliche Aortenklappe an die Stelle der nativen Klappe platziert. Diese minimal-invasive Technik ermöglicht es, bei Hochrisikopatienten eine künstliche Aortenklappe zu einzubringen ohne Operation mit Sternotomie. Darüber hinaus wird das Risiko der Notwendigkeit einer Anlage eines kardiopulmonalen Bypasses und des passageren intraoperativen Herzstillstandes vermieden. Eine optimale Planung des Eingriffes anhand einer dedizierten CT ist unabdingbar.

Aufgrund der steigenden durchschnittlichen Lebenserwartung in der westlichen Gesellschaft zeigt sich auch eine steigende Prävalenz der degenerativen Aortenklappenerkrankungen. Die konventionelle chirurgische Aortenklappenoperation wird bereits seit Jahrzehnten erfolgreich durchgeführt und ist immer noch die Methode der Wahl. Durch Fortschritte in den Operationsmethoden konnte eine Reduktion der postoperativen Mortalitätsrate auf bis zu 2,3% erreicht werden.

Die Transkatheter-Aortenklappenimplantation (TAVI) hat sich seit der ersten perkutanen Klappenimplantation durch Alain Cribier im Jahr 2002 sehr schnell verbreitet. Insbesondere für Hochrisikopatienten, bei denen aufgrund ihrer hohen Komorbidität die konventionelle Operation mit Sternotomie, der Notwendigkeit der Anlage eines kardiopulmonalen Bypasses und des passageren intraoperativen Herzstillstands ein zu hohes Risiko birgt, ist die TAVI eine sehr gute Alternative, die nach wie vor in Entwicklung ist. Neue Kathetersysteme und die Zunahme der Klappenvielfalt erweitern laufend das Indikationsspektrum.

Im Gegensatz zur konventionellen Operation, bei der der Chirurg intraoperativ die Möglichkeit hat, exakt die notwendige Klappengröße zu bestimmen, hat man bei der TAVI keinen direkten Blick auf die Aortenwurzel, die Aortenklappenebene und die benachbarten relevanten anatomischen Strukturen wie z. B. die Abgänge der Koronararterien. Deshalb ist bereits vor der Intervention eine korrekte Darstellung der Anatomie zur Planung der Prozedur essenziell.

Obwohl der Eingriff angiographisch assistiert durchgeführt wird, ist die Mehrzeiler-CT die Methode der Wahl zur Evaluation der Aortenwurzel, der individuellen Anatomie sowie für die Planung der optimalen Klappengröße als auch zu Darstellung der Gefäßperipherie im Rahmen der Planung des Gefäßzugangs.

21.1 CT-Protokoll und Kontrastmittelapplikation

Die Basis der präinterventionellen Planung ist eine CT-Untersuchung, die neben den kardialen Strukturen auch die Aorta und die Beckengefäße abbildet. Zur Durchführung dieser sog. One-Stop-CT-Untersuchung ist in der Regel ein 128-Zeiler-CT notwendig mit dem primären Ziel, die insgesamt benötigte Kontrastmitteldosis zu reduzieren.

Die relativen und absoluten Ausschlusskriterien und Kontraindikationen für eine präoperative CT-Untersuchung sind identisch zu anderen KM-verstärkten Röntgenuntersuchungen.

Es wird eine einzige Spirale mit EKG-Synchronisation durchgeführt. Die EKG-Synchronisation dient der bewegungsfreien Darstellung von Aortenwurzel, Aortenklappe und Aorta ascendens. In dieser Untersuchung ist es nicht das Ziel, gleichzeitig die Koronarien diagnostisch abbilden zu können, da diese aufgrund des hohen Kalkgehaltes zumeist kathetertechnisch abgeklärt werden.

Der Scan erfolgt von der Lungenspitze bis hin zur Symphyse. Die Test-Bolus- und Bolus-Tracking-Technik ist nach heutigem Wissensstand gleichwertig (▶ Kap. 5). Wegen der Einfachheit und Robustheit ist das Bolus-Tracking zu bevorzugen. Für die optimale Kontrastierung des linken Herzens sowie des zentralen als auch peripheren arteriellen Gefäßsystems wird für das Bolus-Tracking eine Region of Interest (ROI) mit einem Treshold von 100 HU in der Aorta ascendens gesetzt. 60 ml KM wird mit einem biphasischen Kontrastmittelprotokoll (60 ml mit einer Flussgeschwindigkeit von 5 ml/s und 35 ml mit einer Flussgeschwindigkeit von 2,5 ml/s) gefolgt von 60 ml Kochsalzlösung injiziert.

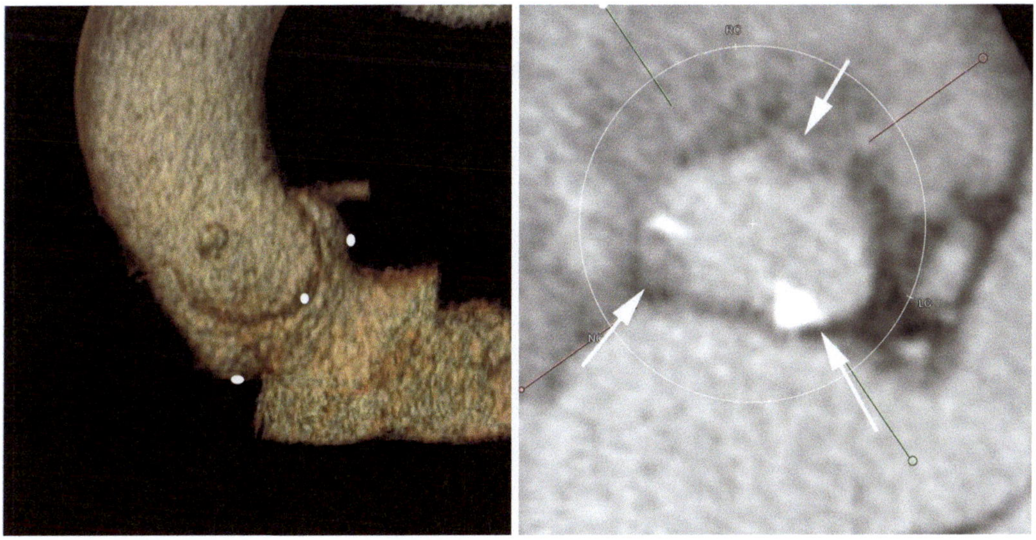

Abb. 21.1 Die Ankerpunkte der Basis der 3 Aortentaschen bilden die Aortenklappenebene

21.2 Anatomische Definitionen

Dreidimensional betrachtet sind die Aortenklappen aufgrund ihrer Anheftung in der Aortenwurzel insgesamt wie eine Krone angeordnet. Die 3 Ankerpunkte an der Klappenbasis der 3 Aortenklappen bilden den Aortenanulus bzw. die Aortenklappenebene (Abb. 21.1). Die maximale Weite der Aortenwurzel ist definiert als der weiteste Durchmesser des Aortensinus. Der sino-tubuläre Übergang ist der Übergang zwischen Aortenwurzel und der Aorta ascendens. Der Durchmesser der Aorta ascendens wird auf Höhe des Truncus pulmonalis gemessen (Abb. 21.2; Tab. 21.1).

Tipps

- Zur diagnostischen Abbildung der Aortenwurzel ist es notwendig, die CT-Spirale mit EKG-Synchronisation durchzuführen.
- Die Ankerpunkte in der Klappenbasis der 3 Aortenklappen bilden die Aortenklappenebene bzw. den Aortenanulus.
- Für die Planung ist die korrekte Bestimmung der Anulusebene entscheidend.

Tab. 21.1 Definition der Messebenen in der Aortenwurzel und der Aorta ascendens

Ebene	Definition
Aortenklappenebene/ Aortenanulus	Gebildet je durch die Ankerpunkte der Klappenbasis der drei Aortentaschen
Linksventrikulärer Ausflusstrakt	Ebene knapp unterhalb der Aortenklappenebene
Aortensinus	Maximale Weite der Aortenwurzel
Sino-tubulärer Übergang	Übergang zwischen Aortenwurzel und Aorta ascendens
Aorta ascendens	Gemessen auf Höhe des Truncus pulmonalis

21.3 Bildrekonstruktionen

Zur Evaluation der Aortenwurzel wird in dieser eine zentrale perpendikulare Linie ermittelt, die es erlaubt, eine gekurvte MPR der Aorta von der Klappenebene bis zum Abgang des Truncus brachiocephalicus abzubilden. Die Ankerpunkte der 3 Aortentaschen bilden die Klappenebene (Abb. 21.1). In dieser gekurvten MPR können dann auf den dazugehörenden axial-obliquen

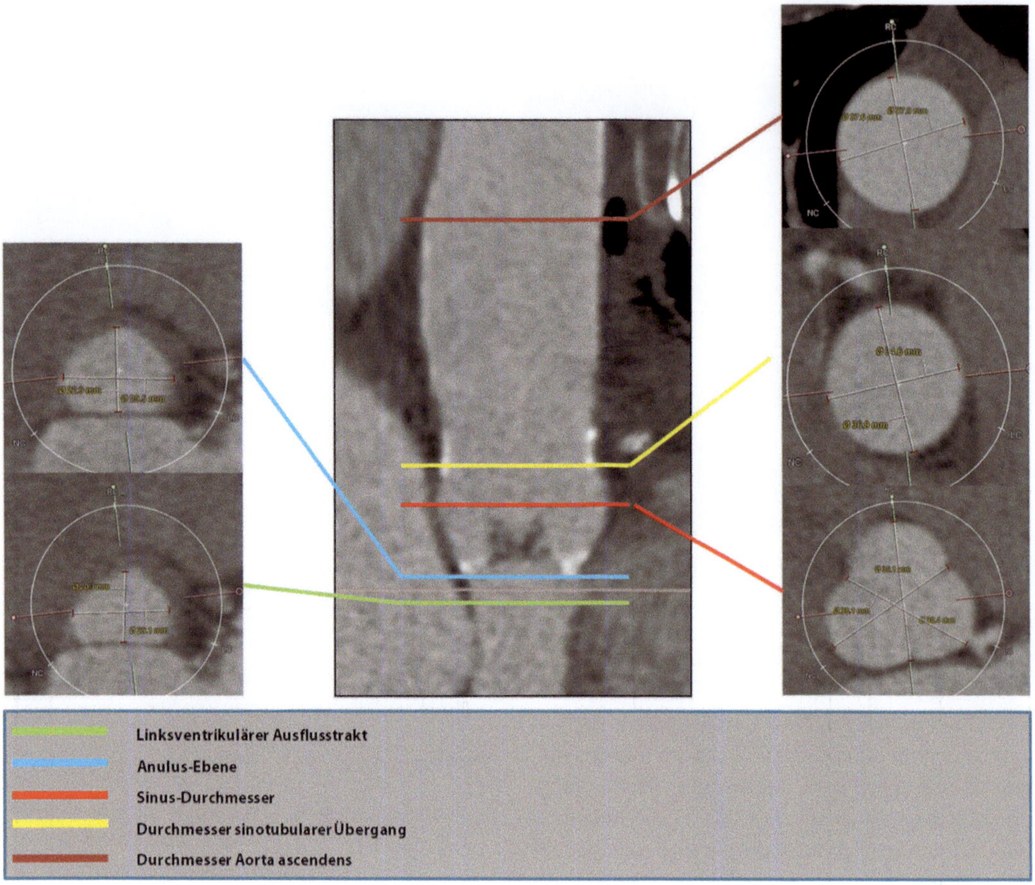

Abb. 21.2 Definition der Messebenen

Ebenen die Messungen erfolgen und präsentiert werden (Abb. 21.2).

Die arteriellen Beckengefäße ab der infrarenalen Aorta abominalis bis zur A. femoralis communis beidseits sowie supra-aortal vom Aortenbogen bis in die A. subclavia werden ebenfalls in axial-obliquen Ebenen zur perpendikularen Linie vermessen. Hierzu werden gekurvte MPR der Gefäße erstellt und diese gestreckt darstellt (Abb. 21.3).

Zur besseren Veranschaulichung der anatomischen Strukturen dienen zusätzliche VR-Bilder des Aortenbogens und der Beckengefäße, wie auch gekurvte MIP zur Darstellung des Verkalkungsgrades der Beckengefäße.

21.4 Messungen

Von besonderem Interesse im Rahmen der Planung sind

- die Durchmesser des linksventrikulären Ausflusstrakts,
- die Anulusebene,
- der Sinusdurchmesser sowie
- die Durchmesser des sino-tubulären Übergangs und
- der Durchmesser der Aorta ascendens (Abb. 21.2).

Die Messung des Abstandes der Klappenebene bis hin zum Ostium der rechten Koronararterie sowie des linken Koronarhauptstamms ist wichtig, da diese Abgänge während des eigentlichen Eingriffes

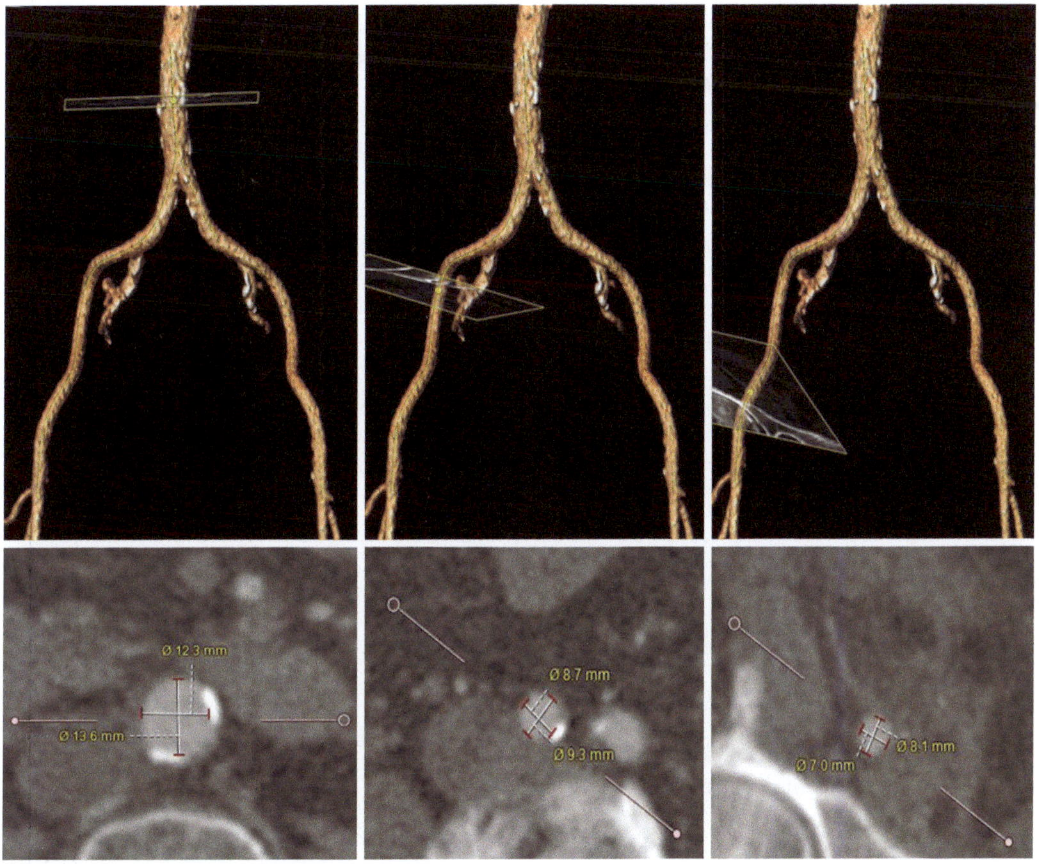

Abb. 21.3 Messung der peripheren arteriellen Gefäßachse, demonstriert je auf Höhe der infrarenalen Aorta, der A. iliaca externa und der A. femoralis communis

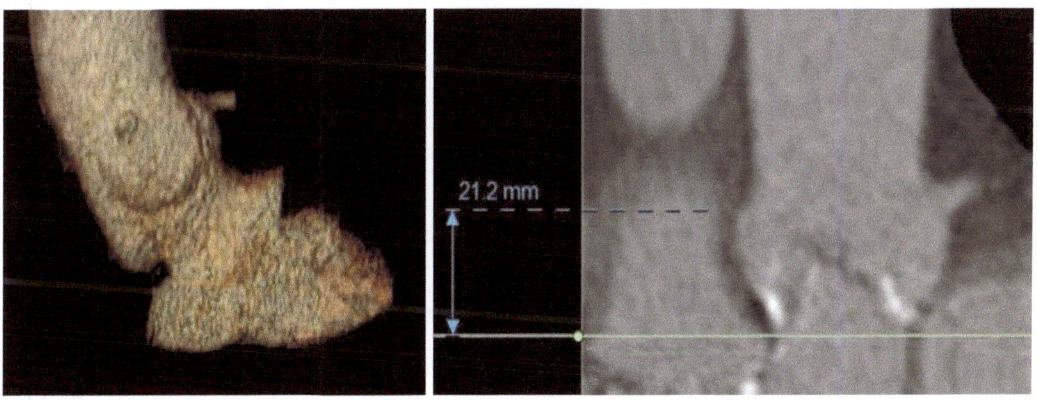

Abb. 21.4 Messung des Abstands des linkskoronaren Ostiums zur Aortenklappenebene

Tab. 21.2 Für die Operationsplanung relevante Parameter

Aortenklappe	Peripher
Durchmesser Aorta ascendens	Durchmesser Aorta infrarenal
Durchmesser sino-tubulärer Übergang	Durchmesser A. iliaca communes beidseitig
Minimaler und maximaler Durchmesser (Klappenebene und Ausflusstrakt)	Durchmesser A. iliaca externa beidseitig
Distanz Klappenebene zu – Koronarostien – Sinus of Valsava	Durchmesser A. femoralis communis
Winkel zwischen Ventrikel und Ausflusstrakt	
Verkalkungsgrad der Aortenklappe und des Aortenrings (Agatston-Score oder Rosenhek-Klassifikation)	

nicht sichtbar sind und eine Okklusion der Koronararterie nach Klappenimplantation in jedem Fall vermieden werden muss (Abb. 21.4).

Neben der eigentlichen Messung sind auch die Bestimmung und die Darstellung der Verkalkung des Aortenanulus wie auch der Klappe selbst von Bedeutung, da diese die Wahl des Klappentyps entscheidend beeinflussen. Dies kann entweder semiquantitativ durch die Rosenhek-Klassifikation oder durch eine Quantifizierung ähnlich des Agatston-Scores erfolgen (▶ Kap. 4). Weitere wichtige Faktoren bei der Wahl des Klappentyps sind die Länge des aortalen Ausflusstraktes (Distanz zwischen Mitralanulus und Aortenanulus) wie auch der Winkel zwischen Aortenwurzel und linkem Ventrikel (Tab. 21.2).

Bei der Evaluation der peripheren Gefäßachse ist es wichtig, den schmalsten Gefäßdurchmesser, und zwar von Gefäßendothel zu Gefäßendothel, zu bestimmen. Bei schwerer Atherosklerose sollte der Gefäßdurchmesser von innerer Kalkoberfläche zu gegenüberliegendem Gefäßendothel oder gegenüberliegender Kalkoberfläche vermessen werden. Hier ist es oftmals wichtig, dass diese Messungen zusätzlich zur automatisch generierten Messung manuell überprüft werden müssen, da diese durch die Software oft unterschätzt werden.

Ziel der peripheren Gefäßevaluation ist es, präoperativ den am besten geeigneten Zugangsweg zur Klappenimplantation zu finden. Gemessen werden die Durchmesser

- der infrarenalen abdominellen Aorta sowie
- je beidseits
  - der A. ilica communis,
  - der A. iliaca externa und
  - der A. femoralis communis.

Zusätzlich sind Hinweise auf deutlich tortuöse Gefäßverläufe wichtig, da es bei diesen Gefäßen sein kann, dass trotz ausreichendem Durchmesser für die Kathetersysteme eine Klappeneinlage unmöglich ist.

Tipps

- Bei der Evaluation der peripheren Gefäße wird auf verschiedenen Höhen im Gefäßverlauf der schmalste Gefäßdurchmesser gemessen, wobei diese aufgrund der Unterschätzung durch die Software oftmals manuell erfolgen muss.
- Die Bestimmung des Gefäßdurchmessers ist immer in perpendikularer Ebene zum Gefäßverlauf durchzuführen.

Weiterführende Literatur

Leon MB, Smith CR, Mack M et al. Transcatheter aortic-valve implantation for aortic stenosis in patients who cannot undergo surgery. N Engl J Med 2010; 363: 1597–1607

Schultz C, Moelker A, Tzikas A et al. The use of MSCT for the evaluation of the aortic root before transcutaneous aortic valve implantation: the Rotterdam approach. EuroIntervention 2010; 6: 505–511

Thielmann M, Eggebrecht H, Wendt D et al. New techniques for the treatment of valvular aortic stenosis – transcatheter aortic valve implantation with the SAPIEN heart valve. Minim Invasive Ther Allied Technol 2009; 18: 131–141

Thielmann M, Kahlert P, Konorza T et al. Current developments in transcatheter aortic valve implantation techniques. Herz 2011; 36: 696–704

Teil 4 Appendix

Appendix

Sebastian Leschka und Hatem Alkadhi

H. Alkadhi et al. (Hrsg), *Praxisbuch Herz-CT*,
DOI 10.1007/978-3-642-35383-3, © Springer-Verlag Berlin Heidelberg 2013

22

22.1 Einteilung der Koronarsegmente

Abb. 22.1 und Tab. 22.1.

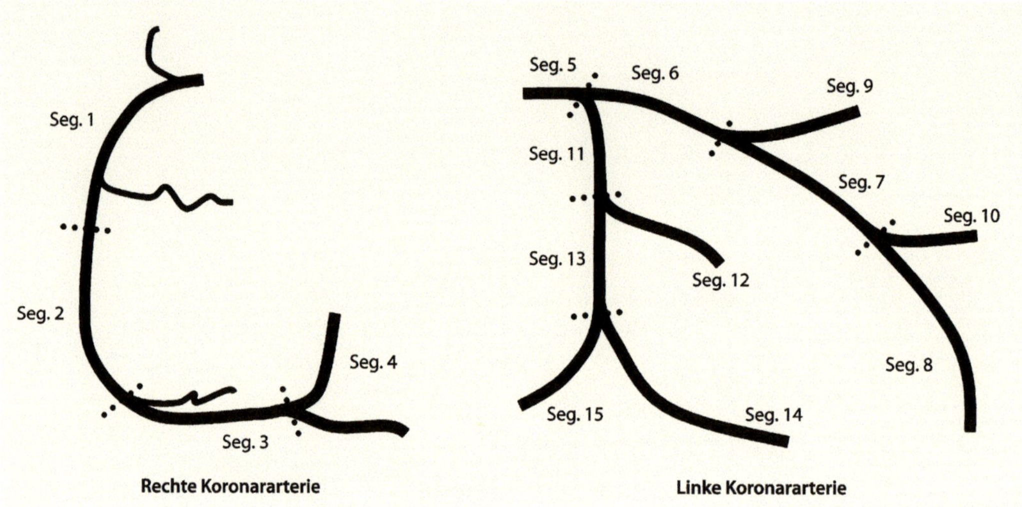

Abb. 22.1 Schema der Koronarsegmente im 15-Segment-Modell der American Heart Association (AHA, 1976)

Tab. 22.1 Segmenteinteilung der Koronararterien

Segment-nummer AHA 1999	Segment-nummer AHA 1976	Grebräuchliche Abkürzungen	Segmentname	Vorhandensein der Segmente
1	1	Prox RCA	RCA, proximales Segment	99,8%
2	2	Mid RCA	RCA, mittleres Segment	99,3%
3	3	Dist RCA	RCA, distales Segment	97,8%
4	4	RIVP, PDA	Ramus interventricularis posterior dexter	92,4%
5	–	–	Ramus atrioventricularis posterior dexter	
6	–	–	Erster Ramus posterolateralis dexter	
7	–	–	Zweiter Ramus posterolateralis dexter	
8	–	–	Dritter Ramus posterolateralis dexter	
9	–	–	Septale Perforansarterien des RIVP	
10	–	–	Ramus marginalis	
11	5	LMA	Linker koronarer Hauptstamm	95,9%
12	6	Prox RIVA (LAD)	RIVA, proximales Segment	100%
13	7	Mid RIVA (LAD)	RIVA, mittleres Segment	100%
14	8	Dist RIVA (LAD)	RIVA, distales Segment	97,8%
15	9	D1	Erster Diagonalast	98,7%

Tab. 22.1 (Fortsetzung)

Segment-nummer AHA 1999	Segment-nummer AHA 1976	Gebräuchliche Abkürzungen	Segmentname	Vorhandensein der Segmente
16	10	D2	Zweiter Diagonalast	73,7%
17	–	–	Septale Perforansarterien des RIVA	93,0%
18	11	Prox RCX	RCX, proximales Segment	100%
19	13	Dist RCX	RCX, distales Segment	97,2%
20	12	OM	Erster Marginalast	99,4%
21	–	–	Zweiter Marginalast	46.2%
22	–	–	Dritter Marginalast	18,0%
23	–	–	Ramus atrioventricularis posterior sinister	
24	14	PLA1	Erster Ramus posterolateralis sinister	64,3%
25	–	PLA2	Zweiter Ramus posterolateralis sinister	
26	–	PLA3	Dritter Ramus posterolateralis sinister	
27	15	–	Ramus posterolateralis posterior sinister	72,4%
28	(16)*	–	Ramus intermedius	21,9%
29	–	D3	Dritter Diagonalast	24,0%

Zahlenangaben des Vorhandenseins der einzelnen Koronarsegmente nach Cademartiri et al. (2008).

22.2 Alters- und geschlechtsbezogene Perzentilen des Agatston-Scores

Tab. 22.2.

Tab. 22.2 Alters- und geschlechtsbezogene Perzentileneinteilung des Agatston-Scores

Alter (Jahre)	<40	40–44	45–49	50–54	55–59	60–64	65–69	70–74	>74
Männer									
25. Perzentile	0	0	0	0	4	17	33	74	141
50. Perzentile	0	0	2	16	47	121	205	295	566
75. Perzentile	3	11	29	94	222	453	672	794	1182
90. Perzentile	14	56	142	321	671	1026	1333	1571	2506
Frauen									
25. Perzentile	0	0	0	0	0	0	0	0	9
50. Perzentile	0	0	0	0	0	2	15	36	125
75. Perzentile	0	0	1	3	20	59	122	195	430
90. Perzentile	2	9	17	48	155	202	427	645	1051

Angaben gemäß Hoff et al. (2001).

22.3 Normwerte Ventrikelfunktion und Herzkammerdimensionen

Tab. 22.3 und Tab. 22.4.

Tab. 22.3 Perzentileneinteilung der Herzkammerdimensionen und Ventrikelfunktion (Männer)

	Parameter	2,5.	10.	25.	50.	75.	90.	97,5.
Dimensionen des linken Ventrikel	Septale Wanddicke, systolisch [mm]	8	10	11	13	15	16	17
	Septale Wanddicke, diastolische [mm]	6	7	8	9	10	11	12
	Posteriore Wanddicke, systolisch [mm]	10	12	14	15	17	19	21
	Posteriore Wanddicke, diastolisch [mm]	6	7	8	9	10	12	13
	Innerer Durchmesser, systolisch [mm]	21	24	27	30	33	36	39
	Innerer Durchmesser, diastolisch [mm]	36	39	42	45	48	52	55
	Relative Wanddicke	0,20	0,28	0,35	0,42	0,49	0,56	0,64
Dimension des linken Vorhofs	Antero-posteriorer Durchmesser [mm]	26	29	32	35	38	42	45
Funktion des linken Ventrikel	Endsystolisches Volumen, ESV [ml]	9	22	34	47	60	72	85
	Enddiastolisches Volumen, EDV [ml]	70	95	119	144	170	193	219
	Schlagvolumen, SV [ml]	37	57	75	95	114	132	152
	Ejektionsfraktion, EF [%]	48	54	59	66	72	77	83
Myokardiale Masse des linken Ventrikels	Absolute myokardiale Masse, LVMM [g]	92	118	141	167	192	215	241
	Normalisierte myokardiale Masse, LVMMI [g/m2]	51	63	74	86	98	109	121

Messwerte unterhalb der 2,5. und oberhalb der 97,5. Perzentile gelten als pathologisch.
Die Angaben sind geschlechtsspezifisch, aber altersunabhängig bei Erwachsenen zwischen 40 und 70 Jahren.
Angaben gemäß Stolzmann et al. (2008).

Tab. 22.4 Perzentileneinteilung der Herzkammerdimensionen und Ventrikelfunktion (Frauen)

	Parameter	2,5.	10.	25.	50.	75.	90.	97,5.
Dimensionen des linken Ventrikels	Septale Wanddicke, systolisch [mm]	7	9	10	11	12	13	14
	Septale Wanddicke, diastolische [mm]	5	6	7	8	9	10	11
	Posteriore Wanddicke, systolisch [mm]	9	11	12	14	15	17	18
	Posteriore Wanddicke, diastolisch [mm]	5	6	7	8	9	10	11
	Innerer Durchmesser, systolisch [mm]	20	23	25	28	31	33	36
	Innerer Durchmesser, diastolisch [mm]	34	38	40	44	47	50	53
	Relative Wanddicke	0,22	0,28	0,33	0,38	0,43	0,48	0,54
Dimension des linken Vorhofs	Antero-posteriorer Durchmesser [mm]	26	29	32	35	38	41	44

Tab. 22.4 (Fortsetzung)

	Parameter	2,5.	10.	25.	50.	75.	90.	97,5.
Funktion des linken Ventrikels	Endsystolisches Volumen, ESV [ml]	17	25	32	40	48	55	63
	Enddiastolisches Volumen, EDV [ml]	102	106	111	115	120	124	129
	Schlagvolumen, SV [ml]	40	52	64	76	88	99	112
	Ejektionsfraktion, EF [%]	52	57	61	66	71	75	80
Myokardiale Masse des linken Ventrikels	Absolute myokardiale Masse, LVMM [g]	73	92	109	129	148	165	184

Messwerte unterhalb der 2,5. und oberhalb der 97,5. Perzentile gelten als pathologisch.
Die Angaben sind geschlechtsspezifisch, aber altersunabhängig bei Erwachsenen zwischen 40 und 70 Jahren.
Angaben gemäß Stolzmann et al. (2008).

22.4 Einteilung der Myokardsegmente

Abb. 22.2.

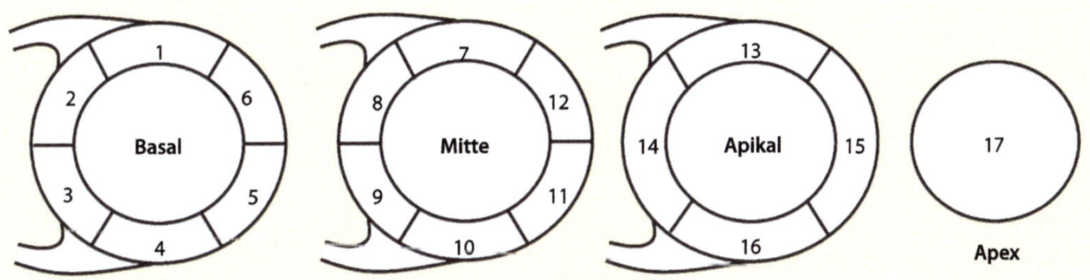

Abb. 22.2 Myokardiale Segmenteinteilung nach den Richtlinien der American Heart Association (AHA)

22.5 Musterbefunde

22.5.1 Musterbefund: Keine Verkalkungen, normale Koronararterien ohne Stenosen

Körpergewicht: 63 kg, Körpergröße: 173 cm, BMI: 21,05 kg/m^2, Körperoberfläche: 1,73 m^2.

- **Kalzium-Scoring**
  - Herzfrequenz während der Bildakquisition zwischen 65 und 67/min, mittlere Herzfrequenz 66/min.
  - Kein Nachweis von Koronarverkalkungen entsprechend einem Agatston-Score von 0.
- **CT-Koronarangiographie (retrospektive EKG-Synchronisation)**
  - Herzfrequenz während der Bildakquisition zwischen 63 und 68/min, mittlere Herzfrequenz 65/min.
  - Diagnostische Bildqualität aller Koronarsegmente.
  - Rechtsdominanter Koronarversorgungstyp bei normaler Koronaranatomie.
  - Normalkalibrige Koronararterien.
  - RCA, Hauptstamm, RCX und RIVA stenosefrei.

- **Herzmorphologie, Herzklappen und Ventrikelfunktion**
- Regelrechte Anatomie der Herzhöhlen mit konkordanten Konnektionen.
- Normale Morphologie der Aorten- und Mitralklappe.

- **Linksventrikuläre Funktionsparameter**
- EDV = 96 ml, ESV = 31 ml, SV = 65 ml, EF = 68%, HMV = 4,81 l/min.
- Linksventrikuläre MM = 206 g, LVMMI = 119,08 g/m^2.

- **Lunge und Mediastinum**

Soweit mit abgebildet regelrechte Lungenparenchymstruktur und keine pathologisch vergrößerten Lymphknoten mediastinal oder hilär. Regelrechte Darstellung der großen mediastinalen Gefäße sowie der partiell mit erfassten, parenchymatösen Oberbauchorgane. Ossäre Strukturen altersentsprechend.

- **Beurteilung**
- Keine Koronarsklerose.
- Keine Koronarstenosen.
- Normale Dimension des linken Vorhofs und Ventrikels.
- Physiologische linksventrikuläre systolische Funktion (LVEF 68%).
- Regelrechte regionale Herzwandbewegung.

22.5.2 Musterbefund: Verkalkungen, signifikante Koronarstenose

Körpergewicht: 80 kg, Körpergröße: 192 cm, BMI: 21,70 kg/m^2, Körperoberfläche: 2,07 m^2.

- **Kalzium-Scoring**
- Herzfrequenz während der Bildakquisition zwischen 62 und 66/min, mittlere Herzfrequenz 65/min.
- RCA: Keine Verkalkung.
- Hauptstamm: Keine Verkalkung.
- RIVA: 1 Läsion: Volumen 49,9 mm^3, entsprechend einer Kalziummasse von 10,5 mg CaHA, Agatston-Score 81.
- RCX: 1 Läsion: Volumen 18,4 mm^3, entsprechend einer Kalziummasse von 3,9 mg CaHA, Agatston-Score 30.
- Insgesamt Nachweis von zwei Koronarverkalkungen mit einem Gesamtvolumen von 68,3 mm^3, entsprechend einer Kalziummasse von 14,4 mg CaHA und einem Agatston-Score von 111.

- **Dual-Source-CT-Koronarangiographie (prospektive EKG-Synchronisierung)**
- Herzfrequenz während der Untersuchung zwischen 63 und 65/min, mittlere Herzfrequenz von 64/min. Diagnostische Bildqualität aller Koronarsegmente.
- Rechtsdominanter Koronarversorgungstyp bei normaler Koronaranatomie. Normalkalibrige Koronararterien.
- RCA und Hauptstamm stenosefrei.
- Etwa 75–99%ige Stenose im proximalen RIVA-Segment durch partiell kalzifizierte Plaque. Mittleres und distales RIVA-Segment stenosefrei.
- Exzentrische kalzifizierte Plaque im proximalen RCX ohne signifikante Stenose (etwa 25–50%).

- **Herzmorphologie, Herzklappen und Ventrikelfunktion**
- Regelrechte Anatomie der Herzhöhlen mit konkordanten Konnektionen.
- Normale Morphologie der Aorten- und Mitralklappe.

- **Lunge und Mediastinum**
- Soweit mit abgebildet, regelrechte Lungenparenchymstruktur sowie keine pathologisch vergrößerten Lymphknoten mediastinal oder hilär.
- Regelrechte Darstellung der großen mediastinalen Gefäße sowie der partiell miterfassten, parenchymatösen Oberbauchorgane. Ossäre Strukturen altersentsprechend.

- **Beurteilung**
- Koronarsklerose mit einem Gesamt-Agatston-Score von 111, entsprechend einer Verkalkung zwischen der 25. und 50. Alters- und Geschlechtsperzentile (gemäß Hoff et al. 2001).

- Signifikante Stenose im proximalen RIVA von etwa 75–99%.
- Nicht-signifikante Stenose im proximalen RCX von etwa 25–50%.
- Übrige Koronarsegmente stenosefrei.

Quellenangaben

Cademartiri F, La Grutta L, Malagò R et al. Prevalence of anatomical variants and coronary anomalies in 543 consecutive patients studied with 64-slice CT coronary angiography. Eur Radiol 2008 18 (4): 781–791 [Epub 2008 Feb 2]

Hoff JA, Chomka EV, Krainik AJ, Daviglus M, Rich S, Kondos GT. Age and and gender distributions of coronary artery calcium detected by electron beam tomography in 35,246 adults. Am J Cardiol 2001; 15 (87): 1335–1339

Stolzmann P, Scheffel H, Leschka S, et al. Reference values for quantitative left ventricular and left atrial measurements in cardiac computed tomography. Eur Radiol 2008; 18 (8): 1625–1634

Serviceteil

Stichwortverzeichnis

D

E

F

G

H

I

J

K

L

M

N

O

P

R

S

T

U

V

W

Printing: Ten Brink, Meppel, The Netherlands
Binding: Stürtz, Würzburg, Germany

MIX
Papier aus verantwortungsvollen Quellen
Paper from responsible sources
FSC® C105338

If you have any concerns about our products,
you can contact us on
ProductSafety@springernature.com

In case Publisher is established outside the EU,
the EU authorized representative is:
Springer Nature Customer Service Center GmbH
Europaplatz 3, 69115 Heidelberg, Germany

Printed by Libri Plureos GmbH
in Hamburg, Germany